60项护理技术操作流程（修订版）

主　编　李国宏

副主编　徐翠荣　鞠昌萍　潘洁

编　者　王　健　朱艳萍　封海霞　刘　畅　王如华

　　　　汤卫红　孙美娟　张义静　沈吉梅　吴燕平

　　　　张红芳　惠晓芳　顾晓霞　薛幼华　徐兆芬

　　　　毛圣芹　王晓燕　黄金娣　周玲珍　陈亚华

U0380232

60

XIANG HULI JISHU
CAOZUO LIUCHENG

东南大学出版社

图书在版编目(CIP)数据

60项护理技术操作流程 / 李国宏主编. —南京：东
南大学出版社，2015.6（2024.3重印）

ISBN 978-7-5641-5337-3

Ⅰ.①6… Ⅱ.①李… Ⅲ.①护理–技术操作规程
Ⅳ.①R472-65

中国版本图书馆CIP数据核字（2014）第272778号

责任编辑：张　慧（1036251791@qq.com）

责任校对：子雪莲　　装帧设计：企图书装　　责任印刷：周荣虎

60项护理技术操作流程（修订版）

出版发行　东南大学出版社（南京市四牌楼2号　邮编210096）

出 版 人　江建中

责任编辑　张　慧

经　　销　全国各地新华书店

印　　刷　兴化市印刷有限责任公司

版　　次　2015年6月第1版

印　　次　2024年3月第10次印刷

开　　本　787mm×1092mm　1/16

印　　张　19.25

字　　数　456千

印　　数　33 001~36 000册

书　　号　ISBN 978-7-5641-5337-3

定　　价　60.00元

（凡因印装质量问题，请直接与营销中心调换，电话：025-83791830）

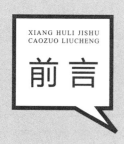

前言

　　护理学是自然科学、社会科学、人文科学等多学科相互渗透的一门综合性应用学科，也是一门直接面向人群服务的实践性学科，不仅要求护理人员拥有扎实的专业理论知识，更要有娴熟的技术操作技能。

　　为了进一步规范护理人员的操作行为，指导临床护理工作，真正为病人提供优质护理服务，提高护理质量，保障病人安全，我们组织护理专家，选取临床常用基础护理操作技术和专科护理操作技术共60项，编写了《60项护理技术操作流程》。

　　本书参考原卫生部《临床护理实践指南（2011版）》、原江苏省卫生厅《实用临床护理"三基"操作篇》，同时借鉴国内外临床护理实践相关指南，制订了各项护理技术操作流程、评分标准和注意事项。技术操作流程中详细说明了用物准备、操作流程、护患沟通内容并对操作要点进行注释。评分标准中对操作流程中的各步骤按重要程度赋予不同分值，标注扣分点。本书最大的亮点在于体现了"以病人为中心"的护理理念，操作中注重与病人有效交流，改变原本只有操作步骤，护士不知交流、不会交流、不敢交流的局面，同时对关键步骤进一步说明，使护士知道为什么要这样做。

　　《60项护理技术操作流程》以流程形式，简明易懂的呈现操作过程，步骤清晰，可操作性强，同时根据操作步骤列出评分标准及关键缺陷的扣分分值，科学合理，重点突出，对临床护理人员、实习护生、在校学生有具体的指导意义，为护理管理者及学校教师考核提供较实用的评价标准。本书实用性、指导性强，切合临床及教学需要，既可用于指导临床一线护理人员的临床工作和培训考核，又可作为在校护理专业的师生教学及考核参考用书。

　　由于编者专业知识有限，该书难免存在不足之处，诚请广大护理人员提出宝贵意见，予以指导纠正，不胜感激！

编者

2015年1月

目 录

一、洗　手

1.一般洗手

【用物准备】

非手触式开关的流动水源、清洁剂（洗手液）、干手用品（抽纸或毛巾等）、护手液。

【操作流程】

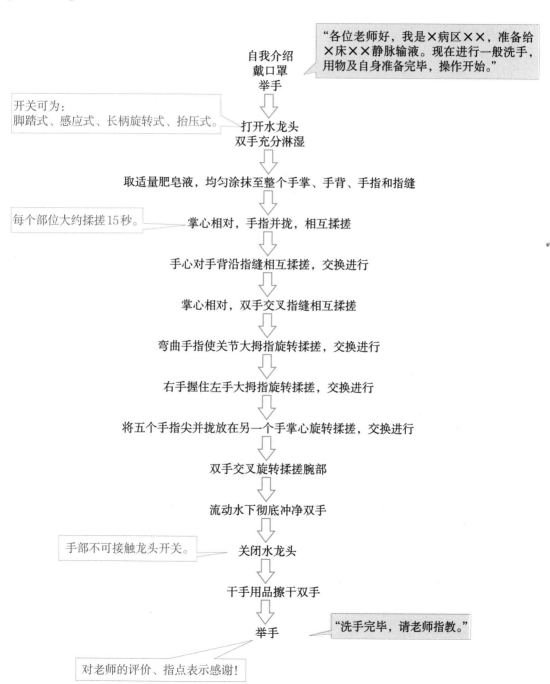

自我介绍
戴口罩
举手

"各位老师好，我是×病区××，准备给×床××静脉输液。现在进行一般洗手，用物及自身准备完毕，操作开始。"

开关可为：
脚踏式、感应式、长柄旋转式、抬压式。

打开水龙头
双手充分淋湿

取适量肥皂液，均匀涂抹至整个手掌、手背、手指和指缝

每个部位大约揉搓15秒。

掌心相对，手指并拢，相互揉搓

手心对手背沿指缝相互揉搓，交换进行

掌心相对，双手交叉指缝相互揉搓

弯曲手指使关节大拇指旋转揉搓，交换进行

右手握住左手大拇指旋转揉搓，交换进行

将五个手指尖并拢放在另一个手掌心旋转揉搓，交换进行

双手交叉旋转揉搓腕部

流动水下彻底冲净双手

手部不可接触龙头开关。

关闭水龙头

干手用品擦干双手

举手

"洗手完毕，请老师指教。"

对老师的评价、指点表示感谢！

【评分标准】

科室_____ 姓名_____ 得分_____ 评委签名_____ 日期_____

项　目	操作内容	标准分值	扣分原因	扣　分
操作准备（10分）	1. 护士准备：衣、帽、鞋整齐，头发整洁，修剪指甲、锉平甲缘，清除指甲下的污垢，淡妆，戴口罩	5	● 一项不合格扣1分	
	2. 用物准备：非手触式开关的流动水源、清洁剂（洗手液）、干手用品（抽纸或毛巾）、护手液	5	● 少一样扣1分，最多扣4分 ● 物品摆放乱扣1分	
评估（10分）	根据操作的种类和性质以及病人的病情，选择正确的手卫生操作方法	10	● 缺一项扣2分	
操作要点（70分）	1. 取适量清洁剂，均匀涂抹至整个手掌、手背、手指和指缝	5	● 缺一项扣1分	
	2. 掌心相对，手指并拢，相互揉搓（约15秒）	5	● 手法不对扣2分 ● 时间过短扣1分	
	3. 手心对手背沿指缝相互揉搓，交换进行（各约15秒）	10	● 手法不对扣2分 ● 时间过短扣1分	
	4. 掌心相对，双手交叉指缝相互揉搓（约15秒）	5	● 手法不对扣2分 ● 时间过短扣1分	
	5. 弯曲手指使关节大拇指旋转揉搓，交换进行（各约15秒）	5	● 手法不对扣2分 ● 时间过短扣1分	
	6. 右手握住左手大拇指旋转揉搓，交换进行（各约15秒）	10	● 手法不对扣2分 ● 时间过短扣1分	
	7. 五个手指尖并拢放在另一个手掌心旋转揉搓，交换进行（各约15秒）	10	● 手法不对扣2分 ● 时间过短扣1分	
	8. 双手交叉旋转揉搓腕部（各约15秒）	5	● 手法不对扣2分 ● 时间过短扣1分	
	9. 流动水下彻底冲净双手	5	● 清洁剂未冲净扣2~3分	
	10. 关闭水龙头	5	● 手部触及龙头不得分	
	11. 擦干双手，适量护手液护肤	5	● 一项不合格扣1分	

项　目	操作内容	标准分值	扣分原因	扣　分
总体评价（10分）	1. 洗手指征正确； 2. 手清洗干净，肉眼看无异物存留； 3. 洗手者衣服无水迹； 4. 操作时无水花四射的现象	10	● 一项不合格扣1~2分	

【注意事项】

1. 认真清洗指甲、指尖、指缝和指关节等易污染的部位。

2. 手部不佩戴戒指等饰物。

3. 使用一次性纸巾或者干净的小毛巾擦干双手,毛巾一用一消毒。

4. 手未受到病人血液、体液等明显污染时,可以使用速干手消毒剂消毒双手代替洗手。

2. 外科手消毒

【用物准备】

非手触式开关的流动水源、清洁剂（洗手液）、无菌洗手刷、无菌巾、手消毒剂。

【操作流程】

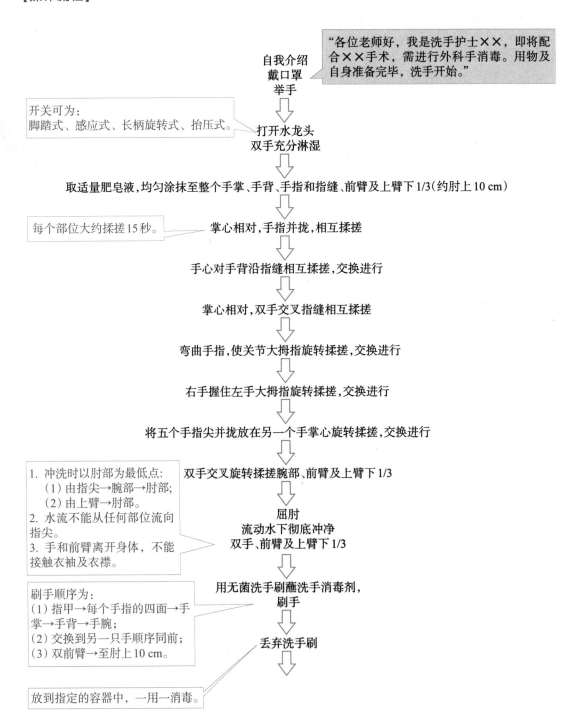

自我介绍
戴口罩
举手

"各位老师好，我是洗手护士××，即将配合××手术，需进行外科手消毒。用物及自身准备完毕，洗手开始。"

开关可为：
脚踏式、感应式、长柄旋转式、抬压式。

打开水龙头
双手充分淋湿

取适量肥皂液，均匀涂抹至整个手掌、手背、手指和指缝、前臂及上臂下1/3（约肘上10 cm）

每个部位大约揉搓15秒。

掌心相对，手指并拢，相互揉搓

手心对手背沿指缝相互揉搓，交换进行

掌心相对，双手交叉指缝相互揉搓

弯曲手指，使关节大拇指旋转揉搓，交换进行

右手握住左手大拇指旋转揉搓，交换进行

将五个手指尖并拢放在另一个手掌心旋转揉搓，交换进行

1. 冲洗时以肘部为最低点：
  （1）由指尖→腕部→肘部；
  （2）由上臂→肘部。
2. 水流不能从任何部位流向指尖。
3. 手和前臂离开身体，不能接触衣袖及衣襟。

双手交叉旋转揉搓腕部、前臂及上臂下1/3

屈肘
流动水下彻底冲净
双手、前臂及上臂下1/3

刷手顺序为：
（1）指甲→每个手指的四面→手掌→手背→手腕；
（2）交换到另一只手顺序同前；
（3）双前臂→至肘上10 cm。

用无菌洗手刷蘸洗手消毒剂，刷手

丢弃洗手刷

放到指定的容器中，一用一消毒。

4

1. 冲洗时以肘部为最低点:
　　(1) 由指尖→腕部→肘部;
　　(2) 由上臂→肘部。
2. 水流不能从任何部位流向指尖。
3. 手和前臂离开身体,不能接触衣袖及衣襟。

1. 无菌巾的一面擦干双手;
2. 再将毛巾折叠成三角形,一面擦一只手臂;
3. 擦手顺序为自手臂到肘上(小于刷手范围)。

1. 按六步洗手法揉搓双手;
2. 顺序:双手→前臂→上臂下1/3;
3. 手和前臂离开身体,不能接触衣袖及衣襟;
4. 手消毒剂根据皮肤的性质选择。

对老师的评价、指点表示感谢!

屈肘
流动水下冲净
双手、前臂和上臂下1/3

⇩

用无菌巾擦干双手及前臂
丢弃毛巾

⇩

消毒剂消毒双手

⇩

举手　　　　"洗手完毕,请老师指教。"

科室_____ 姓名_____ 得分_____ 评委签名_____ 日期_____

项目	操作内容	标准分值	扣分原因	扣分
操作准备（10分）	1. 护士准备：衣、帽、鞋、头发整洁，修剪指甲、锉平甲缘，清除指甲下的污垢，戴口罩	5	● 一项不合格扣1分	
	2. 用物准备：非手触式开关的流动水源、清洁剂（洗手液）、无菌洗手刷、无菌巾、手消毒剂	5	● 少一样扣1分，最多扣4分 ● 物品摆放乱扣1分	
评估（5分）	评估周围环境	5	● 不评估不得分	
操作要点（75分）	1. 取适量肥皂液，均匀涂抹至整个手掌、手背、手指和指缝、前臂及上臂下1/3	2	● 缺一项扣1分	
	2. 掌心相对，手指并拢，相互揉搓	2	● 手法不对扣2分 ● 时间过短扣1分	
	3. 手心对手背沿指缝相互揉搓，交换进行	4	● 手法不对扣2分 ● 时间过短扣1分	
	4. 掌心相对，双手交叉指缝相互揉搓	4	● 手法不对扣2分 ● 时间过短扣1分	
	5. 弯曲手指，使关节大拇指旋转揉搓，交换进行	4	● 手法不对扣2分 ● 时间过短扣1分	
	6. 右手握住左手大拇指旋转揉搓，交换进行	4	● 手法不对扣2分 ● 时间过短扣1分	
	7. 将五个手指尖并拢放在另一个手掌心旋转揉搓，交换进行	4	● 手法不对扣2分 ● 时间过短扣1分	
	8. 双手交叉旋转揉搓腕部、前臂及上臂下1/3	12	● 手法不对扣2分 ● 时间过短扣1分	
	9. 屈肘 10. 流动水下彻底冲净双手、前臂和上臂下1/3	5	● 水流由任何部位流向指尖或洗净部位触及他处不得分 ● 少一步扣2分	
	11. 取无菌洗手刷一只，蘸取洗手消毒剂 12. 刷手 13. 顺序为：指甲→每个手指的四面→手掌→手背→手腕 14. 交换到另一只手，顺序同前 15. 双前臂→至上臂下1/3（约肘上10 cm） 16. 丢弃洗手刷	10	● 一项不合格扣2分	

项　目	操作内容	标准分值	扣分原因	扣　分
	17. 屈肘 18. 流动水下彻底冲净双手、前臂和上臂下1/3	5	● 水流由其他部位流向指尖或洗净部位触及他处不得分 ● 少一步扣2分	
	19. 用无菌巾擦干双手及前臂： （1）无菌巾的一面擦干双手； （2）再将毛巾折叠成三角形，一面擦一只手臂； （3）擦手顺序为自手臂到肘上（小于刷手范围）	10	● 一项不合格扣2分	
	20. 选择合适的手消毒剂进行手消毒 21. 按六步洗手法揉搓双手、前臂和上臂下1/3，至消毒剂干燥 22. 手和前臂离开身体，不能接触衣袖、衣襟	9	● 已消毒部位触及他处不得分 ● 其他一项不合格扣1分	
总体评价 （10分）	1. 刷手指征正确 2. 手清洗干净，肉眼看无异物存留 3. 洗手者衣服无水迹 4. 操作时无水花四射的现象	10	● 一项不合格扣1分	

【注意事项】

1. 冲洗双手时,避免水溅湿衣裤。
2. 保持手指朝上,将双手悬空举在胸前,使水由指尖流向肘部,避免倒流。
3. 使用后的海绵、刷子等,应当放在指定的容器中,一用一消毒。
4. 手部皮肤无破损。
5. 手部不戴戒指、手镯等饰物。

二、无菌技术

1. 无菌持物钳(镊)及无菌容器使用

【用物准备】

无菌持物钳(放置于有盖的无菌干燥罐内或无菌包内)、无菌容器、放置无菌物品的容器。

【操作流程】

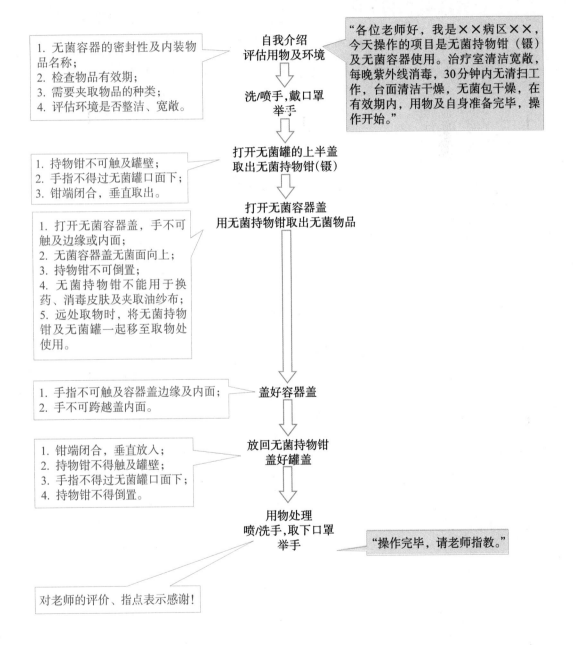

1. 无菌容器的密封性及内装物品名称;
2. 检查物品有效期;
3. 需要夹取物品的种类;
4. 评估环境是否整洁、宽敞。

自我介绍
评估用物及环境

洗/喷手,戴口罩
举手

"各位老师好,我是××病区××,今天操作的项目是无菌持物钳(镊)及无菌容器使用。治疗室清洁宽敞,每晚紫外线消毒,30分钟内无清扫工作,台面清洁干燥,无菌包干燥,在有效期内,用物及自身准备完毕,操作开始。"

打开无菌罐的上半盖
取出无菌持物钳(镊)

1. 持物钳不可触及罐壁;
2. 手指不得过无菌罐口面下;
3. 钳端闭合,垂直取出。

打开无菌容器盖
用无菌持物钳取出无菌物品

1. 打开无菌容器盖,手不可触及边缘或内面;
2. 无菌容器盖无菌面向上;
3. 持物钳不可倒置;
4. 无菌持物钳不能用于换药、消毒皮肤及夹取油纱布;
5. 远处取物时,将无菌持物钳及无菌罐一起移至取物处使用。

1. 手指不可触及容器盖边缘及内面;
2. 手不可跨越盖内面。

盖好容器盖

1. 钳端闭合,垂直放入;
2. 持物钳不得触及罐壁;
3. 手指不得过无菌罐口面下;
4. 持物钳不得倒置。

放回无菌持物钳
盖好罐盖

用物处理
喷/洗手,取下口罩
举手

"操作完毕,请老师指教。"

对老师的评价、指点表示感谢!

科室_____ 姓名_____ 得分_____ 评委签名_____ 日期_____

项　目	操作内容	标准分值	扣分原因	扣　分
操作准备（10分）	1. 护士准备：衣帽整洁、洗手、戴口罩	5	● 一项不合格扣1分	
	2. 用物准备：无菌持物钳（放置于有盖的无菌干燥罐内或无菌包内）、无菌容器、放置无菌物品的容器	5	● 少备一样扣2分 ● 物品摆放乱一处扣1分	
评估（10分）	1. 评估操作目的 2. 需要夹取物品的种类 3. 评估环境是否符合操作要求	10	● 少评估一项扣2分	
操作要点（65分）	1. 检查物品有效期、无菌容器的密封性及内装物品名称	10	● 缺一项扣3分	
	2. 取出无菌持物钳： （1）打开无菌罐的上半盖； （2）钳端闭合，垂直取出	15	● 开盖方向不合适扣5分 ● 钳端不闭合扣2分 ● 持物钳触及罐壁扣2分 ● 手指过无菌罐口面下扣5分 ● 未垂直取出扣5分 ● 持物钳倒置扣10分	
	3. 取出无菌物品： （1）打开无菌容器盖，无菌面向上； （2）用无菌持物钳取出无菌物品； （3）盖好容器盖	20	● 无菌容器盖无菌面不向上扣5分 ● 打开无菌容器盖手触及边缘或内面扣10分 ● 夹取的无菌物品不合适扣5分 ● 持物距离过远扣5分 ● 持物钳倒置扣10分 ● 无菌物品被污染扣10分 ● 无菌物品疑似污染扣5分	
	4. 放回无菌持物钳： （1）钳端闭合，垂直放入无菌罐内； （2）盖好罐盖	15	● 开盖方向不合适扣5分 ● 钳端不闭合扣2分 ● 持物钳触及罐壁扣2分 ● 手指过无菌罐口面下扣5分 ● 未垂直放入扣5分 ● 持物钳倒置扣10分	
	5. 按常规处理用物	5	● 处理物品一项不符扣1分	

项　目	操作内容	标准分值	扣分原因	扣　分
总体评价（15分）	1. 动作熟练、轻巧、稳重、准确 2. 掌握无菌原则，疑似污染立即更换	15	● 未做到扣2分	

【注意事项】

　　1. 严格无菌操作。

　　2. 无菌持物钳不能用于换药、消毒皮肤及夹取油纱布。

　　3. 远处取物时,将无菌持物钳及无菌罐一起移至取物处使用。

　　4. 打开或关闭容器盖时,手不可触及盖的边缘及内面。

　　5. 手持无菌容器时,应托住容器底部,不可触及容器边缘及内面。

　　6. 无菌持物钳及无菌罐定期更换,无菌容器定期消毒。

2. 取用无菌溶液

【用物准备】

无菌溶液、开瓶器、弯盘、治疗盘、无菌治疗巾、盛无菌溶液的无菌容器、棉签、消毒溶液、纱布、纸、笔、表。

【操作流程】

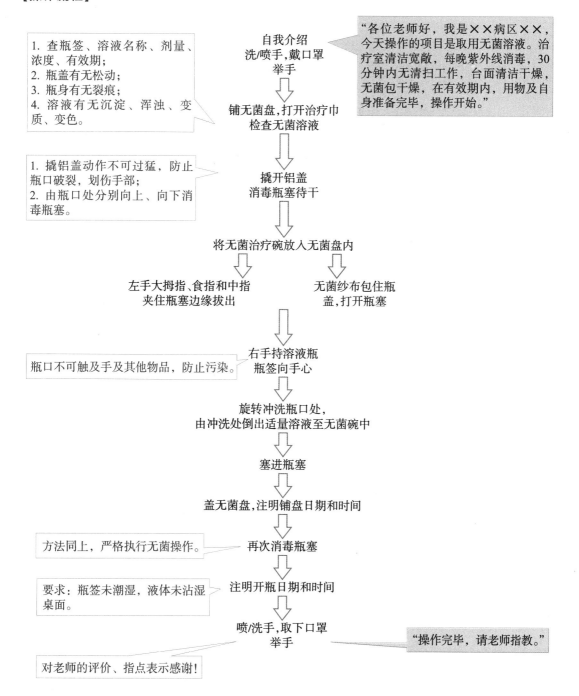

自我介绍
洗/喷手,戴口罩
举手

"各位老师好，我是××病区××，今天操作的项目是取用无菌溶液。治疗室清洁宽敞，每晚紫外线消毒，30分钟内无清扫工作，台面清洁干燥，无菌包干燥，在有效期内，用物及自身准备完毕，操作开始。"

1. 查瓶签、溶液名称、剂量、浓度、有效期;
2. 瓶盖有无松动;
3. 瓶身有无裂痕;
4. 溶液有无沉淀、浑浊、变质、变色。

铺无菌盘,打开治疗巾
检查无菌溶液

1. 撬铝盖动作不可过猛,防止瓶口破裂,划伤手部;
2. 由瓶口处分别向上、向下消毒瓶塞。

撬开铝盖
消毒瓶塞待干

将无菌治疗碗放入无菌盘内

左手大拇指、食指和中指夹住瓶塞边缘拔出

无菌纱布包住瓶盖,打开瓶塞

瓶口不可触及手及其他物品,防止污染。

右手持溶液瓶
瓶签向手心

旋转冲洗瓶口处,
由冲洗处倒出适量溶液至无菌碗中

塞进瓶塞

盖无菌盘,注明铺盘日期和时间

方法同上,严格执行无菌操作。

再次消毒瓶塞

要求:瓶签未潮湿,液体未沾湿桌面。

注明开瓶日期和时间

喷/洗手,取下口罩
举手

"操作完毕,请老师指教。"

对老师的评价、指点表示感谢!

科室_____ 姓名_____ 得分_____ 评委签名_____ 日期_____

项　目	操作内容	标准分值	扣分原因	扣　分
操作准备（20分）	1. 护士准备：衣帽整洁、洗手、戴口罩	10	● 衣帽不整扣2分 ● 未洗手扣4分 ● 未戴口罩扣4分	
	2. 用物准备：无菌溶液、开瓶器、弯盘、治疗盘、无菌治疗巾、盛无菌溶液的无菌容器、棉签、消毒溶液、纱布、纸、笔、表	10	● 少备一样扣1分 ● 物品摆放乱一处扣1分	
评估（5分）	评估环境是否符合操作要求	5	● 未主诉评估环境扣5分	
操作要点（65分）	1. 铺无菌盘，打开治疗巾	10	● 污染一次扣2分 ● 未打开治疗巾扣2分	
	2. 检查无菌溶液：查瓶签、溶液名称、剂量、浓度、有效期；瓶盖有无松动；瓶身有无裂痕；溶液有无沉淀、浑浊、变质、变色	10	● 未检查溶液扣10分 ● 漏查一项扣1分	
	3. 撬开铝盖，消毒瓶塞待干	5	● 未消毒瓶塞扣5分 ● 消毒瓶塞不规范扣2分	
	4. 将无菌治疗碗放入无菌盘内	5	● 污染一次扣2分	
	5. 左手大拇指、食指和中指夹住瓶塞边缘拔出（或无菌纱布包住瓶盖，打开瓶塞），右手持溶液瓶，瓶签向手心，旋转冲洗瓶口处，由冲洗处倒出适量溶液至无菌碗中，塞进瓶塞	15	● 手法不对扣3分 ● 瓶签未朝上扣3分 ● 未冲洗瓶口扣3分 ● 未由冲洗处倒出溶液扣3分 ● 瓶口污染扣3分	
	6. 盖无菌盘，注明铺盘日期和时间，再次消毒瓶塞	10	● 跨越无菌面一次扣2分 ● 治疗巾内物品放置乱扣3分 ● 未注明铺盘日期和时间扣3分 ● 未再次消毒瓶塞扣2分	
	7. 注明开瓶日期和时间，喷/洗手，取下口罩	5	● 未注明开瓶日期和时间扣3分 ● 未喷/洗手扣2分	
	8. 按常规处理用物	5	● 处理物品一项不符扣1分	
评价（5分）	动作熟练、轻巧、稳重、准确	2	● 未做到扣2分	
	掌握无菌原则，疑似污染立即更换	3	● 未做到扣3分	

12

项　目	操作内容	标准分值	扣分原因	扣　分
提问 （5分）	注意事项	5	● 未答对视情况扣1~5分	

【注意事项】

1. 瓶口不可触及手及其他物品。

2. 不可将物品伸入无菌溶液瓶内蘸取溶液,已倒出的溶液不可再倒回瓶内。

3. 打开无菌包

【用物准备】

无菌包(治疗巾1~2块)、无菌持物钳、治疗盘、弯盘、无菌容器(内有无菌物品)、纸、笔。

【操作流程】

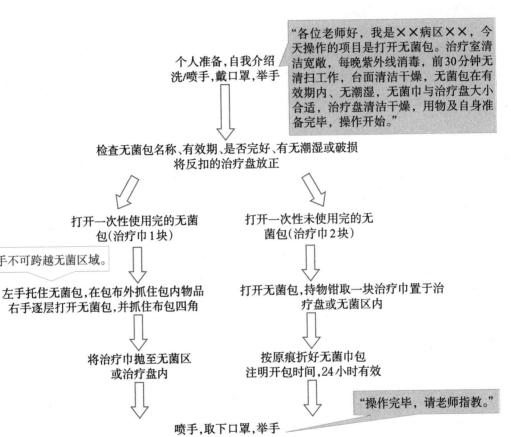

个人准备,自我介绍
洗/喷手,戴口罩,举手

"各位老师好,我是××病区××,今天操作的项目是打开无菌包。治疗室清洁宽敞,每晚紫外线消毒,前30分钟无清扫工作,台面清洁干燥,无菌包在有效期内、无潮湿,无菌巾与治疗盘大小合适,治疗盘清洁干燥,用物及自身准备完毕,操作开始。"

检查无菌包名称、有效期、是否完好、有无潮湿或破损
将反扣的治疗盘放正

打开一次性使用完的无菌
包(治疗巾1块)

左手放平,右手不可跨越无菌区域。

左手托住无菌包,在包布外抓住包内物品
右手逐层打开无菌包,并抓住布包四角

将治疗巾抛至无菌区
或治疗盘内

打开一次性未使用完的无
菌包(治疗巾2块)

打开无菌包,持物钳取一块治疗巾置于治
疗盘或无菌区内

按原痕折好无菌巾包
注明开包时间,24小时有效

"操作完毕,请老师指教。"

喷手,取下口罩,举手

对老师的评价、指点表示感谢!

14

【评分标准】

科室_____ 姓名_____ 得分_____ 评委签名_____ 日期_____

项　目	操作内容			标准分值	扣分原因	扣　分
操作准备（20分）	护士准备：衣帽整洁、洗手、戴口罩			10	● 衣帽不整扣2分 ● 未洗手扣4分 ● 未戴口罩扣4分	
	用物准备：无菌包（治疗巾1或2块）、无菌持物钳、治疗盘、弯盘、无菌容器（内有无菌物品）、纸、笔			10	● 少备一样扣1分 ● 物品摆放乱一处扣1分	
评估（5分）	1. 评估环境是否符合操作要求 2. 无菌包内物品及使用目的			5	● 未主诉评估环境扣5分	
操作要点（60分）		1. 检查无菌包名称、有效期、是否完好、有无潮湿或破损 2. 将反扣的治疗盘放正		10	● 未检查无菌包扣8分 ● 漏查一项扣2分 ● 未将治疗盘放正扣2分	
	一次性使用完的无菌包	3. 左手托住无菌包 4. 在包布外抓住包内物品 5. 右手逐层打开无菌包 6. 抓住布包四角		20	● 打开包布跨越无菌区扣5分 ● 疑似污染一次扣5分 ● 污染一次扣10分	
		7. 将治疗巾抛至无菌区或治疗盘内 8. 包布妥善放置		20	● 抛到区域外扣15分 ● 未抛到合适区域扣5分 ● 污染无菌区域扣5分 ● 疑似污染扣2分	
	非一次性使用完的无菌包	3. 打开无菌包 4. 持物钳取一块治疗巾 5. 置于治疗盘或无菌区内		20	● 打开包布跨越无菌区扣5分 ● 包布角在桌面下扣5分 ● 持物钳使用不当扣5分 ● 污染一次扣5分 ● 疑似污染一次扣2分	
		6. 按原痕折好无菌巾包 7. 注明开包时间，24小时有效 8. 妥善放置已开的无菌包		20	● 未按原痕折好扣5分 ● 未注明开包时间扣5分	
	按常规处理用物			10	● 处理物品一项不符扣1分	

15

项　目	操作内容	标准分值	扣分原因	扣　分
总体评价（15分）	1. 动作熟练、轻巧、稳重、准确 2. 掌握无菌原则，疑似污染立即更换	15	● 未做到扣2分 ● 未做到扣3分	

【注意事项】

    1. 严格无菌操作原则。

    2. 手不可触及包布内面。

    3. 无菌物品递送时，无菌面应朝向无菌区域。

    4. 如包内物品被污染或包布受潮，须重新灭菌。

    5. 无菌巾无菌面不可触及衣袖和其他有菌物品。

    6. 无菌盘在4小时内有效。

4. 铺无菌盘

【用物准备】

无菌包(治疗巾1~2块)、无菌持物钳、治疗盘、弯盘、无菌容器(内有无菌物品)、纸、笔。

【操作流程】

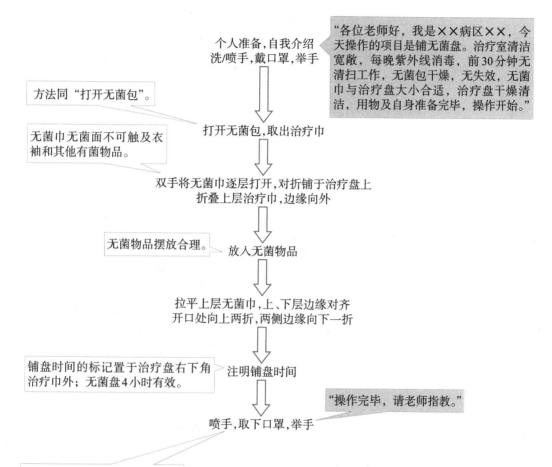

个人准备,自我介绍
洗/喷手,戴口罩,举手

"各位老师好,我是××病区××,今天操作的项目是铺无菌盘。治疗室清洁宽敞,每晚紫外线消毒,前30分钟无清扫工作,无菌包干燥,无失效,无菌巾与治疗盘大小合适,治疗盘干燥清洁,用物及自身准备完毕,操作开始。"

方法同"打开无菌包"。

打开无菌包,取出治疗巾

无菌巾无菌面不可触及衣袖和其他有菌物品。

双手将无菌巾逐层打开,对折铺于治疗盘上
折叠上层治疗巾,边缘向外

无菌物品摆放合理。

放入无菌物品

拉平上层无菌巾,上、下层边缘对齐
开口处向上两折,两侧边缘向下一折

铺盘时间的标记置于治疗盘右下角
治疗巾外;无菌盘4小时有效。

注明铺盘时间

"操作完毕,请老师指教。"

喷手,取下口罩,举手

对老师的评价、指点表示感谢!

【评分标准】

科室_____ 姓名_____ 得分_____ 评委签名_____ 日期_____

项 目	操作内容		标准分值	扣分原因	扣 分
操作准备（20分）	1. 护士准备：衣帽整洁、洗手、戴口罩		10	● 衣帽不整扣2分 ● 未洗手扣4分 ● 未戴口罩扣4分	
	2. 用物准备：无菌包（治疗巾1~2块）、无菌持物钳、治疗盘、弯盘、无菌容器（内有无菌物品）、纸、笔		10	● 少备一样扣1分 ● 物品摆放乱一处扣1分	
评估（5分）	评估环境是否符合操作要求		5	● 未主诉评估环境扣5分	
操作要点（65分）	1. 检查无菌包名称、有效期、是否完好、有无潮湿或破损；将反扣的治疗盘放正		10	● 未检查无菌包扣8分 ● 漏查一项扣2分 ● 未将治疗盘放正扣2分	
	打开一次性使用完的无菌包	2. 左手托住无菌包，在包布外抓住包内物品，右手逐层打开无菌包，并抓住布包四角	10	● 污染一次扣2分 ● 手法不对扣2分	
		3. 将治疗巾抛至无菌区或治疗盘内	10	● 未抛到区域内扣10分	
	打开非一次性使用完的无菌包	2. 打开无菌包，持物钳取一块治疗巾置于治疗盘或无菌区内	10	● 污染一次扣2分 ● 持物钳使用不当扣2分	
		3. 按原痕折好无菌巾包，注明开包时间，24小时内有效	10	● 未按原痕折好扣5分 ● 未注明开包时间扣5分	
	4. 双手将无菌巾逐层打开，对折铺于治疗盘上，折叠上层治疗巾，边缘向外		10	● 污染一次扣2分 ● 对折不齐扣2分 ● 边缘向内扣5分	
	5. 放入无菌物品		5	● 无菌物品污染扣5分 ● 无菌物品摆放不合理扣2分	
	6. 拉平上层无菌巾，上、下层边缘对齐，开口处向上两折，两侧边缘向下一折		10	● 跨越无菌面一次扣2分 ● 上、下层边缘未对齐扣5分	
	7. 注明铺盘时间，置于治疗盘右下角治疗巾外		5	● 未注明铺盘时间扣3分 ● 标识放置位置不当扣2分	
	8. 按常规处理用物		5	● 处理物品一项不符扣1分	
评价（5分）	1. 动作熟练、轻巧、稳重、准确		2	● 未做到扣2分	
	2. 掌握无菌原则，疑似污染立即更换		3	● 未做到扣3分	

18

项　目	操作内容	标准分值	扣分原因	扣　分
提问（5分）	注意事项	5	● 未答对，视情况扣1~5分	

【注意事项】

1. 手不可触及包布内面。
2. 无菌物品递送时,无菌面应朝向无菌区域。
3. 如包内物品被污染或包布受潮,须重新灭菌。
4. 无菌巾无菌面不可触及衣袖和其他有菌物品。
5. 无菌盘在4小时内有效。

5. 戴脱无菌手套

【用物准备】

无菌手套,弯盘。

【操作流程】

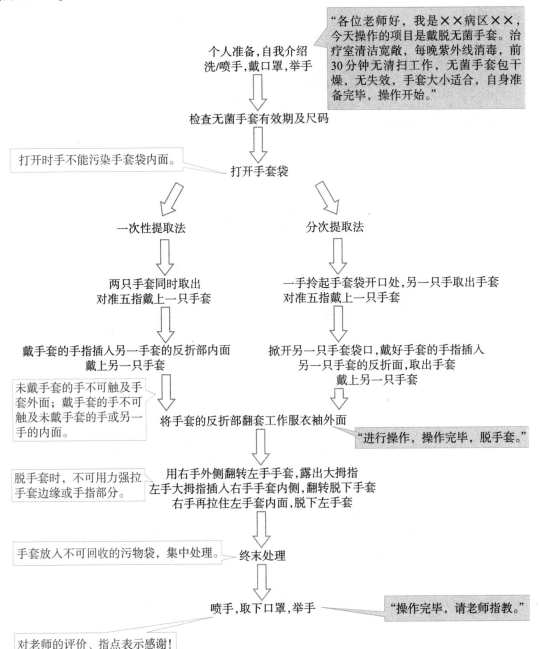

个人准备,自我介绍
洗/喷手,戴口罩,举手

"各位老师好, 我是××病区××,今天操作的项目是戴脱无菌手套。治疗室清洁宽敞, 每晚紫外线消毒,前30分钟无清扫工作,无菌手套包干燥, 无失效,手套大小适合,自身准备完毕,操作开始。"

检查无菌手套有效期及尺码

打开时手不能污染手套袋内面。

打开手套袋

一次性提取法　　　　分次提取法

两只手套同时取出
对准五指戴上一只手套

一手拎起手套袋开口处,另一只手取出手套
对准五指戴上一只手套

戴手套的手指插入另一手套的反折部内面
戴上另一只手套

掀开另一只手套袋口,戴好手套的手指插入
另一只手套的反折面,取出手套
戴上另一只手套

未戴手套的手不可触及手套外面;戴手套的手不可触及未戴手套的手或另一手的内面。

将手套的反折部翻套工作服衣袖外面

"进行操作,操作完毕,脱手套。"

脱手套时,不可用力强拉手套边缘或手指部分。

用右手外侧翻转左手手套,露出大拇指
左手大拇指插入右手手套内侧,翻转脱下手套
右手再拉住左手手套内面,脱下左手手套

手套放入不可回收的污物袋,集中处理。

终末处理

喷手,取下口罩,举手

"操作完毕,请老师指教。"

对老师的评价、指点表示感谢!

20

【评分标准】

科室_____ 姓名_____ 得分_____ 评委签名_____ 日期_____

项　目	操作内容			标准分值	扣分原因	扣　分
操作准备（20分）	1. 护士准备：衣帽整洁、洗手、戴口罩			10	● 衣帽不整扣2分 ● 未洗手扣4分 ● 未戴口罩扣4分	
	2. 用物准备：无菌手套，弯盘			10	● 少备一样扣1分 ● 物品摆放乱一处扣1分	
评估（5分）	评估环境是否符合操作要求			5	● 未主诉评估环境扣5分	
操作要点（65分）	1. 检查无菌手套有效期及尺码，打开手套袋			10	● 未检查手套扣8分 ● 打开时手污染手套袋内面扣2分	
	一次提取法	2. 两只手套同时取出对准五指戴上一只手套		15	● 未后退一步扣2分 ● 未向前、向上提取扣5分 ● 未戴手套的手触及手套外面扣10分	
		3. 戴手套的手指插入另一手套的反折部内面戴上另一只手套		15	● 戴手套的手触及未戴手套的手或另一手套的内面扣10分	
	分次提取法	2. 一手拎起手套袋开口处，另一只手取出手套对准五指戴上一只手套		15	● 未后退一步扣2分 ● 未戴手套的手触及手套外面扣10分	
		3. 掀开另一只手套袋口，戴好手套的手指插入另一只手套的反折面，取出手套戴上另一只手套		15	● 戴手套的手触及未戴手套的手或另一手的内面扣10分	
	4. 将手套的反折部翻套工作服衣袖外面			5	● 未套扣5分	
	5. 脱手套：用右手外侧翻转左手手套，露出大拇指，左手大拇指插入右手手套内侧，翻转脱下手套右手再拉住左手套内面，脱下左手套			15	● 未戴手套的手触及手套外面扣10分 ● 脱手套时，用力强拉手套边缘或手指部分扣5分	
	6. 用物处理			5	● 处理物品一项不符扣1分	
评价（5分）	1. 动作熟练、轻巧、稳重、准确			2	● 未做到扣2分	
	2. 掌握无菌原则，疑似污染立即更换			3	● 未做到扣3分	

项　目	操作内容	标准分值	扣分原因	扣　分
提问 （5分）	注意事项	5	● 未答对，视情况扣1~5分	

【注意事项】

　　1. 手套系带及滑石粉不能污染手套袋内面。

　　2. 未戴手套的手不可触及手套外面；戴手套的手不可触及未戴手套的手或另一手套的内面。

　　3. 脱手套时，不可用力强拉手套边缘或手指部分。

三、生命体征监测技术

【用物准备】

1.治疗车上层:性能完好的血压计、听诊器、体温计、弯盘、干纱布1块、含氯消毒液纱布1块、记录单、有秒针的表、笔。

2.治疗车下层:弯盘。

【操作流程】

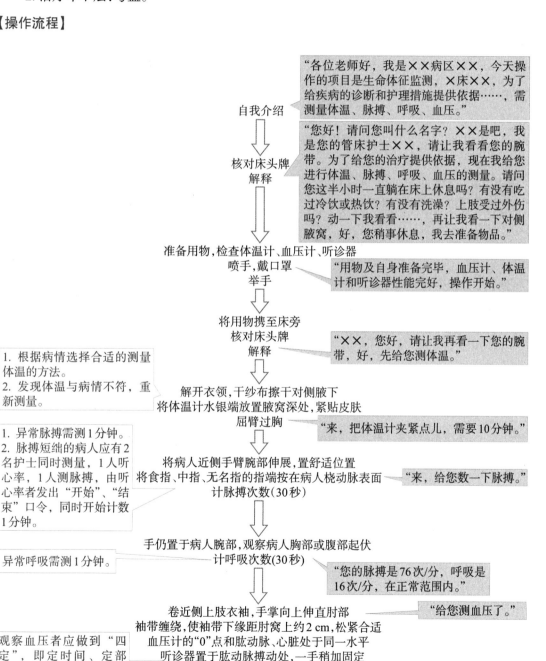

自我介绍

"各位老师好,我是××病区××,今天操作的项目是生命体征监测,×床××,为了给疾病的诊断和护理措施提供依据……,需测量体温、脉搏、呼吸、血压。"

核对床头牌
解释

"您好! 请问您叫什么名字? ××是吧,我是您的管床护士××,请让我看看您的腕带。为了给您的治疗提供依据,现在我给您进行体温、脉搏、呼吸、血压的测量。请问您这半小时一直躺在床上休息吗? 有没有吃过冷饮或热饮? 有没有洗澡? 上肢受过外伤吗? 动一下我看看……,再让我看一下对侧腋窝,好,您稍事休息,我去准备物品。"

准备用物,检查体温计、血压计、听诊器
喷手,戴口罩
举手

"用物及自身准备完毕,血压计、体温计和听诊器性能完好,操作开始。"

将用物携至床旁
核对床头牌
解释

"××,您好,请让我再看一下您的腕带,好,先给您测体温。"

1. 根据病情选择合适的测量体温的方法。
2. 发现体温与病情不符,重新测量。

解开衣领,干纱布擦干对侧腋下
将体温计水银端放置腋窝深处,紧贴皮肤
屈臂过胸

"来,把体温计夹紧点儿,需要10分钟。"

1. 异常脉搏需测1分钟。
2. 脉搏短绌的病人应有2名护士同时测量,1人听心率,1人测脉搏,由听心率者发出"开始"、"结束"口令,同时开始计数1分钟。

将病人近侧手臂腕部伸展,置舒适位置
将食指、中指、无名指的指端按在病人桡动脉表面
计脉搏次数(30秒)

"来,给您数一下脉搏。"

异常呼吸需测1分钟。

手仍置于病人腕部,观察病人胸部或腹部起伏
计呼吸次数(30秒)

"您的脉搏是76次/分,呼吸是16次/分,在正常范围内。"

"给您测血压了。"

观察血压者应做到"四定",即定时间、定部位、定体位、定血压计。

卷近侧上肢衣袖,手掌向上伸直肘部
袖带缠绕,使袖带下缘距肘窝上约2 cm,松紧合适
血压计的"0"点和肱动脉、心脏处于同一水平
听诊器置于肱动脉搏动处,一手稍加固定

1. 偏瘫病人应在健侧手臂测血压。
2. 发现血压听不清或异常时，应待水银柱降至"0"点，稍等片刻重测，必要时作双侧对照。
3. 血压计应定期检查。
4. 放气速度为4 mmHg/s。
5. 眼睛视线保持与水银柱弯月同一水平。

打开水银槽开关,关闭输气球气门
打气至肱动脉波动音消失,再升高20~30 mmHg
缓慢放气,听到第一声搏动时汞柱所指刻度为收缩压
搏动声突然变弱或消失时汞柱所指刻度为舒张压
取下袖带,驱尽袖带内空气,放车上

安置病人 ← "您的血压130/80 mmHg，是正常的。"

喷手、看表 ← "您的体温是××，是××的。"
10分钟后取出体温计
用含氯消毒液纱布擦拭、读表、甩至35℃以下

袖带卷平放入血压计盒内，右倾45。关闭水银槽开关，关闭血压计盒盖。 → 整理血压计

"××，给您测得的体温、脉搏、呼吸、血压目前都是正常的，您安心休息，我会常来看您的。"

整理床单位,协助取舒适卧位
喷手,记录数值

推车回处置室处理用物

喷手,取下口罩,记录

举手 ← "操作完毕，请老师指教。"

对老师的评价、指点表示感谢！

【评分标准】

科室＿＿＿＿＿ 姓名＿＿＿＿＿ 得分＿＿＿＿＿ 评委签名＿＿＿＿＿ 日期＿＿＿＿＿

项　目	操作内容	标准分值	扣分原因	扣　分
操作准备（10分）	1. 护士准备：衣、帽、鞋、头发整洁，淡妆，洗手	2	● 一项不合格扣1分	
	2. 用物准备：体温计、血压计、听诊器、弯盘、纱布、记录单、笔、有秒针的表	2	● 少一项扣0.5分	
	3. 检查血压计、体温计、听诊器	6	● 漏查一项扣2分 ● 方法不正确一项扣1分	
评估患者（10分）	1. 询问了解病人的身体状况，注意有无剧烈活动、进食、吃冷饮或热饮、沐浴等	5	● 缺一项扣1分	
	2. 告诉病人测量体温、脉搏、呼吸、血压的目的，取得病人配合	3	● 不解释不得分 ● 解释不到位扣1~2分	
	3. 评估病人，选择适合的体温测量方法及血压测量部位	2	● 一项不达标扣1分	
操作要点（70分）	1. 核对病人 2. 解开衣领，干纱布擦干对侧腋窝 3. 将体温计水银端放置腋窝深处，紧贴皮肤 4. 协助病人屈臂过胸 5. 告知需10分钟，以取得配合	10	● 未核对扣2分 ● 手臂放置不合适扣2分 ● 一项不合格扣1分	
	6. 将病人近侧手臂置舒适位置腕部伸展 7. 用食指、中指、无名指的指端按在病人桡动脉表面 8. 计数脉搏、呼吸（各30~60 s） 9. 测试完毕告知病人结果	10	● 诊脉指法错误扣3分 ● 测呼吸方法不对扣2分 ● 时间过短扣2分 ● 其他一项不合格扣1分	
	10. 协助病人采取坐位或仰卧位 11. 保持血压计零点，肱动脉、心脏在同一水平 12. 驱尽袖带内的空气 13. 平整缠于病人的上臂中部 14. 松紧以能放入一指为宜 15. 下缘距肘窝2~3 cm 16. 打开水银槽的开关 17. 戴好听诊器 18. 将听诊器胸件置于袖带外肱动脉搏动明显处，并固定 19. 向袖带内充气至动脉波动音消失再使压力升高20~30 mmHg 20. 再以4 mmHg/秒下降的速度缓慢放气 21. 护士体位合适，视线与水银柱平	35	● 未查袖带松紧和部位各扣2分 ● 未摸动脉搏动扣2分 ● 胸件置袖带内扣2分 ● 体位不正确，视线不平扣2分 ● 其他一项不合格扣1分	

项 目	操作内容	标准分值	扣分原因	扣 分
	22. 测量完毕解开袖带 23. 驱尽袖带内的空气 24. 拧紧阀门 25. 血压计置合适位置 26. 安置病人于舒适体位 27. 整理床单元 28. 告知病人数值，并安慰病人			
	29. 喷手 30. 看手表 31. 取出体温计（约10分钟） 32. 用含氯消毒液纱布擦拭、读表、甩至35℃以下 33. 告知病人数值并安慰病人 34. 整理血压计袖带 35. 血压计盒盖右倾45°，使水银回流至槽内，关闭水银槽开关 36. 喷手 37. 记录结果	15	● 一项不合格扣1~2分	
终末处理 （5分）	1. 处置区域合适，垃圾分类正确 2. 体温计消毒正确 3. 洗手，记录	5	● 一项不合格扣2分	
总体评价 （5分）	1. 操作熟练，动作一次到位 2. 回答问题正确	5	● 未做到扣2分	

【注意事项】

1. 如有影响测量生命体征的因素时，应当推迟30分钟测量。

2. 发现测量结果与病情不符时，应当复测。

3. 异常脉搏、呼吸应测量1分钟。

4. 为偏瘫病人测量血压、脉搏，应选择健侧肢体。

5. 小儿、意识不清或不合作者，要注意固定体温计，防止意外。如病人不慎咬破汞体温计，应当立即清除口腔内玻璃碎片，再口服蛋清或牛奶延缓汞的吸收。若病情允许，服用富含纤维食物以促进汞的排泄。

6. 脉搏短绌病人,应两人同时分别测量脉搏与心率1分钟,记录方式:心率／脉率;不可用拇指诊脉,因拇指小动脉搏动较强,易与病人的脉搏相混淆。

7. 呼吸的速率会受到意识的影响,测量时不必告诉病人。

8. 长期观察血压的病人,做到"四定",即:定时间、定部位、定血压计、定体位。操作者视线与血压计刻度平行。当动脉搏动音听不清或异常时,应分析、排除外界因素,需要重复测量时,应将袖带内的空气驱尽,汞柱降至"0"点,2分钟后再测量。

四、口服给药法

【用物准备】

1. 治疗车上层：药物、温开水、治疗本。
2. 治疗车下层：弯盘。

【操作流程】

1. 药物作用及性状、给药时间。
2. 评估内容：
（1）病人年龄、病情、合作能力；
（2）用药史、家族史、过敏史及不良反应史；
（3）进食能力、方式和安全性；
（4）药物相关知识的知晓度。

自我介绍

"各位老师好，我是××病区××，今天操作的项目是口服给药，×床，××，…，因治疗需要，需给病人经口服用药物，首先去评估病人。"

核对床头牌
解释
评估病人

护士："您好！请问您叫什么名字？××是吧，我是您的管床护士××，请让我看看您的腕带。为了更好的治疗疾病，根据医嘱需给您口服药物，您最近吃饭好吗？"
××："还可以。"
护士："咽东西费劲吗？是否会呛咳？"
××："很顺利。"
护士："有没有什么药物过敏过？"
××："没有。"
护士："好，您该吃药了，我去准备物品。"

根据医嘱两人核对药物。

准备用物
喷手，戴口罩
举手

"用物及自身准备完毕，操作开始。"

将用物携至床旁
核对床头牌
解释

1. 婴幼儿抱起取半坐卧位。
2. 管饲病人抬高床头。
3. 平卧位病人头偏向一侧。

"××，您好，请让我再看一下您的腕带，好，今天给您服用的药物是××××。"

选择合适的服药体位
再次核对药物

每位病人的所有药物一次取离药车，每次只取一位病人的药物，防止漏发、错发。

取药

告知药物名称、作用。

确保服药到口。
若病人不在或因故不能服药，应将药物带回放入延迟服药柜，并做好交班。
管饲病人要先将药物碾碎，溶解后注入，再注入20 ml温开水。
碘剂可放入食物中食用。

协助服药

"××，您好，这是您的药，这是温开水，请您服药。"

"现在已经将药物服下了，我简单地和您讲解一下这些药物的作用、服用时间、方法及注意事项。"

观察用药后的反应
指导病人或家属服药时间、技巧和注意事项

若病人对药物提出疑问，必须重新核对。
注意病人服药后有无呕吐，如有呕吐，汇报医生，视情况决定是否补发。

整理床单元、清理药杯、喷手

清洁发药车
喷手，取下口罩，记录

对老师的评价、指点表示感谢！

举手

"操作完毕，请老师指教。"

【评分标准】

科室_____ 姓名_____ 得分_____ 评委签名_____ 日期_____

项　　目	操作内容	标准分值	扣分原因	扣　　分
操作准备 （10分）	1. 护士准备：衣、帽、鞋、头发整洁，淡妆，洗手	5	● 一项不合格扣1分	
	2. 用物准备： （1）治疗车上层：药物、温开水、治疗本； （2）治疗车下层：弯盘	5	● 少一项扣1分	
评估患者 （15分）	1. 所用药物的作用及特征 2. 评估病人： （1）年龄、病情、合作能力； （2）用药史、家族史、过敏史及不良反应史； （3）进食能力、方式和安全性； （4）药物相关知识的知晓度 3. 选择适合的服药方式及给药时间	15	● 少一项扣2分	
操作要点 （60分）	1. 药物准备需双人核对 2. 核对病人	10	● 未双人核对扣5分 ● 未核对病人扣5分	
	3. 取药 （1）每位病人的所有药物一次取离药车； （2）每次只取一位病人的药物	5	● 一项不合格扣2分	
	4. 解释药物名称、作用 5. 选择合适的服药体位 6. 再次核对药物	10	● 不解释扣4分 ● 解释不到位扣1~2分 ● 体位不合适扣5分 ● 未再次核对扣2分	
	7. 协助服药 （1）给药过程符合药物特性； （2）确保服药到口。若病人不在或因故不能服药，应将药物带回放入延迟服药柜，并做好交班； （3）管饲病人要先将药物碾碎，溶解后注入，再注入20 ml温开水	15	● 一项不合格扣3~5分	
	8. 观察用药后的反应 9. 指导病人或家属服药时间、技巧和注意事项	10	● 未观察用药后的反应扣5分 ● 其他一项不合格扣2分	
	10. 整理床单元、清理药杯、喷手	5	● 一项不合格扣2分	
	11. 清洁发药车 12. 喷手，取下口罩，记录	5	● 一项不合格扣1分 ● 未记录扣3分	

项　目	操作内容	标准分值	扣分原因	扣　分
终末处理（5分）	1. 处置区域合适，垃圾分类正确 2. 洗手，记录	5	● 一项不合格扣2分	
总体评价（5分）	操作熟练，动作一次到位	5	● 未做到扣2分	
提问（5分）	注意事项	5	● 未答对，视情况扣1~5分	

【注意事项】

1. 每位病人的所有药物一次取离药车,每次只取一位病人的药物,防止错漏。

2. 确保服药到口。若病人不在或因故不能服药,应将药物带回放入延迟服药柜,并做好交班。

3. 管饲病人要先将药物碾碎,溶解后注入,再注入20 ml温开水。

4. 碘剂可放入食物中食用。

5. 若病人对药物提出疑问,必须重新核对。

6. 注意病人服药后有无呕吐,如有呕吐,汇报医生,视情况决定是否补发。

五、注射技术

1. 肌内注射技术

【用物准备】

1. 治疗车上层:治疗盘内盛注射器、棉签、消毒液、弯盘、药液、砂轮,治疗盘,无菌治疗巾一块,快速手消毒液,治疗本。

2. 治疗车下层:弯盘、利器盒。

【操作流程】

1. 臀大肌最常用,臀大肌注射定位法:
   (1) 十字法:以臀裂顶点向左或右划一水平线,从髂嵴最高点作一垂直平分线,将一侧臀部分为4个象限,其外上象限(避开内角)为注射区;
   (2) 连线法:取髂前上棘至尾骨作一连线,外上1/3处为注射部位。
2. 2岁以下婴幼儿不宜选用臀大肌注射,因有损伤坐骨神经的危险。
3. 长期注射者,应检查局部有无硬结。

自我介绍
洗/喷手

"各位老师好,我是××病区的××,今天操作的项目是肌内注射,先去评估病人。"

↓

带治疗本
核对床头牌
解释
选择注射位置

"您好,请问您叫什么名字,请给我看一下您的腕带,××,我是管床护士××,因为……,您需要肌内注射×××。请让我看一下您的注射部位,待会儿我就在这里进行注射,您稍事休息,我去准备物品。"

↓

喷手,回治疗室
戴口罩,举手

"物品准备完毕,操作开始。"

↓

需两人核对。 —— 查对药液
检查药液、注射器、针头质量

↓

两种药液同时注射时,注意配伍禁忌。 —— 铺无菌盘,打开治疗巾
抽吸药液,排气
放入无菌盘,写铺盘时间
处理用物

↓

1. 需长期肌内注射者,注射部位应交替更换,避免硬结发生。
2. 消毒皮肤需2遍。

携用物至床旁,核对床头牌
选择注射部位
消毒皮肤

"您好,请问您叫什么名字?请再给我看一下您的腕带,现在给您注射×××,这个药的作用是……请您背向我侧卧,上面腿伸直,下面腿弯曲。"

↓

取出药液,核对注射本
一手以拇、示指固定注射皮肤
另一手持注射器,以90°迅速将针头刺入针梗的2/3左右
固定针栓,抽动活塞无回血
缓慢注入药液,观察反应

 "××,感觉怎么样?"

注射毕,用干棉签轻压针眼,迅速拔针,按压片刻
再次核对后弃去安瓿
告知注射后注意事项

↓

安置病人

"××,如有不舒服,请按铃叫我,我也会经常来看您的。"

↓

喷手,用物终末处理
喷手,取下口罩,记录

↓

对老师的评价、指点表示感谢! —— 举手 "操作完毕,请老师指教。"

科室_____ 姓名_____ 得分_____ 评委签名_____ 日期_____

项　目	操作内容	标准分值	扣分原因	扣　分
操作准备（10分）	1. 护士准备：衣、帽、鞋、头发整洁，修剪指甲，淡妆，洗手、戴口罩	5	● 一项不合格扣1分	
	2. 用物准备 （1）治疗车上层：治疗盘内放注射器、棉签、消毒液、弯盘、药液、砂轮，治疗盘，无菌治疗巾一块，快速手消毒液，治疗本； （2）治疗车下层：弯盘、利器盒	5	● 少一样扣1分，最多扣4分 ● 物品摆放乱扣1分	
评估病人（10分）	1. 病人的病情、局部皮肤情况 2. 病人的心理状态，合作程度 3. 自然、全面地解释目的及注意事项	10	● 缺一项扣1~2分	
操作要点（60分）	1. 自我介绍，洗/喷手 2. 带治疗本至床边 3. 核对床头牌，双向核对 4. 选择注射位置 5. 喷手，回治疗室	10	● 缺一项扣2分	
	6. 摆药，检查、核对药液，检查药液、注射器、针头质量 7. 需两人核对	10	● 未查对扣2分 ● 其他一项不对扣1分	
	8. 铺无菌盘，打开治疗巾 9. 抽吸药液，排气，放入无菌盘 10. 写铺盘时间 11. 处理用物	20	● 铺盘时污染扣5分 ● 其他一项不合格扣1分	
	12. 携用物至床旁，核对床头牌、腕带，双向核对 13. 选择注射部位，定位方法正确 14. 检查皮肤，长期注射者检查有无硬结 15. 消毒皮肤 16. 取出药液，核对注射本 17. 正确注射：一手固定注射皮肤，另一手持注射器，以90°迅速将针头刺入针梗的2/3左右，固定针栓，抽动活塞无回血，缓慢注入药液 18. 观察反应 19. 注射毕，用干棉签按压针眼，迅速拔针，按压片刻 20. 再次核对，弃去安瓿 21. 告知病人注射后注意事项	20	● 一项不合格扣2分	

项　目	操作内容	标准分值	扣分原因	扣　分
	22. 安置病人，喷手	5	● 一项不合格扣1分	
	23. 用物终末处理，喷手，取下口罩，记录	5	● 一项不合格扣1分	
终末处理（5分）	处置区域合适，垃圾分类正确，洗手	5	● 垃圾分类不正确扣3分 ● 其他一项不合格扣1分	
总体评价（5分）	1. 遵守无菌操作原则 2. 操作熟练，动作一次到位 3. 完成时间少于10分钟	5	● 超过10分钟，每增加30秒扣0.5分	

【注意事项】

　　1. 严格执行查对制度和无菌操作原则。

　　2. 2岁以下婴幼儿不宜选用臀大肌注射。

　　3. 两种药物同时注射时,注意配伍禁忌。

2. 皮内注射技术

【用物准备】

1. 治疗车上层:治疗盘内盛注射器、棉签、消毒液、弯盘、药液、砂轮,皮试急救盒(0.1%盐酸肾上腺素1支,1 ml注射器1副),治疗盘,无菌治疗巾一块,快速手消毒液,治疗本。

2. 治疗车下层:弯盘、利器盒。

【操作流程】

自我介绍
洗/喷手

> "各位老师好,我是××病区的××,今天操作的项目是皮内注射,先去评估病人。"

带治疗本
核对床头牌
解释
选择注射位置

> 前臂掌侧下段,避开血管。

> "您好,请问您叫什么名字,请给我看一下您的腕带,××,我是管床护士××。
> 因为……,您需要使用……,以前用过吗?过敏吗?酒精过敏吗?有没有其他药物过敏?"
> "让我看一下您的手臂,待会儿就在这里进行皮内注射。"
> "您稍事休息,我去准备物品。"

喷手,回治疗室
戴口罩,举手

1. 需两人核对。
2. 检查药液、注射器、针头质量。

摆药,检查、核对药液

> "物品准备完毕,操作开始。"

(溶解药物)
铺无菌盘,打开治疗巾
配制皮试液
放入无菌盘,写铺盘时间
处理用物

> 根据医嘱及药物说明书配置皮试液。

携用物至床旁,核对床头牌、腕带
选择注射部位
消毒皮肤

1. 75%乙醇消毒皮肤一次。
2. 可疑阳性者,可做生理盐水对照试验。

> "您好,请问您叫什么名字?再给我看一下您的腕带,现在给您做皮试了,请将手臂伸出来。"

取出药液,核对注射本
一手绷紧注射皮肤,另一手持注射器针头斜面向上,与皮肤呈5°刺入,针头斜面完全进入皮内后放平注射器。
固定针栓,推药液0.1 ml,形成皮丘,拔针,交待注意事项
再次核对后弃去药瓶

> 皮丘半球状,皮肤变白并显露毛孔。

> "皮试做好了,您没有不舒服吧?请您不要按揉注射部位,不要离开房间,有什么不舒服请随时叫我,我也会经常来看您的。"

床边观察反应
急救盒及消毒用物放床头柜
20分钟后双人看结果

1. 阴性:皮丘大小不变,周围不红肿、无红晕,无自觉症状,无不适表现。
2. 阳性:①局部反应:局部皮丘增大,直径>1 cm,周围有红晕伪足伴痒感;②全身反应:头晕、心慌、恶心、过敏性休克。

安置病人

> "××,您有什么不舒服吗?您的皮试结果是……,有事请按铃叫我,我也会经常来看您的。"

喷手,用物终末处理
喷手,取下口罩,记录

> 记录护理记录单时双人(看结果者)签名。

举手

> 对老师的评价、指点表示感谢!

> "操作完毕,请老师指教。"

【评分标准】

科室_____ 姓名_____ 得分_____ 评委签名_____ 日期_____

项　目	操作内容	标准分值	扣分原因	扣　分
操作准备 （10分）	1. 护士准备：衣、帽、鞋、头发整洁，修剪指甲，淡妆，洗手、戴口罩	5	● 一项不合格扣1分	
	2. 用物准备 （1）治疗车上层 　　① 治疗盘内：注射器、棉签、消毒液、弯盘、药液、砂轮； 　　② 皮试急救盒（0.1%盐酸肾上腺素1支，1 ml注射器1副）； 　　③ 治疗盘，无菌治疗巾一块； 　　④ 快速手消毒液、治疗本 （2）治疗车下层：弯盘、利器盒	5	● 少一样扣1分，最多扣4分 ● 物品摆放乱扣1分	
评估患者 （10分）	1. 病人的病情、用药史、药物过敏史、局部皮肤情况，是否空腹，心理状态，合作程度	5	● 缺一项扣1分	
	2. 自然、全面地解释目的及注意事项	5	● 缺一项扣1分	
操作要点 （70分）	1. 带治疗本，核对床头牌 2. 选择注射位置（前臂掌侧下段，避开血管） 3. 喷手，回治疗室	5	● 缺一项扣1分	
	4. 摆药 5. 检查、核对药液 6. 检查注射器、针头质量 7. 两人核对	15	● 一项不对扣2分	
	8. 铺无菌盘，打开治疗巾 9. 配制皮试液(根据医嘱及药物说明书配置皮试液) 10. 放入无菌盘 11. 写铺盘时间 12. 处理用物	20	● 铺盘时污染扣5分 ● 配制不对扣5分 ● 配制不准确扣2分 ● 其他一项不合格扣1分	
	13. 携用物至床旁，双向核对（对床头牌、腕带） 14. 选择注射部位，消毒皮肤（75%乙醇消毒皮肤一次，乙醇过敏者选择其他消毒液，可疑阳性者可做生理盐水对照试验） 15. 取出药液，再次核对注射本 16. 正确注射：一手固定注射部位皮肤，另一手持注射器5°刺入，针头斜面完全进入皮内，固定针栓，推药液0.1 ml，拔针 17. 交待注意事项 18. 再次核对后弃去药瓶	20	● 少核对一次扣2分 ● 注射部位不恰当扣1分 ● 消毒不合格扣2分 ● 注射手法不对扣1分 ● 注射角度不对扣1分 ● 药液外漏扣2分 ● 药液量不对扣1分 ● 无皮丘扣2分 ● 未告知注意事项扣3分 ● 沟通不全面扣2分	

项 目	操作内容	标准分值	扣分原因	扣 分
	19. 密切观察反应，急救盒及消毒物品放床头柜 20. 20分钟后双人看结果 21. 安置病人 22. 喷手	5	● 物品未放置在床边，扣2分 ● 物品不全，扣1分 ● 无双人看结果，扣2分 ● 其他，扣1分	
	23. 用物终末处理，喷手，取下口罩，记录（双签名）	5		
终末处理（5分）	处置区域合适，垃圾分类正确，洗手	5	● 垃圾分类不正确扣3分 ● 其他一项不合格扣1分	
总体评价（5分）	1. 遵守无菌操作原则 2. 操作熟练，动作一次到位 3. 完成时间少于12分钟	5	● 超过12分钟，每增加30秒扣0.5分	

【注意事项】

1. 严格执行查对制度及无菌操作原则。

2. 皮试前，仔细询问病人的用药史、过敏史。

3. 皮试忌用碘酊、碘伏消毒，进针角度不可过大，以免注入皮下，拔出针头后勿按揉，以免影响观察。

4. 皮试后嘱病人勿离开病室，有不适及时告知医护人员。

5. 随时做好急救准备。

6. 皮试结果应告知病人或家属，如果是阳性，告知今后不能应用该类药物。

3. 皮下注射技术

【用物准备】

1. 治疗车上层:治疗盘内盛注射器、棉签、消毒液、弯盘、药液、砂轮,治疗盘,无菌治疗巾一块,快速手消毒液,治疗本。

2. 治疗车下层:弯盘、利器盒。

【操作流程】

自我介绍
洗/喷手

> "各位老师好,我是××病区的××,今天操作的项目是皮下注射,先去评估病人。"

带治疗本
核对床头牌
解释
选择注射位置

> 上臂三角肌下缘、上臂外侧、腹部、后背及大腿外侧方。

> "您好,请问您叫什么名字,请给我看一下您的腕带,××,我是管床护士××,因为…,您需要使用诺和灵R胰岛素,饭菜准备好了吗?…,让我看一下手臂,待会儿就在这里进行注射,您稍事休息,我去准备物品。"

喷手,回治疗室
戴口罩,举手

> "物品准备完毕,操作开始。"

> 需两人核对。

查对药液
检查药液、注射器、针头质量

> 注射少于1 ml的药液,必须用1 ml注射器,以保证注入药液剂量准确。

铺无菌盘,打开治疗巾
抽吸药液,排气
放入无菌盘,写铺盘时间
处理用物

携用物至床旁,核对床头牌、腕带
选择注射部位
消毒皮肤

> 经常注射者,应更换部位,轮流注射。

> "您好,请问您叫什么名字?再给我看一下您的腕带,现在给您注射胰岛素了,请将手臂伸出来。"

取出药液,核对注射本
一手固定注射皮肤,
另一手持注射器(针头斜面向上),以示指固定针栓,针头与皮肤呈30~40°快速将针梗的1/2~2/3刺入皮下
抽动活塞无回血
缓慢注入药液,观察反应
注射毕,用干棉签按针眼,迅速拔针,按压片刻

> 根据胰岛素类型决定进餐时间!

再次核对
交待注意事项

> "疼吗?给您注射了胰岛素8个单位,20~30分钟后进餐。"

安置病人

> "如有不舒服,请按铃叫我,我也会经常来看您的。"

喷手,用物终末处理
喷手,取下口罩,记录

> 对老师的评价、指点表示感谢!

举手

> "操作完毕,请老师指教。"

科室_____ 姓名_____ 得分_____ 评委签名_____ 日期_____

项　目	操作内容	标准分值	扣分原因	扣　分
操作准备（10分）	1. 护士准备：衣、帽、鞋、头发整洁，修剪指甲，淡妆，洗手、戴口罩。	5	● 一项不合格扣1分	
	2. 用物准备 (1) 治疗车上层：① 治疗盘内：注射器、棉签、消毒液、弯盘、药液、砂轮；② 治疗盘，无菌治疗巾一块；③ 快速手消毒液、治疗本 (2) 治疗车下层：弯盘、利器盒	5	● 少一样扣1分，最多扣4分 ● 物品摆放乱扣1分	
评估患者（10分）	1. 病人的病情、局部皮肤情况 2. 病人的心理状态，合作程度 3. 自然、全面地解释目的及注意事项	10	● 缺一项扣1分	
操作要点（70分）	1. 自我介绍，洗/喷手 2. 带治疗本，核对床头牌 3. 选择注射位置（上臂三角肌下缘、上臂外侧、腹部、后背及大腿外侧方） 4. 喷手，回治疗室	10	● 缺一项扣2分	
	5. 摆药、检查、核对药液，检查注射器、针头质量 6. 需两人核对	10	● 未查对扣2分 ● 其他一项不对扣1分	
	7. 铺无菌盘，打开治疗巾 8. 抽吸药液，排气 9. 放入无菌盘，写铺盘时间 10. 处理用物	20	● 铺盘污染扣5分 ● 铺盘不规范扣2分 ● 抽药不准确扣2分 ● 其他一项不合格扣1分	
	11. 携用物至床旁，核对床头牌、腕带 12. 选择注射部位（经常注射者，应更换部位，轮流注射，同一部位间隔2.5 cm以上） 13. 消毒皮肤（注射胰岛素者不可用碘伏消毒） 14. 取出药液，核对注射本 15. 正确注射：一手固定注射皮肤，另一手持注射器，固定针栓，针头斜面向上，与皮肤呈30°~40°，快速将针梗的1/2~2/3刺入皮下，抽动活塞无回血，缓慢注入药液 16. 注射后交待注意事项 17. 观察反应 18. 注射毕，干棉签按针眼，迅速拔针，按压片刻	20	● 少核对一次扣2分 ● 注射部位不恰当扣1分 ● 消毒不合格扣2分 ● 注射手法不对扣1分 ● 注射角度不对扣1分 ● 药液外漏扣2分 ● 药液量不对扣1分 ● 未告知注意事项扣3分 ● 沟通不全面扣2分	

项　目	操作内容	标准分值	扣分原因	扣　分
	19. 安置病人（注射胰岛素者，嘱咐按时进餐），喷手	5	● 未告知扣3分 ● 一项不合格扣1分	
	20. 用物终末处理，喷手，取下口罩，记录	5	● 一项不合格扣1分	
终末处理 （5分）	处置区域合适，垃圾分类正确，洗手	5	● 垃圾分类不正确扣3分 ● 其他一项不合格扣1分	
总体评价 （5分）	1. 遵守无菌操作原则 2. 操作熟练，动作一次到位 3. 完成时间少于10分钟	5	● 超过10分钟，每增加30秒扣0.5分	

【注意事项】

1. 严格执行查对制度及无菌操作原则。

2. 对长期皮下注射者,应建立轮流交替注射部位的计划,以减少硬结的发生,促进药物充分吸收。

3. 对于过度消瘦或腹部皮下注射时,可捏起局部组织进针。

4. 进针角度不超过45°,以免注入肌内。

4.静脉注射法

【用物准备】

1.治疗车上层:治疗盘内置加药单、药物、砂轮、一次性注射器、止血带、棉签、消毒液,快速手消毒液,注射小枕,治疗本,输液贴、弯盘。

2.治疗车下层:弯盘、利器盒。

【操作流程】

自我介绍
洗/喷手,举手

> "各位老师好,我是××病区的××,今天操作的项目是静脉注射,用物和自身准备完毕,操作开始。"

带治疗本至床旁
核对床头牌

> "您好,请问您叫什么,请给我看一下您的腕带,××,我是您的管床护士××,因为您……(现在后背疼痛剧烈),医生说给您……(静脉注射凯纷止痛)。请让我看一下您的胳膊,请活动一下,待会儿就在这里进行注射。您稍事休息,我去准备物品。"

选择合适静脉

> 1.选择粗、直、弹性好的血管,避开关节、静脉瓣及皮肤瘢痕、破损处,避免在偏瘫侧肢体注射。
> 2.对需要长期静脉给药的病人,应当保护血管,由远心端至近心端选择血管穿刺。

喷手,回治疗室
戴口罩

核对医嘱、加药单

查对药液
检查药液、注射器、针头质量

> 需两人核对。

铺无菌盘
抽吸药液,排气
放入无菌盘,注明铺盘时间

> 1.消毒安瓿颈部,砂轮锯后再次消毒,掰开。
> 2.两种药液同时注射时,注意配伍禁忌。
> 3.注射刺激性强的药物需备生理盐水。

处理用物

> "您好,请问您叫什么名字?请再给我看一下您的腕带。"

携用物至床旁,核对床头牌、腕带

协助病人取舒适卧位
暴露穿刺部位

> "请您把手伸出来,准备给您穿刺了。"

选择静脉
垫小枕
消毒皮肤
扎止血带
再次消毒皮肤,待干

> 在穿刺点上方约6 cm处。

> "扎止血带,有点不舒服,请您配合一下。"

> 皮肤需消毒2遍;
> 消毒范围:以穿刺点为中心,直径5 cm。

取出药液,核对注射本

> "请您握拳,给您注射的是××(药),有……(作用)。"

40

注射刺激性强的药物者，先连接生理盐水注射器和头皮针，穿刺成功后，先证实针头在静脉内，再换抽有药液的注射器进行推药。

⇩

连接头皮针
再次排气,确认无气泡

⇩

一手固定皮肤，一手持针，针头斜面向上，沿血管方向与皮肤呈15°~30°进针，见回血后再进针少许。

进针
松止血带
如为头皮针,用输液贴固定

⇩

1. 根据药物性质，决定推注速度，并观察病人局部及全身反应。
2. 静脉注射强烈刺激性药物者，此时连接药物，缓慢推注，防止因药物外渗而发生组织坏死。

注入药液

"现在我给您慢慢推药，没有不舒服吧？如有不舒服就请告诉我。"

⇩

拔针
按压穿刺点

"药已经推好了，我帮您把针拔掉，按压一会儿。"

⇩

再次核对安瓿后弃去

⇩

安置病人,喷手

"用药后……（您的疼痛很快会缓解），如有什么不舒服，请按铃叫我，我也会经常来看您的。"

⇩

用物终末处理,喷手

⇩

取下口罩,记录

⇩

对老师的评价、指点表示感谢！

举手   "操作完毕,请老师指教。"

【评分标准】

科室_____ 姓名_____ 得分_____ 评委签名_____ 日期_____

项　目	操作内容	标准分值	扣分原因	扣　分
操作准备（10分）	1. 护士准备：衣、帽、鞋、头发整洁，修剪指甲，淡妆，洗手、戴口罩	5	● 一项不合格扣1分	
	2. 用物准备 （1）治疗车上层：快速手消毒液、注射小枕、治疗本，治疗盘内置：加药单、药物、砂轮、一次性注射器、止血带、棉签、消毒液、输液贴、弯盘； （2）治疗车下层：弯盘、利器盒。	5	● 少一样扣1分，最多扣4分 ● 物品摆放乱扣1分	
评估患者（10分）	1. 病人的病情、局部皮肤、血管情况 2. 病人的心理状态，合作程度 3. 自然、全面地解释目的及注意事项	10	● 缺一项扣1~2分	
操作要点（60分）	1. 自我介绍，洗/喷手 2. 带治疗本至床边，核对床头牌、腕带，双向核对 3. 选择注射位置 4. 喷手，回治疗室	5	● 缺一项扣1分	
	5. 摆药，检查、核对药液，检查药液、注射器、针头质量 6. 需两人核对	10	● 未查对扣2分 ● 其他一项不对扣1分	
	7. 铺无菌盘，打开治疗巾 8. 抽吸药液，排气，放入无菌盘 9. 必要时备无菌生理盐水注射器（不备应说明） 10. 注明铺盘时间,处理用物	10	● 铺盘时污染扣5分 ● 其他一项不合格扣2分	
	11. 携用物至床旁，核对床头牌、腕带，双向核对 12. 选择静脉，垫注射小枕，消毒注射部位皮肤 13. 扎止血带 14. 再次消毒皮肤 15. 取出药液，注射刺激性强的药物，先连接生理盐水注射器（说明亦可） 16. 核对注射本 17. 再次排气，确认无气泡 18. 准确穿刺：一手固定皮肤，一手持针，沿血管方向与皮肤呈15°~30°进针，见回血后再进针少许 19. 根据药物性质，决定推注速度	35	● 核对漏一项扣2分 ● 其他一项不合格扣2分 ● 沟通不全或生硬扣3~5分	

项 目	操作内容	标准分值	扣分原因	扣 分
	20. 静脉注射强烈刺激性药物者，此时连接药物，缓慢推注，防止因药物外渗而发生组织坏死 21. 观察病人局部及全身反应 22. 注射毕，迅速拔针，按压片刻 23. 安瓿核对后弃去 24. 过程中与病人交流，体现人文关怀			
	25. 安置病人，喷手	5	● 一项不合格扣1分	
	26. 用物终末处理，喷手，取下口罩，记录	5	● 一项不合格扣1分	
终末处理 （5分）	处置区域合适，垃圾分类正确，洗手	5	● 垃圾分类不正确扣3分 ● 其他一项不合格扣1分	
总体评价 （5分）	1. 遵守无菌操作原则 2. 操作熟练，动作一次到位 3. 完成时间小于10分钟	5	● 超过10分钟，每增加30秒扣0.5分	

【注意事项】

1. 严格执行查对制度和无菌操作原则。
2. 对需要长期静脉给药的病人，应当保护血管，由远心端至近心端选择血管穿刺。
3. 注射过程中随时观察病人的反应。
4. 静脉注射有强烈刺激性的药物时，应当防止因药物外渗而发生组织坏死。

六、密闭式静脉输液技术

【用物准备】

1. 治疗车上层：治疗本、加药单、输液卡、药液、砂轮、启瓶器、注射器、手消毒液、小枕，输液器、瓶套（必要时）、胶水；治疗盘内：止血钳、止血带、棉签、消毒液、输液贴或胶布、弯盘。

2. 治疗车下层：弯盘、利器盒。

【操作流程】

自我介绍
洗/喷手

> "各位老师好，我是××病区的××，今天操作的项目是密闭式静脉输液，先去评估病人。"

带治疗本至床旁
核对床头牌
与病人交流
选择静脉
准备输液架

> 1. 选择粗、直、弹性好的血管。
> 2. 避开关节、静脉瓣及皮肤瘢痕、破损处。
> 3. 避免偏瘫肢体。

> "您好，请问您叫什么名字，请让我看一下您的腕带，××，我是您的管床护士××，因为您……，根据医嘱将给您静脉输入……，让我看一下您静脉的情况，……好的，等一会儿就在这只手给您输液，您需要去上个厕所吗？我回去准备物品，很快就来。"

喷手，回治疗室
戴口罩

> 1. 检查瓶口有无松动、有无裂纹。
> 2. 检查有无浑浊、沉淀、絮状物、变质、变色。

根据医嘱生成加药单、输液卡
检查药液质量，摆药
两人核对

> 1. 核对加药单、输液卡。
> 2. 核对药液名称、剂量、浓度、有效期。
> 3. 检查注射器、输液器。

贴加药单，套瓶套（必要时）
启瓶盖，消毒瓶塞
配置药液
再次检查药液
连接输液器，关闭调节器

> 检查输液器有效期、有无漏气。

备齐物品
喷手，举手

> "物品准备完毕，操作开始。"

携用物至床旁
核对病人

> "您好，请问您叫什么名字？再给我看一下您的腕带，药已经准备好了，现在就给您输液。"

核对药液，输液瓶挂于输液架上，倒置茂菲滴管，使液面达 1/2~2/3 满时，迅速转正滴管
打开调节器，排气至输液器与针头连接处，夹闭调节器
检查并确认无气泡，止血钳夹住针柄，针头向上挂好

垫小枕

> 消毒范围 > 5 cm

穿刺点上 6~8 cm 处扎止血带
消毒穿刺部位皮肤，2次，待干

备输液贴（胶布）
再次排气，确认无气泡
再次核对病人及药物

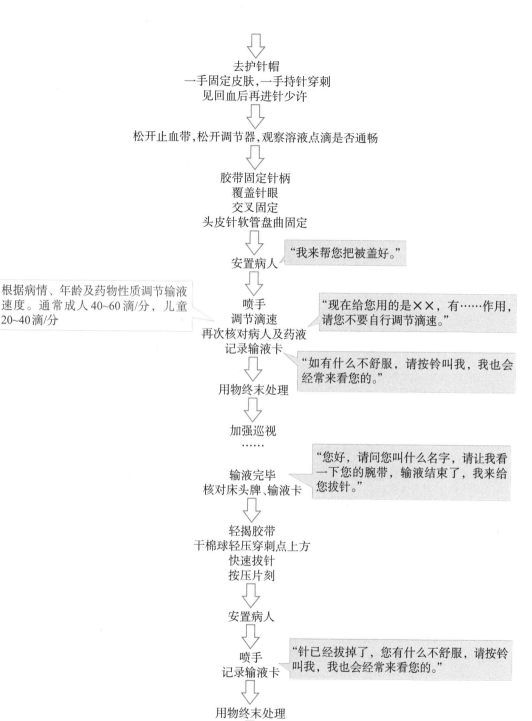

去护针帽
一手固定皮肤,一手持针穿刺
见回血后再进针少许

松开止血带,松开调节器,观察溶液点滴是否通畅

胶带固定针柄
覆盖针眼
交叉固定
头皮针软管盘曲固定

安置病人 "我来帮您把被盖好。"

根据病情、年龄及药物性质调节输液速度。通常成人40~60滴/分,儿童20~40滴/分

喷手
调节滴速 "现在给您用的是××,有……作用,请您不要自行调节滴速。"
再次核对病人及药液
记录输液卡 "如有什么不舒服,请按铃叫我,我也会经常来看您的。"

用物终末处理

加强巡视
……

输液完毕 "您好,请问您叫什么名字,请让我看一下您的腕带,输液结束了,我来给您拔针。"
核对床头牌、输液卡

轻揭胶带
干棉球轻压穿刺点上方
快速拔针
按压片刻

安置病人

喷手 "针已经拔掉了,您有什么不舒服,请按铃叫我,我也会经常来看您的。"
记录输液卡

用物终末处理

对老师的评价、指点表示感谢! 喷手,取下口罩,举手

"操作完毕,请老师指教。"

【评分标准】

科室_____ 姓名_____ 得分_____ 评委_____ 签名_____ 日期_____

项 目	操作内容	标准分值	扣分原因	扣 分
操作准备 (10分)	1. 护士准备：衣、帽、鞋、头发整洁，淡妆，洗手、戴口罩	5	● 一项不合格1分	
	2. 用物准备 (1) 治疗车上层：治疗本、加药单、输液卡、药液、砂轮、注射器、输液器、网套、胶水； (2) 治疗盘内：止血带、棉签、消毒液、胶布、贴膜、弯盘、手消毒液、小枕； (3) 治疗车下层：弯盘、利器盒	5	● 少一样扣1分 ● 物品摆放乱扣1分	
评估患者 (10分)	1. 病人身体状况 2. 穿刺侧肢体活动度、局部皮肤、血管状况	4	● 缺一项扣1分	
	3. 自然、全面地解释目的及注意事项 4. 协助排尿 5. 准备输液架	6	● 解释缺一项扣2分 ● 解释不到位扣1分 ● 其他一项不合格扣1分	
操作要点 (70分)	1. 根据医嘱生成加药单、输液卡 2. 两人核对药液 3. 检查药液质量	5	● 未双人核对扣2分 ● 未检查药液质量扣2分	
	4. 贴加药单，套网套，消毒瓶塞 5. 配置药液 6. 再次检查药液和消毒瓶塞 7. 连接输液器，关闭调节器 8. 准备输液物品，喷手，举手	10	● 配置药液不对扣3分 ● 瓶塞少消毒一次扣2分 ● 其他一项不合格扣1分	
	9. 携用物至病人床旁，核对床号、姓名 10. 输液瓶挂于输液架上 11. 排气至输液器与针头连接处，检查并确认无气泡 12. 备胶布3~4条	5	● 一项不合格扣1分	
	13. 协助病人取舒适卧位 14. 选择好穿刺部位，垫小枕，消毒皮肤 15. 穿刺点上6~8 cm处扎止血带 16. 碘伏再次消毒皮肤，直径5 cm 17. 待干	10	● 一项不合格扣1分	

46

项　目	操作内容	标准分值	扣分原因	扣　分
	18. 再次排气，确认无气泡 19. 再次核对病人及药物 20. 去护针帽，一手固定皮肤，一手持针穿刺，见回血后再进针少许 21. 松开止血带，放开输液管 22. 观察输液点滴是否通畅 23. 胶带固定头皮针	20	● 退针一次扣3分 ● 退针3次以上及穿刺失败扣10分 ● 其他一项不合格扣2分	
	24. 将输液肢体放置舒适 25. 手消毒后，规范调节输液滴速 26. 再次查对 27. 告知输液注意事项	10	● 未安置病人扣1分 ● 未查对扣2分 ● 一项不合格（滴速误差大于10滴/分）扣2分	
	28. 处置用物，加强巡视，观察病人输液情况和输液反应	3	● 一项不合格扣1分	
	29. 输液完毕，核对床头牌 30. 轻揭胶带，干棉球轻压穿刺点上方，快速拔针 31. 按压片刻 32. 安置病人 33. 健康指导	7	● 一项不合格扣1分	
终末处理（5分）	处置区域合适，垃圾分类正确，洗手	5	● 垃圾分类不正确扣3分 ● 其他一项不合格扣1分	
总体评价（5分）	1. 遵守无菌操作原则 2. 操作熟练，动作一次到位 3. 交流恰当充分 4. 完成时间少于12分钟（从套网套开始，至记录好输液卡结束）	5	● 违反遵守无菌原则扣4分 ● 过程不熟练扣3分 ● 超过12分钟，每增加30秒扣0.5分	

【注意事项】

1. 严格执行无菌操作及查对原则。

2. 选择静脉时，避开静脉瓣、关节。

3. 长期输液者要有计划地使用血管，一般先四肢远端后近端，充分保护静脉。

4. 根据病情及药物性质，掌握输液速度并随时听取病人主诉。

5. 对刺激性强或特殊药物，需确认针头在血管内方可用药。

6. 对小儿、昏迷或不合作者，输液时穿刺处应加强固定。

7. 要根据病情、年龄及药液性质调节滴速，输液时应加强巡视，局部有肿胀、渗漏或其他故障应立即排除。

七、密闭式静脉输血技术

【用物准备】

1.治疗车上层:病历本、手消毒液、小枕,治疗盘内:血制品、生理盐水(及输血前所用药)、配血报告单、输血器、输液卡、止血钳、止血带、棉签、消毒液、输液贴或胶布、弯盘、手套。

2.治疗车下层:弯盘、利器盒。

3.输液架。

【操作流程】

自我介绍
洗/喷手
戴口罩

> "各位老师好,我是××病区的××,今天操作的项目是密闭式静脉输血,先去评估病人。"

1. 选择粗、直、弹性好的血管。
2. 避开关节、静脉瓣及皮肤瘢痕、破损处。
3. 避免偏瘫肢体。

根据输血医嘱
携病历本至床旁
核对床头牌
评估+测量生命体征
选择静脉
喷手,回治疗室

> "您好,请问您叫什么名字,让我看一下您的腕带,××,我是您的管床护士××,因为您……,根据医嘱将给您静脉输(血制品名)……。
> 您知道自己是什么血型吗?以前输过血吗?有过输血反应吗?
> 请让我看看您的血管,……,我们等会儿就在这只手上给您输血,您是否需要先去上个厕所。"

1. 有无知情同意书。
2. 病历中的信息与配血报告单上的各项信息是否一致,核实血型。
3. 严格执行"三查八对":
    (1)三查:查血的有效期、血的质量、输血装置是否完好。
    (2)八对:对姓名、床号、住院号、血袋(瓶)号(储血号)、血型、交叉配血试验的结果、血液的种类、血量。

两人核对和检查
按需备齐输血前用药
检查生理盐水质量
连接输血器,关闭调节器
备齐用物、喷手

1. 病历;
2. 输血报告单;
3. 血液制品;
4. 输血前用药;
5. 输血用物品。

> "您好,请问您叫什么名字?让我再看一下您的腕带,××,我已准备好了所有物品,我和××再核对一下就给您输血了,您准备好了吗?"

携用物至床旁
核对床头牌,解释
两人再次共同核对和检查

按静脉输液法用生理盐水建立静脉通道

以手腕旋转动作将血袋内的血液轻轻摇匀。

摇匀血液

戴手套
打开血袋封口,常规消毒开口处
将输血器针头从生理盐水瓶上拔下,插入输血接口
缓慢将储血袋倒挂于输液架上

开始滴速不要超过20滴/分。

控制和调节滴速
操作后查对
协助取舒适卧位
喷手
记输液巡回卡

"血已经给您输上了，您没有什么不舒服吧？有什么特殊感觉就及时告诉我，我会在这儿陪您一会儿。"

查对"八对"内容

观察15分钟左右，如无不良反应再根据病情及年龄调节滴速。一般成人40~60滴/分，儿童酌减。

15分钟后
测量生命体征
调节滴速
记输液巡回卡

"××，您没什么不舒服吧？如有需要请按铃叫我，我也会经常来看您的。"

安置病人、喷手

用物终末处理
脱手套
输血单上双签名后夹入病历夹

1. 上一袋血液即将滴尽时；
2. 常规消毒生理盐水瓶塞；
3. 将针头从储血带中拔出，插入生理盐水瓶中；
4. 输入少量生理盐水；
5. 再接第二袋；
6. 核对及输血要求同输第一袋血。

加强巡视
······

续血处理
······

1. 血液即将滴尽时；
2. 常规消毒生理盐水瓶塞；
3. 将针头从储血带中拔出，插入生理盐水瓶中；
4. 输入少量生理盐水。

输血完毕
核对床头牌、输液卡
接生理盐水
冲尽输血器内的血液

"您好，请问您叫什么名字，请让我看一下您的腕带，输血结束了，我来给您再接生理盐水，冲尽输血器内的血液，保证输血量准确，减少浪费，保证疗效。"

轻揭胶带
干棉球轻压穿刺点上方
快速拔针
按压片刻

"好了，输血器内的血液已冲尽，您也没有其他液体要输入了，我给您拔针了。"

测生命体征，安置病人

"我来帮您把被盖好。"

喷手
记录输液卡

"针已经拔掉了，您有什么不舒服，请按铃叫我，我也会经常来看您的。"

输血袋单独保留24小时。

用物终末处理，喷手
记录

"操作完毕，请老师指教。"

喷手，取下口罩，举手

对老师的评价、指点表示感谢！

49

科室_____ 姓名_____ 得分_____ 评委签名_____ 日期_____

项 目	操作内容	标准分值	扣分原因	扣 分
操作准备（10分）	1. 护士准备：衣、帽、鞋、头发整洁，修剪指甲，淡妆，洗手，戴口罩	5	● 一项不合格扣1分	
	2. 用物准备： （1）治疗车上层：病历本、手消毒液、小枕；治疗盘内：血制品、生理盐水（及输血前所用药品）、配血报告单、输血器、输液卡、止血钳、止血带、棉签、消毒液、输液贴或胶布、弯盘、手套； （2）治疗车下层：弯盘、利器盒； （3）输液架	5	● 少一样扣1分 ● 物品摆放乱扣1分	
评估患者（10分）	1. 病人的身体状况、有无输血史及不良反应 2. 穿刺侧肢体活动度、局部皮肤、血管状况	4	● 缺一项扣1分	
	3. 自然、全面地解释目的及注意事项，协助排尿 4. 测量生命体征 5. 准备输液架	6	● 解释缺一项扣2分 ● 解释不到位扣1分 ● 其他一项不合格扣1分	
操作要点（70分）	1. 两人核对和检查 （1）有无知情同意书； （2）病历中的信息与配血报告单上的各项信息是否一致，核实血型； （3）严格执行"三查八对"。 2. 按需备齐输血前用药 3. 检查生理盐水质量 4. 连接输血器，关闭调节器 5. 备齐用物，喷手	15	● 未双人核对扣10分 ● 核对少一样扣5分 ● 其他一项不合格扣1分	
	6. 携用物至床旁（病历、输血报告单、血液制品、输血前用药、输血用物品） 7. 核对床头牌 8. 解释 9. 两人再次共同核对和检查 10. 按静脉输液法用生理盐水建立静脉通道 11. 摇匀血液 12. 戴手套 13. 打开血袋封口，常规消毒开口处 14. 将输血器针头从生理盐水瓶上拔下，插入输血接口 15. 缓慢将储血袋倒挂于输液架上 16. 控制和调节滴速（＜20滴/分）	10	● 配置药液不对扣3分 ● 瓶塞少消毒一次扣2分 ● 其他一项不合格扣1分	

项　目	操作内容	标准分值	扣分原因	扣　分
	17. 协助取舒适卧位，再次查对 18. 交待注意事项 19. 喷手 20. 记输液巡回卡 21. 15~20分钟后，再次测量生命体征，根据病情及年龄调节滴速 22. 记输液巡回卡 23. 安置病人、喷手	25	● 速度调节不合适扣5分 ● 不交待注意事项扣3分 ● 其他一项不合格扣1分	
	24. 用物终末处理 25. 脱手套	2	● 一项不合格扣1分	
	26. 加强巡视，观察病人输血情况和输血反应	1	● 不说明扣1分	
	27. 输血完毕 28. 核对床头牌、输液卡 29. 接生理盐水 30. 冲尽输血器内的血液	8	● 一项不合格扣2分	
	31. 输液完毕，核对床头牌 32. 轻揭胶带，干棉球轻压穿刺点上方，快速拔针 33. 按压片刻 34. 安置病人 35. 喷手 36. 记录输液卡 37. 健康指导 38. 记护理记录单	9	● 无健康指导扣3分 ● 其他一项不合格扣1分	
终末处理 （5分）	1. 处置区域合适，垃圾分类正确 2. 血袋单独存放 3. 洗手	5	● 血袋不单独存放扣3分 ● 其他一项不合格扣1分	
总体评价 （5分）	1. 遵守无菌操作原则 2. 操作熟练，动作一次到位 3. 交流恰当充分 4. 查对严格全面	5		

【注意事项】

1. 严格执行无菌操作及查对制度。

2. 输血前必须经两人核对无误方可输入。

3. 血液取回后勿振荡、加温,避免血液成分破坏引起不良反应。

4. 输入两个以上供血者的血液时,在两份血液之间输入0.9%氯化钠溶液,防止发生反应。

5. 开始输血时速度宜慢,观察15分钟,无不良反应后,将滴速调节至要求速度。

6. 输血袋用后需低温保存24小时。

八、静脉留置针技术

【用物准备】

1.治疗车上层:治疗本、加药单、输液卡、药液、砂轮、注射器、输液器、网套、胶水、笔、表;治疗盘内:血管钳、止血带、棉签、消毒液、输液贴、留置针、贴膜、标识条、弯盘;手消毒液、小枕。

2.治疗车下层:弯盘、利器盒。

3.输液架。

【操作流程】

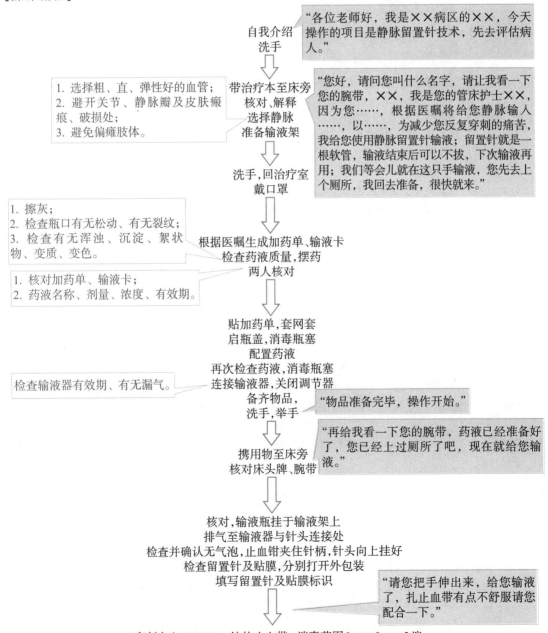

自我介绍
洗手

"各位老师好,我是××病区的××,今天操作的项目是静脉留置针技术,先去评估病人。"

1. 选择粗、直、弹性好的血管;
2. 避开关节、静脉瓣及皮肤瘢痕、破损处;
3. 避免偏瘫肢体。

带治疗本至床旁
核对、解释
选择静脉
准备输液架

"您好,请问您叫什么名字,请让我看一下您的腕带,××,我是您的管床护士××,因为您……,根据医嘱将给您静脉输入……,以……,为减少您反复穿刺的痛苦,我给您使用静脉留置针输液;留置针就是一根软管,输液结束后可以不拔,下次输液再用;我们等会儿就在这只手输液,您先去上个厕所,我回去准备,很快就来。"

洗手,回治疗室
戴口罩

1. 擦灰;
2. 检查瓶口有无松动、有无裂纹;
3. 检查有无浑浊、沉淀、絮状物、变质、变色。

1. 核对加药单、输液卡;
2. 药液名称、剂量、浓度、有效期。

根据医嘱生成加药单、输液卡
检查药液质量,摆药
两人核对

贴加药单,套网套
启瓶盖,消毒瓶塞
配置药液
再次检查药液,消毒瓶塞
连接输液器,关闭调节器

检查输液器有效期、有无漏气。

备齐物品,
洗手,举手

"物品准备完毕,操作开始。"

携用物至床旁
核对床头牌、腕带

"再给我看一下您的腕带,药液已经准备好了,您已经上过厕所了吧,现在就给您输液。"

核对,输液瓶挂于输液架上
排气至输液器与针头连接处
检查并确认无气泡,止血钳夹住针柄,针头向上挂好
检查留置针及贴膜,分别打开外包装
填写留置针及贴膜标识

"请您把手伸出来,给您输液了,扎止血带有点不舒服请您配合一下。"

穿刺点上10~15 cm处扎止血带,消毒范围8 cm×8 cm,2遍

直
型

取出留置针,顺时针旋转针芯(松动外套管),去除针套
左手固定皮肤,右手持留置针双翼穿刺
见回血后将针芯后退少许
以针芯为支撑,将针沿静脉方向推进
直至将外套管全部送入静脉内
按住针柄,直线方向抽出针芯
松开止血带

⬇

贴膜固定

⬇

再次核对病人及药物
排气,确认无气泡
将头皮针头接于留置针肝素帽内
放开输液调节器,观察输液是否通畅

Y
型

将头皮针头接于留置针肝素帽内,
排气,确认无气泡
再次核对病人及药物

⬇

取出留置针,顺时针旋转针芯(松动外套管),去除针套
一手固定皮肤,一手持针穿刺
见回血后将针芯后退少许
以针芯为支撑,将针沿静脉方向推进
直至将外套管全部送入静脉内
按住针柄,抽出针芯
松开止血带
放开输液调节器,观察输液是否通畅

⬇

贴膜固定

⬇

贴标识,胶带交叉固定于留置针肝素帽上,U型抬高平台固定留置针尾部,盘曲固定头皮针软管

⬇

安置病人 "我帮您把被盖好。"

⬇

根据病情、年龄及药物性质调节输液速度。 洗手
调节滴速,再次核对病人及药液
记录输液卡

"留置针已用上,输液已接上,给您用的是××药,作用是××。"
"留针侧肢体请勿过度用力,局部不可受潮。"
"如有什么不舒服,请按铃叫我,我也会经常来看您的。"

⬇

常用封管液:
(1)无菌生理盐水;
(2)5 ml预冲式导管冲洗器。

用物终末处理
……
输液完毕
核对床头牌

"您好,请问您叫什么名字,让我看一下您的腕带,液体输完了,为了保持管道通畅,保证再用,我要给您封管。"

⬇

抽吸封管液5 ml,连接头皮针末端
以脉冲式方法推注,余0.5 ml时直推,边
推边退针头,直至全部退出
卡紧夹闭开关

"输液已结束,请您保护好留置针,该侧肢体避免过度用力,局部避免受潮、搓揉。"

⬇

安置病人

⬇

洗手
记录输液卡

"您有什么不舒服和疑问,请按铃叫我,我也会经常来看您的。"

⬇

用物终末处理

⬇

对老师指教表示感谢! 洗手,取下口罩,举手 "操作完毕,请老师指教。"

科室_____ 姓名_____ 用时_____ 评委签名_____ 日期_____

项　目	操作内容	标准分值	扣分原因	扣　分
操作准备（10分）	1. 护士准备：衣、帽、鞋、头发整洁，淡妆，洗手、戴口罩	5	● 一项不合格扣1分	
	2. 用物准备 （1）治疗车上层：治疗本、输液卡、药液、砂轮、注射器、输液器、网套、胶水、笔、表；治疗盘内：血管钳、止血带、棉签、消毒液、输液贴、留置针、贴膜、标识条、弯盘；小枕； （2）治疗车下层：弯盘、利器盒； （3）输液架	5	● 少一样扣1分，最多扣4分 ● 物品摆放乱扣1分	
评估患者（10分）	1. 病人身体状况 2. 穿刺侧肢体活动度、局部皮肤、血管状况	4	● 缺一项扣1分	
	3. 自然、全面地解释目的及注意事项 4. 协助排尿 5. 准备输液架	6	● 一项不达标扣1分	
操作要点（70分）	1. 核对已加药物的药名、浓度、剂量 2. 检查溶液有无浑浊、沉淀或絮状物等	5	● 未查对不得分 ● 缺一项扣1分	
	3. 携用物至病人床旁，核对床号、姓名 4. 告知所输的药物，进行相关指导 5. 备胶布2~3条 6. 输液瓶挂于输液架上，排气至输液器与针头连接处 7. 检查并确认无气泡 8. 检查留置针和贴膜有效期，打开外包装 9. 填写标识	10	● 未查对扣2分 ● 排气不合格扣2分 ● 其他一项不对扣1分	
	10. 协助病人取舒适卧位 11. 选择好穿刺部位，垫小枕 12. 穿刺点上10~15 cm处扎止血带 13. 碘伏消毒皮肤2遍，范围8 cm×8 cm 14. 待干	5	● 一项不合格扣1分	

项　目	操作内容	标准分值	扣分原因	扣　分
Y 型	15. 将头皮针头接于留置针肝素帽内，排气，确认无气泡 16. 再次核对病人及药物 17. 取出留置针，顺时针旋转针芯（松动外套管），去除针套 18. 一手固定皮肤，一手持针穿刺，见回血后将针芯后退少许，以针芯为支撑，将针沿静脉方向推进，直至将外套管全部送入静脉内 19. 按住针柄，抽出针芯 20. 松开止血带 21. 放开输液调节器，观察溶液点滴是否通畅 22. 贴膜固定	20	● 流程不对扣2分 ● 缺核对扣2分 ● 退针一次扣2分 ● 退针3次以上及穿刺失败扣10分 ● 贴膜固定不正确扣2分 ● 其它一项不合格扣1分	
直型及安全型	15. 取出静脉留置针，取下针套顺时针旋转松动针芯 16. 左手固定皮肤，右手持留置针双翼穿刺，穿刺见回血后退出针芯少许，继续进针直至外套管送入静脉内，按住针柄，直线方向抽出针芯 17. 松开止血带 18. 贴膜固定、贴标识 19. 再次核对病人及药物 20. 排气，确认无气泡 21. 将头皮针头接于留置针肝素帽内 22. 放开输液调节器，观察溶液点滴是否通畅	20	● 流程不对扣2分 ● 缺核对扣2分 ● 退针一次扣2分 ● 退针3次以上及穿刺失败扣10分 ● 贴膜固定不正确扣2分 ● 其它一项不合格扣1分	
	23. 贴留置针标识 24. 高抬留置针尾部，妥善固定头皮针	5	● 一项不合格扣1分	
	25. 将输液肢体放置舒适 26. 再次查对 27. 手卫生 28. 规范调节输液滴速，记输液卡 29. 告知病人输液过程中的注意事项（留置针及药物）	10	● 一项不合格扣2分 （滴速误差小于10滴/分不扣分）	
	30. 处置用物，加强巡视，观察病人输液情况和输液反应，……	2	● 一项不合格扣1分	

项　目	操作内容	标准分值	扣分原因	扣　分
	1. 封管液正确，用物合适 2. 夹闭输液器连接头皮针末端 3. 脉冲式冲管，最后0.5 ml直推 4. 边推边退针头，直至全部退出 5. 立即卡紧夹闭开关 6. 告知病人留置针保护的注意事项	10	● 一项不合格扣2分	
	7. 洗手，记录巡回卡，处理用物	3	● 一项不合格扣1分	
终末处理 （5分）	处置区域合适，垃圾分类正确，洗手	5	● 垃圾分类不正确扣3分 ● 其他一项不合格扣1分	
总体评价 （5分）	1. 遵守无菌操作原则 2. 操作熟练，动作一次到位 3. 完成时间少于12分钟（从套网套开始，至记录好输液卡结束） 4. 交流恰当充分	5	● 超过12分钟，每增加30秒扣0.5分	

【注意事项】

1. 留置针留置时间为96小时,不常规拔除儿童留置针。

2. 一般情况下,透明敷料每周更换一次,纱布敷料每2天更换一次。

3. 敷料有渗血、渗液、松动、卷边、潮湿等及时更换。

4. 下肢静脉不应作为成人穿刺血管的常规部位。

5. 选择粗直、弹性好的静脉,避开关节和静脉瓣。

九、外周静脉留置针更换透明敷料技术

【用物准备】

治疗车(或多功能护理车):治疗盘、碘伏棉签、酒精棉签、6 cm×7 cm透明敷料、胶带、快速手消毒液。

【操作流程】

自我介绍
洗手戴口罩

> "各位老师好,我是××病区的××,今天操作的项目是更换留置针贴膜,用物及自身准备完毕,操作开始。"

1. 查看留置针穿刺时间及贴膜情况。
2. 观察局部皮肤是否有红、肿、热、痛、皮疹及有无分泌物感染、过敏等症状。

解释
评价局部情况

> "××,您好,我是责任护士××,我来检查一下您留置针的情况。"

敷料有渗血、渗液、松动、卷边、潮湿等随时更换。

解释
取合适体位

> "您的……,为了……,我将为您进行……,整个操作不会给您带来痛苦,请您配合一下。"

1. 以拉伸的方法由下而上松解旧透明敷料,避免皮肤受损。
2. 一手固定留置针,一手顺着穿刺方向撕除敷料,以免导管移位。

撕除旧敷料

> "局部有疼痛等不舒服吗?请不要移动手臂,以防留置针滑脱。"

洗手

清除穿刺点周围全部污迹。

酒精清洁皮肤
(穿刺点周围有污迹时)

> "现在给您消毒皮肤,稍有些凉,很快就好。"

以穿刺点为中心,碘伏棉签由内向外消毒穿刺点周围皮肤2遍,范围8 cm×8 cm。

碘伏消毒皮肤
待干

洗手

1. 将透明敷料边框预切口的一边对准留置针延长管方向。
2. 轻捏透明敷料下留置针突出部位,使敷料与留置针和皮肤充分粘合。
3. 用指腹轻轻按压透明敷料,使贴膜与皮肤充分接触,驱除贴膜下空气。
4. 透明敷料需完全覆盖针翼或针的尾部。

撕开透明敷料离型纸
填写操作者姓名、日期

透明敷料中心对准穿刺点
无张力粘贴

从预切口处开始,一边移除边框一边按压贴膜边缘。

移除边框

贴标识
贴于膜的边缘,不得盖住穿刺点

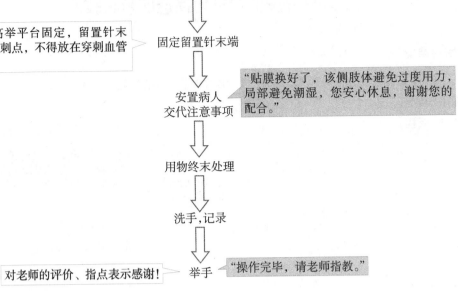

"U"型高举平台固定，留置针末端高于穿刺点，不得放在穿刺血管上方。　→　固定留置针末端

安置病人交代注意事项　←　"贴膜换好了，该侧肢体避免过度用力，局部避免潮湿，您安心休息，谢谢您的配合。"

用物终末处理

洗手, 记录

对老师的评价、指点表示感谢!　→　举手　←　"操作完毕，请老师指教。"

【评分标准】

科室_____　姓名_____　用时_____　得分_____　评委签名_____　日期_____

项　目	操作内容	标准分值	扣分原因	扣　分
操作准备 （10分）	1. 护士准备：衣、帽、鞋、头发整洁，淡妆，洗手、戴口罩	5	● 一项不合格扣1分	
	2. 用物准备：治疗车（或多功能护理车）、治疗盘、碘伏棉签、酒精棉签、6 cm×7 cm透明敷料、胶带、快速手消毒液	5	● 少一样扣2分，最多扣4分 ● 物品摆放乱扣1分	
评估患者 （10分）	1. 查看留置针穿刺时间及贴膜情况 2. 观察局部皮肤是否有红、肿、热、痛、皮疹及有无分泌物感染、过敏等症状	5	● 缺一项扣1分	
	3. 自然、全面地解释目的及注意事项	5	● 一项不达标扣1分	
操作要点 （60分）	1. 以拉伸的方法由下而上松解旧透明敷料 2. 一手固定留置针，一手顺着穿刺方向撕除敷料，以免导管移位	6	● 松解敷料方法错误扣2分 ● 未固定留置针扣2分 ● 其他一项不对扣1分	
	3. 洗手	2	● 未洗手扣2分	
	4. 清除穿刺点周围全部污迹	5	● 一项不达标扣2分	
	5. 以穿刺点为中心，碘伏棉签由内向外消毒穿刺点周围皮肤2遍，范围8 cm×8 cm	5	● 一项不达标扣2分	
	6. 洗手	2	● 未洗手扣2分	
	7. 撕开透明敷料离型纸 8. 填写操作者姓名、日期	4	● 一项不合格扣1分	
	9. 将透明敷料边框预切口的一边对准留置针延长管方向，透明敷料中心对准穿刺点，无张力粘贴 10. 轻捏透明敷料下留置针突出部位，使敷料与留置针和皮肤充分粘合 11. 用指腹轻轻按压透明敷料，使贴膜与皮肤充分接触；驱除贴膜下空气 12. 透明敷料需完全覆盖针翼或针的尾部	16	● 有张力粘贴扣3分 ● 未完全覆盖针翼或针尾部扣4分 ● 其他一项不合格扣2分	
	13. 从预切口处开始 14. 一边移除边框一边按压贴膜边缘 15. 贴标识	5	● 一项不合格扣2分	
	16. "U"型高举平台固定，留置针末端高于穿刺点，不得放在穿刺血管上方 17. 胶带不得贴在透明敷料上	8	● 一项不合格扣2分	

59

项 目	操作内容	标准分值	扣分原因	扣 分
	18. 安置病人，交代注意事项	4	● 一项不合格扣2分	
	19. 处理用物，洗手，记录	3	● 一项不合格扣1分	
指导患者（10分）	1. 告知病人更换透明敷料操作中的注意事项	5	● 未告知扣5分 ● 沟通生硬扣3分	
	2. 告知病人肢体活动的注意事项	5	● 未告知扣5分 ● 沟通生硬扣3分	
终末处理（5分）	处置区域合适，垃圾分类正确，洗手	5	● 垃圾分类不正确扣3分 ● 其他一项不合格扣1分	
总体评价（5分）	1. 遵守无菌操作原则 2. 操作过程熟练，动作一次到位	5	● 一项不合格扣1分	

【注意事项】

1. 外周留置针留置时间为96小时，儿童留置针不常规拔除。

2. 一般情况下，首选透明敷料固定，局部皮肤有异常反应，可根据情况选用合适的敷料。

3. 出现并发症时拔除留置针。

十、经外周插管的中心静脉导管置管术(PICC)操作流程

1. PICC 插管技术

【用物准备】

    1. 治疗车上层:治疗盘,75%酒精,碘伏,无菌生理盐水或10 u/ml 肝素盐水100ml,20ml 注射器2副、胶带,PICC穿刺包(手术衣、无菌手套2副、止血带、无菌巾、大铺巾、孔巾、镊子、纱布、棉球、无菌剪、透明敷料、尺),PICC导管套件,弹力绷带(必要时)。

    2. 治疗车下层:弯盘1只。

【操作流程】

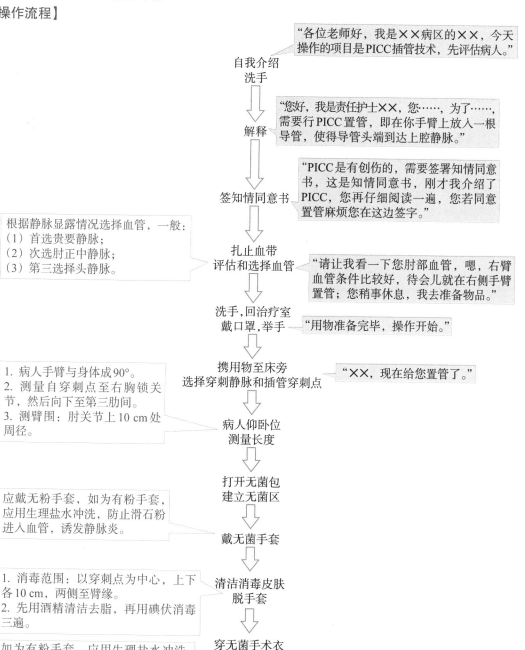

61

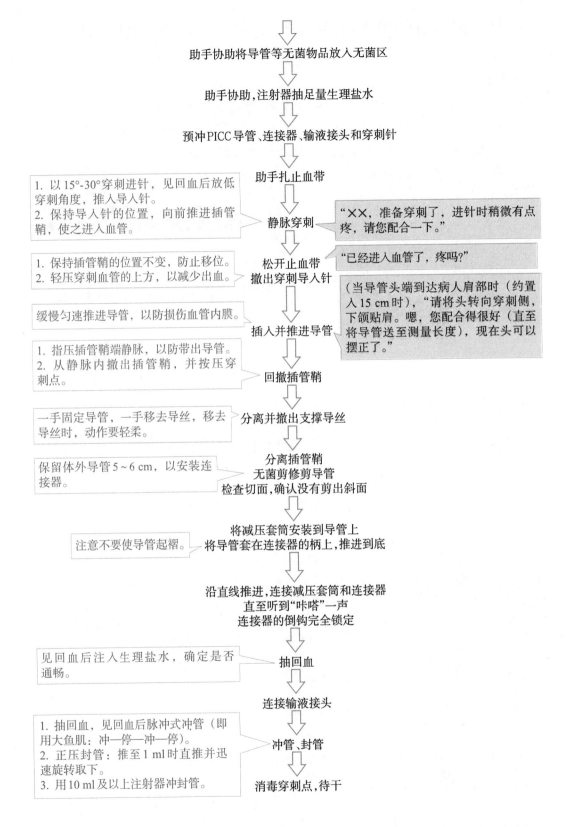

助手协助将导管等无菌物品放入无菌区

助手协助,注射器抽足量生理盐水

预冲PICC导管、连接器、输液接头和穿刺针

助手扎止血带

1. 以15°-30°穿刺进针,见回血后放低穿刺角度,推入导入针。
2. 保持导入针的位置,向前推进插管鞘,使之进入血管。

静脉穿刺

"××,准备穿刺了,进针时稍微有点疼,请您配合一下。"

1. 保持插管鞘的位置不变,防止移位。
2. 轻压穿刺血管的上方,以减少出血。

松开止血带
撤出穿刺导入针

"已经进入血管了,疼吗?"

(当导管头端到达病人肩部时(约置入15 cm时),"请将头转向穿刺侧,下颌贴肩。嗯,您配合得很好(直至将导管送至测量长度),现在头可以摆正了。"

缓慢匀速推进导管,以防损伤血管内膜。

插入并推进导管

1. 指压插管鞘端静脉,以防带出导管。
2. 从静脉内撤出插管鞘,并按压穿刺点。

回撤插管鞘

一手固定导管,一手移去导丝,移去导丝时,动作要轻柔。

分离并撤出支撑导丝

保留体外导管5~6 cm,以安装连接器。

分离插管鞘
无菌剪修剪导管
检查切面,确认没有剪出斜面

注意不要使导管起褶。

将减压套筒安装到导管上
将导管套在连接器的柄上,推进到底

沿直线推进,连接减压套筒和连接器
直至听到"咔嗒"一声
连接器的倒钩完全锁定

见回血后注入生理盐水,确定是否通畅。

抽回血

连接输液接头

1. 抽回血,见回血后脉冲式冲管(即用大鱼肌:冲—停—冲—停)。
2. 正压封管:推至1 ml时直推并迅速旋转取下。
3. 用10 ml及以上注射器冲封管。

冲管、封管

消毒穿刺点,待干

导管呈"C"形或"U"形放置（以 ———— 导管摆放
病人屈肘时，导管不打折为原则）。

无菌小方纱
覆盖于穿刺点上方

1. 透明敷料边框预切口对准导管延长管
方向。
2. 轻捏透明敷料下导管及接头突出部
位，使透明敷料与导管和皮肤充分粘合。 ———— 透明敷料中心对准
3. 用指腹轻轻按压透明敷料，使贴膜与 穿刺点贴膜
皮肤充分接触，驱除贴膜下空气。
4. 透明敷料应覆盖全部外露导管及连接
器，至少覆盖翼的一半。

贴标识

交代病人置管后 ———— "××，导管已置好了，为预防置管后
注意事项 的并发症，请您配合做到：穿刺侧手
臂负重勿超过5 kg，避免过度举高
及外展活动，以防血栓形成。"
"穿刺侧手臂下给您垫一软枕，以预
防手臂末梢水肿。"

X线摄片
确认导管头端位置

用物处理

记录内容：置管过程、置入长度、外露长
度、上臂围、X线检查结果、操作者姓名、 ———— 记录
置管日期。

举手 ———— "操作完毕，请老师指教。"
对老师的评价、指点表示感谢！

科室_____ 姓名_____ 用时_____ 得分_____ 评委签名_____ 日期_____

项　目	操作内容	标准分值	扣分原因	扣　分
操作准备 （10分）	1. 护士准备：衣、帽、鞋，洗手、戴口罩	3	● 一项不合格扣1分	
	2. 用物准备： （1）治疗车上层： 　治疗盘，75%酒精，碘伏，无菌生理盐水或10u/ml肝素盐水100ml，20ml注射器2副，胶带，PICC穿刺包（手术衣、无菌手套2副、止血带、无菌巾、大铺巾、孔巾、镊子、纱布、棉球、无菌剪、透明敷料、尺），PICC导管套件，弹力绷带（必要时） （2）治疗车下层：弯盘1只	7	● 少一样扣1分，最多扣6分 ● 物品摆放乱扣1分	
评估患者 （10分）	1. 病人身体状况，穿刺侧肢体活动度，局部皮肤，血管状况，有无手术，放疗史	5	● 缺一项扣1分	
	2. 自然、全面地解释目的及注意事项	5	● 一项不达标扣1分	
操作要点 （60分）	1. 签署知情同意书，评估和选择血管	5	● 未签知情同意书扣2分 ● 一项不合格扣1分	
	2. 携用物至床旁，核对床头牌 3. 选择穿刺静脉和置管部位	3	● 未查对扣2分	
	4. 协助病人取仰卧位，病人手臂与身体成90度角，测量自穿刺点至右胸锁关节，然后向下至第三肋间的长度；测臂围：肘关节上10cm处周径	7	● 一项不合格扣1分 ● 测量方法不对扣3分	
	5. 打开无菌包，建立无菌区 6. 戴无菌手套 7. 以穿刺点为中心，上下各10cm，两侧至臂缘；先用酒精清洁脱脂，再用碘伏消毒3遍，脱手套 8. 穿无菌手术衣，更换手套 9. 助手协助：将导管等无菌物品放入无菌区；注射器抽足量生理盐水 10. 预冲PICC导管、连接器、输液接头和穿刺针 11. 扎止血带 12. 以15°-30°穿刺进针，见回血后放低穿刺角度，推入导入针；保持导入针的位置，向前推进插管鞘，使之进入血管 13. 松开止血带；撤出穿刺导入针	35	● 流程不对扣5分 ● 消毒方法及范围不正确扣3分 ● 退针一次扣2分 ● 退针三次以上及穿刺失败扣10分 ● 导管送至肩部时未指导病人将头侧向穿刺侧，下颌贴肩扣2分 ● 贴膜固定不正确扣2分 ● 分离导丝方法不正确扣2分 ● 修剪导管剪出斜面扣2分 ● 未行X线摄片扣5分 ● 其他一项不合格扣1分	

项 目	操作内容	标准分值	扣分原因	扣 分
	14. 插入并缓慢匀速推进导管至预量长度 15. 指压插管鞘端静脉，从静脉内撤出插管鞘，并按压穿刺点 16. 分离导丝，一手固定导管，一手移去导丝 17. 分离插管鞘，修剪导管，保留体外导管5～6 cm，检查切面，确认没有剪出斜面 18. 将减压套筒安装到导管上 19. 将导管套到连接器的柄上，推进到底 20. 沿直线推进，连接减压套筒和连接器，直至听到"咔嗒"一声，连接器倒钩全锁定 21. 用生理盐水注射器抽吸回血，并注入生理盐水，确定是否通畅 22. 连接输液接头 23. 10 ml生理盐水或肝素盐水脉冲式正压封管 24. 消毒穿刺点，待干 25. 无菌小方纱覆盖于穿刺点上方 26. 贴膜固定，弹力绷带加压包扎 27. X线摄片确认导管头端位置 28. 记录置管过程、置入长度、外露长度、上臂围、X线检查结果、置管日期	35		
	29. 将体外导管呈"C"形或"U"形固定 30. 贴膜和PICC导管尾部分别标识	5	● 体外导管摆放不正确扣3分 ● 其他一项不合格扣1分	
	31. 封管液正确，用物合适 32. 脉冲式冲管，正压封管	5	● 封管方式不对扣3分 ● 其它一项不合格扣1分	
指导患者（10分）	1. 告知病人置管中的配合要点	5	● 未告知扣5分 ● 沟通生硬扣3分	
	2. 告知病人PICC保护的注意事项	5	● 未告知扣5分 ● 沟通生硬扣3分	
终末处理（5分）	处置区域合适，垃圾分类正确，洗手	5	● 垃圾分类不正确扣3分 ● 其他一项不合格扣1分	
总体评价（5分）	1. 遵守无菌操作原则 2. 操作过程熟练，动作一次到位	5	● 无菌观念差扣3分 ● 其他一项不合格扣1分	

【注意事项】

1. 严格执行无菌操作原则。

2. 置管后 24 h 内常规更换贴膜,以后每周更换 1 次,敷料松动、卷边、潮湿等及时更换。换药时沿导管方向由下向上揭去透明敷料。

3. 每次输液后,用 10 ml 以上注射器抽取生理盐水或预冲式导管冲洗器行脉冲式冲管、正压封管。

4. 治疗间歇期每周对 PICC 导管进行维护,包括冲管、更换贴膜和输液接头。

5. 输注血制品或 TPN 等高粘滞性药物后,立即用 20 ml 生理盐水冲洗导管,防止堵塞。

6. 禁用小于 10 ml 注射器。非耐高压 PICC 导管不能用于高压注射泵推注造影剂等。

7. 尽量避免在置管侧肢体测量血压。

8. 告知病人带有 PICC 侧手臂避免过度活动。

2. PICC 维护技术

【用物准备】

治疗车(或多功能护理车):治疗盘、导管维护专用换药包(酒精棉签、碘伏棉签、无粉手套、10 cm×12 cm透明敷料、酒精棉片、小方纱)、10 ml预冲式导管冲洗器1个(或0~10 U/ml稀肝素盐水、10 ml或10 ml以上空针1副)、输液接头、无菌手套、胶带、快速手消毒液。

【操作流程】

自我介绍
洗手,戴口罩

"各位老师好,我是××病区的××,今天操作的项目是PICC维护,用物包括⋯⋯准备完毕,操作开始。"

1. 查看置管时间,贴膜、输液接头更换时间。
2. 观察局部皮肤是否有红、肿、热、痛、皮疹,有无分泌物、过敏等。

解释
评估局部情况

"××您好,我是责任护士××,我来检查一下您PICC导管的情况。"

1. 常规:置管24 h后更换贴膜1次,以后每周更换1次。
2. 纱布敷料每2天更换1次(透明敷料下垫小方纱视为纱布敷料)。
3. 敷料有渗血、渗液、松动、卷边、潮湿等随时更换。

解释
取合适体位

"您的⋯⋯,为了⋯⋯,我将为您进行⋯⋯,整个操作不会给您带来痛苦,请您配合一下。"

1. 揭除免缝胶带。
2. 以拉伸的方法由下而上松解旧透明敷料,避免皮肤受损。
3. 一手固定导管,一手顺着穿刺方向撕除敷料(撕除敷料时用中指轻轻抵住导管),以免导管移位。
4. 检查导管有无移位,禁止将滑出的导管再送入体内。

打开换药包
将外包装垫于肘下

撕除旧贴膜

"局部有疼痛等不舒服吗?请不要移动手臂,以防导管移位及滑脱。"

洗手

"现在给您清洁消毒皮肤,稍有些凉,很快就好。"

1. 穿刺点未愈合好时,穿刺点旁1 cm范围内皮肤勿用酒精清洁,以免过分刺激影响穿刺点愈合。
2. 清除穿刺点周围全部污迹。

酒精清洁皮肤

1. 以穿刺点为中心,由内向外消毒外露导管及皮肤至少2遍。
2. 范围大于15 cm×15 cm及贴膜面积。

碘伏消毒皮肤
待干

导管摆放

"现在给您固定导管了,注意保持导管周围清洁干燥,不要用这侧肢体提重物;导管尚未固定,请将您的手臂保持不动。"

1. 导管呈"C"或"U"形放置(以病人屈肘时,导管不打折为原则)。
2. 避开上次外露导管与皮肤接触部位,以防局部皮肤压伤。
3. 确保贴膜覆盖全部外露导管及翼。

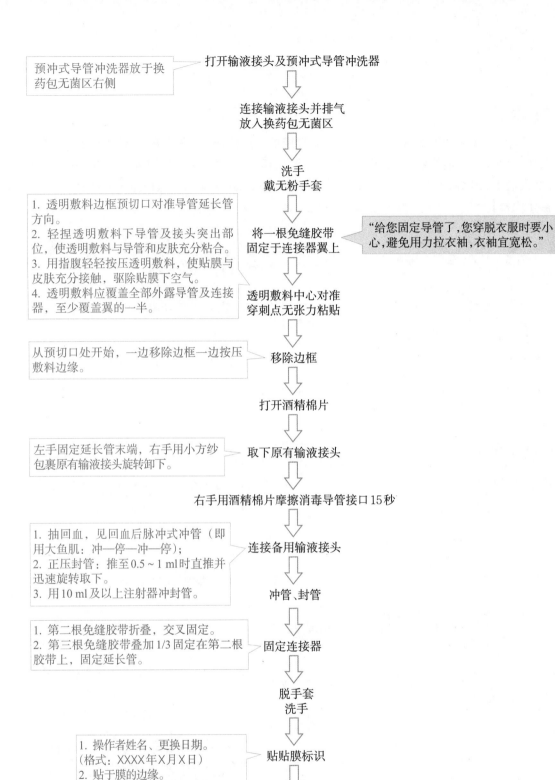

预冲式导管冲洗器放于换药包无菌区右侧

打开输液接头及预冲式导管冲洗器

连接输液接头并排气
放入换药包无菌区

洗手
戴无粉手套

1. 透明敷料边框预切口对准导管延长管方向。
2. 轻捏透明敷料下导管及接头突出部位，使透明敷料与导管和皮肤充分粘合。
3. 用指腹轻轻按压透明敷料，使贴膜与皮肤充分接触，驱除贴膜下空气。
4. 透明敷料应覆盖全部外露导管及连接器，至少覆盖翼的一半。

将一根免缝胶带固定于连接器翼上

"给您固定导管了，您穿脱衣服时要小心，避免用力拉衣袖，衣袖宜宽松。"

透明敷料中心对准穿刺点无张力粘贴

从预切口处开始，一边移除边框一边按压敷料边缘。

移除边框

打开酒精棉片

左手固定延长管末端，右手用小方纱包裹原有输液接头旋转卸下。

取下原有输液接头

右手用酒精棉片摩擦消毒导管接口15秒

1. 抽回血，见回血后脉冲式冲管（即用大鱼肌：冲—停—冲—停）；
2. 正压封管：推至0.5~1 ml时直推并迅速旋转取下。
3. 用10 ml及以上注射器冲封管。

连接备用输液接头

冲管、封管

1. 第二根免缝胶带折叠，交叉固定。
2. 第三根免缝胶带叠加1/3固定在第二根胶带上，固定延长管。

固定连接器

脱手套
洗手

1. 操作者姓名、更换日期。
（格式：XXXX年X月X日）
2. 贴于膜的边缘。

贴贴膜标识

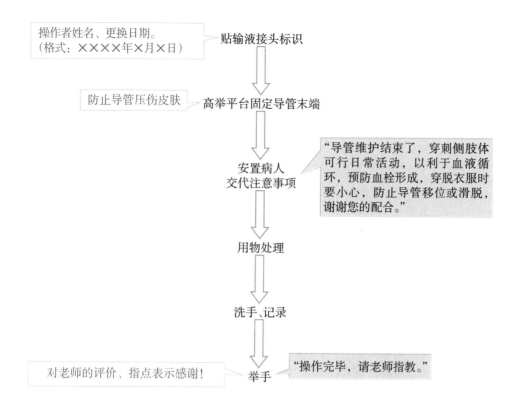

操作者姓名、更换日期。
（格式：××××年×月×日）　→　贴输液接头标识

防止导管压伤皮肤　→　高举平台固定导管末端

安置病人
交代注意事项　→　"导管维护结束了，穿刺侧肢体可行日常活动，以利于血液循环，预防血栓形成，穿脱衣服时要小心，防止导管移位或滑脱，谢谢您的配合。"

用物处理

洗手、记录

对老师的评价、指点表示感谢！　→　举手　"操作完毕，请老师指教。"

科室_____ 姓名_____ 用时_____ 得分_____ 评委签名_____ 日期_____

项 目	操作内容	标准分值	扣分原因	扣 分
操作准备 (10分)	1. 护士准备：衣、帽、鞋、头发整洁，仪表端庄，洗手，戴口罩	5	● 一项不合格扣1分	
	2. 用物准备：多功能护理车：治疗盘、导管维护专用换药包（酒精棉签、碘伏棉签、无粉手套、10 cm×12 cm透明敷料、酒精棉片、小方纱）、10 ml预冲式导管冲洗器1个（或0~10 U/ml稀肝素盐水、10 ml或10 m以上空针1副）、无针接头、无菌手套、胶带、快速手消毒液	5	● 少一样扣1分，最多扣4分 ● 物品摆放乱扣1分	
评估患者 (10分)	1. 查看置管时间，贴膜、输液接头更换时间 2. 观察局部皮肤是否有红、肿、热、痛、皮疹及有无分泌物感染、过敏等症状	5	● 缺一项扣1分	
	3. 自然、全面地解释目的及注意事项，取合适体位	5	● 一项不达标扣1分	
操作要点 (60分)	1. 打开换药包，将外包装垫于肘下 2. 揭除免缝胶带 3. 以拉伸的方法由下而上松解并揭除旧透明敷料 4. 检查导管有无移位，禁止将滑出的导管再送入体内 5. 洗手	6	● 揭除贴膜方法不正确扣4分 ● 将滑出导管再次送入体内扣5分 ● 其他一项不合格扣1分	
	6. 穿刺点未愈合好时，穿刺点旁1 cm范围内皮肤勿用酒精清洁，以免过分刺激影响穿刺点愈合，清除穿刺点周围全部污迹 7. 以穿刺点为中心，用碘伏由内向外消毒外露导管及皮肤至少2遍，范围大于15 cm×15 cm及贴膜面积，待干	10	● 穿刺点未愈合时，酒精清洁穿刺点扣2分 ● 穿刺点周围污迹未清除扣2分 ● 其他一项不对扣1分	
	8. 导管呈"C"或"U"形放置（以病人屈肘时，导管不打折为原则） 9. 避开上次外露导管与皮肤接触部位，以防局部皮肤压伤	5	● 屈肘时导管打折扣4分 ● 其他一项不合格扣1分	
	10. 打开酒精棉片，打开输液接头及预冲式导管冲洗器 11. 连接输液接头并排气，放于换药包无菌区右侧	2	● 一项不合格扣1分	

项 目	操作内容	标准分值	扣分原因	扣 分
	12. 将一根免缝胶带固定于连接器翼上 13. 透明敷料边框预切口对准导管延长管方向，透明敷料中心对准穿刺点无张力粘贴 14. 轻捏透明敷料下导管及接头突出部位，使透明敷料与导管和皮肤充分粘合 15. 用指腹轻轻按压透明敷料，使贴膜与皮肤充分接触；驱除贴膜下空气 16. 透明敷料应覆盖全部外露导管及连接器，至少覆盖翼的一半	12	● 带张力贴膜扣4分 ● 贴膜下有空气扣3分 ● 贴膜未覆盖外露导管扣5分 ● 其他一项不合格扣一分	
	17. 从预切口处开始，一边移除边框一边按压敷料边缘	3	● 一项不合格扣1分	
	18. 左手固定延长管末端，右手用小方纱包裹原有输液接头旋转卸下，连接备用输液接头	5	● 左手松开延长管扣2分 ● 其他一项不合格扣1分	
	19. 抽回血，见回血后脉冲式冲管，推至1ml时直推并迅速旋转取下	4	● 使用小于10 ml的空针不得分 ● 一项不合格扣1分	
	20. 固定连接器：第二根免缝胶带折叠，交叉固定；第三根免缝胶带叠加1/3固定在第二根胶带上	2	● 一项不合格扣1分	
	21. 脱手套，洗手	4	● 一项不合格扣1分	
	22. 贴贴膜标识：填写操作者姓名、日期，贴于贴膜边缘	2	● 一项不合格扣1分	
	23. 贴无针接头标识 24. 高举平台固定导管末端	2	● 一项不合格扣1分	
指导患者 （5分）	告知病人日常活动注意事项	5	● 未告知扣5分 ● 沟通生硬扣3分	
终末处理 （5分）	处置区域合适，垃圾分类正确，洗手	5	● 垃圾分类不正确扣3分 ● 其他一项不合格扣1分	
总体评价 （10分）	1. 遵守无菌操作原则 2. 操作过程熟练，动作一次到位 3. 相关理论	10	● 一项不合格扣1分	

【注意事项】

1. 严格执行无菌操作原则。

2. 一般情况下,首选透明敷料固定,局部皮肤有异常反应,可根据情况选用合适的敷料。

3. 长期输液病人输液接头每周更换1次。任何原因下接头被移除、无针接头内有残留血液或其他残留物、从血管通路中抽血培养前、无针接头被污染时,应更换无针接头。

4. 输注输血、血制品或TPN等高粘滞性药物后,立即用20ml生理盐水冲洗导管,防止堵塞。

5. 禁用小于10ml注射器冲管。

6. 若滑入应及时调整至合适位置,以免导管进入右心房;禁止将导管滑出部分再次送入体内。

十一、中心静脉导管(CVC)维护技术

【用物准备】

治疗车(或多功能护理车):治疗盘、导管维护专用换药包(酒精棉签、碘伏棉签、无粉手套、10 cm×12 cm透明敷料、酒精棉片、小方纱)、10 U/ml稀肝素盐水、10 ml或10 ml以上空针1副、输液接头、胶带、快速手消毒液

【操作流程】

自我介绍
洗手,戴口罩

> "各位老师好,我是××病区的××,今天操作的项目是CVC维护,用物准备完毕,操作开始。"

1. 查看置管时间,贴膜、输液接头更换时间。
2. 观察局部皮肤是否有红、肿、热、痛、皮疹、有无分泌物、过敏等。

解释
评估局部情况

> "××您好,我是责任护士××,我来检查一下您××导管的情况。"

1. 常规:置管24h后更换贴膜1次,以后每周更换1次。
2. 纱布敷料每2天更换1次(透明敷料下垫小方纱视为纱布敷料)。
3. 敷料有渗血、渗液、松动、卷边、潮湿等随时更换。

解释

> "您的……,为了……,我将为您进行……,整个操作不会给您带来痛苦,请您配合一下。"

目的:充分暴露导管,使得穿刺点周围皮肤皮纹展开,具体体位如下:
1. 颈静脉置管:病人颈肩部垫软枕,头转向对侧,下颌上抬(如图)。
2. 股静脉置管:病人置管侧臀下垫软枕,下肢屈膝外展(如图)。

取合适体位

打开换药包
将外包装垫于肩部

1. 揭除免缝胶带。
2. 以拉伸法或180°由下而上松解旧透明敷料,避免皮肤受损。
3. 一手固定导管,一手顺着穿刺方向撕除敷料(撕除敷料时用中指轻轻抵住导管),以免导管移位。
4. 检查导管有无移位,禁止将滑出的导管再送入体内。

撕除旧贴膜

> "局部有疼痛等不舒服吗?请不要移动颈部(或腿部),以防导管移位及滑脱。"

洗手

1. 穿刺点未愈合时,穿刺点旁1 cm范围内皮肤勿用酒精清洁,以免过分刺激影响穿刺点愈合。
2. 清除穿刺点周围全部污迹。

酒精清洁皮肤

> "现在给您清洁消毒皮肤,稍有些凉,很快就好。"

1. 以穿刺点为中心，由内向外消毒外露导管及皮肤至少2遍。
2. 范围大于15×15 cm及贴膜面积。

碘伏消毒皮肤
待干

导管摆放

"现在给您固定导管了，注意保持导管周围清洁干燥。"

1. 避开上次外露导管与皮肤接触部位，以防局部皮肤压伤。
2. 确保贴膜覆盖全部外露导管及翼的一半。

打开预冲式导管冲洗器及输液接头

连接输液接头，排气并放于换药包无菌区右侧

洗手、戴手套

将一根免缝胶带固定于导管翼上

"导管尚未固定，请您保持此体位。"

透明敷料中心对准穿刺点无张力粘贴

从预切口处开始，一边移除边框一边按压敷料边缘。

移除边框

打开酒精棉片

左手固定延长管末端，右手用小方纱包裹原有输液接头旋转卸下。

取下原有输液接头
右手用酒精棉片摩擦消毒导管接口15秒

连接备用输液接头

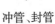

1. 抽回血，见回血后脉冲式冲管（即用大鱼肌：冲—停—冲—停）；
2. 正压封管：推至0.5~1 ml时直推并迅速旋转取下。
3. 用10 ml及以上注射器冲封管。

冲管、封管

固定导管翼

1. 第二根免缝胶带折叠，交叉固定
2. 第三根免缝胶带叠加1/3固定在第二根胶带上固定延长管。

74

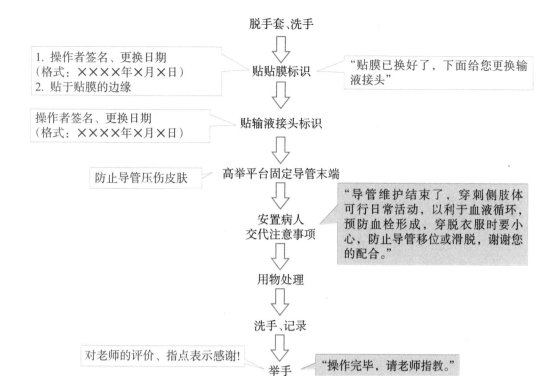

脱手套、洗手

1. 操作者签名、更换日期
（格式：××××年×月×日）
2. 贴于贴膜的边缘 ——— 贴贴膜标识

"贴膜已换好了，下面给您更换输液接头"

操作者签名、更换日期
（格式：××××年×月×日） ——— 贴输液接头标识

防止导管压伤皮肤 ——— 高举平台固定导管末端

安置病人
交代注意事项

"导管维护结束了，穿刺侧肢体可行日常活动，以利于血液循环，预防血栓形成，穿脱衣服时要小心，防止导管移位或滑脱，谢谢您的配合。"

用物处理

洗手、记录

对老师的评价、指点表示感谢！ ——— 举手

"操作完毕，请老师指教。"

【评分标准】

科室_____ 姓名_____ 用时_____ 得分_____ 评委签名_____ 时间_____

项　目	操作内容	标准分值	扣分原因	扣　分
操作准备 （10分）	1. 护士准备：衣、帽、鞋、头发整洁，仪表端庄，洗手、戴口罩	5	● 一项不合格扣1分	
	2. 用物准备：治疗车（多功能护理车）、治疗盘、导管维护专用换药包（酒精棉签、碘伏棉签、无粉手套、10×12cm透明敷料、酒精棉片、小方纱）、10U/ml稀肝素盐水、10ml或10ml以上空针1付、输液接头、无菌手套、胶带、快速手消毒液	5	● 少一样扣1分，最多扣4分 ● 物品摆放乱扣1分	
评估患者 （10分）	1. 查看置管时间，贴膜、输液接头更换时间 2. 观察局部皮肤是否有红、肿、热、痛、皮疹、有无分泌物、过敏等	5	● 缺一项扣1分	
	3. 自然、全面地解释目的及注意事项，取合适体位	5	● 体位不合适扣2分 ● 一项不达标扣1分	
操作要点 （60分）	1. 打开换药包，将外包装垫于肩部 2. 揭除免缝胶带 3. 以拉伸法或180°由下而上松解并揭除旧透明敷料 4. 检查导管有无移位，禁止将滑出的导管再送入体内 5. 洗手	6	● 揭除贴膜方法不正确扣4分 ● 将滑出导管再次送入体内扣5分 ● 其他一项不合格扣1分	
	6. 穿刺点未愈合好时，穿刺点旁1cm范围内皮肤勿用酒精清洁，以免过分刺激影响穿刺点愈合，清除穿刺点周围全部污迹 7. 以穿刺点为中心，用碘伏由内向外消毒外露导管及皮肤至少2遍，范围大于15×15cm及贴膜面积，待干	10	● 穿刺点未愈合时，酒精清洁穿刺点扣2分 ● 穿刺点周围污迹未清除扣2分 ● 其他一项不对扣1分	
	8. 避开上次外露导管与皮肤接触部位，以防局部皮肤压伤 9. 确保贴膜覆盖全部外露导管及翼的一半	5	● 未避开上次外露导管与皮肤接触部位扣2分 ● 其他一项不合格扣1分	
	10. 打开预冲式导管冲洗器及输液接头； 11. 连接输液接头，排气并放于换药包无菌区右侧	3	● 一项不合格扣1分 ● 接头污染扣2分	
	15. 洗手，戴手套	2	● 一项不合格扣1分	

76

项目	操作内容	标准分值	扣分原因	扣分
	16. 将一根免缝胶带固定于导管翼上 17. 透明敷料边框预切口对准导管延长管方向,透明敷料中心对准穿刺点无张力粘贴 18. 轻捏透明敷料下导管及接头突出部位,使透明敷料与导管和皮肤充分粘合 19. 用指腹轻轻按压透明敷料,使贴膜与皮肤充分接触;驱除贴膜下空气 20. 透明敷料应覆盖全部外露导管,至少覆盖导管翼的一半	12	● 带张力贴膜扣4分 ● 贴膜下有空气扣3分 ● 贴膜未覆盖外露导管扣5分 ● 其他一项不合格扣一分	
	21. 从预切口处开始,一边移除边框一边按压敷料边缘	2	● 一项不合格扣1分	
	22. 打开酒精棉片,左手固定延长管末端,右手用小方纱包裹原有输液接头旋转卸下,连接备用输液接头	6	● 左手松开延长管扣2分 ● 其它一项不合格扣1分	
	23. 抽回血,见回血后脉冲式冲管,推至1ml时直推并迅速旋转取下	4	● 使用小于10 ml的空针扣4分 ● 一项不合格扣1分	
	24. 固定导管翼:第二根免缝胶带折叠,交叉固定;第三根免缝胶带叠加1/3固定在第二根胶带上	2	● 一项不合格扣1分	
	25. 脱手套,洗手	4	● 一项不合格扣1分	
	26. 贴标识:填写操作者姓名、日期,贴于贴膜边缘	2	● 一项不合格扣1分	
	27. 贴输液接头标识 28. 高举平台固定导管末端	2	● 一项不合格扣1分	
指导患者 (5分)	告知病人日常活动注意事项	5	● 未告知扣5分 ● 沟通生硬扣3分	
终末处理 (5分)	处置区域合适,垃圾分类正确,洗手	5	● 垃圾分类不正确扣3分 ● 其他一项不合格扣1分	
总体评价 (10分)	1. 遵守无菌操作原则 2. 操作过程熟练,动作一次到位 3. 相关理论	10	● 一项不合格扣1分	

【注意事项】

1. 严格执行无菌操作原则。

2. 一般情况下,首选透明敷料固定,局部皮肤有异常反应,可根据情况选用合适的敷料。

3. 任何原因下的无针接头被移除、无针接头内有残留血液或其他残留物、从血管通路中抽血培养前、无针接头被污染时,应更换无针接头。

4. 输注输血、血制品或TPN等高粘滞性药物后,立即用20ml生理盐水冲洗导管,防止堵塞。

5. 禁用小于10 ml注射器冲管。

6. 若滑入应及时调整至合适位置,以免导管进入右心房;禁止将导管滑出部分再次送入体内。

十二、微量泵的使用技术

【用物准备】

治疗车(或多功能护理车):微量注射泵及电源线,输液架,治疗盘(碘伏、棉签),弯盘,胶布,无菌盘(50 ml 或 20 ml 注射器及抽取的拟输入药液),加药单、输液巡回卡,必要时备静脉输液用物,治疗本。

【操作流程】

自我介绍
洗/喷手,戴口罩

> "各位老师好,我是××病区××,今天操作的项目是微量泵的使用。×床××,刚测得微量血糖是 16 mmol/L,遵医嘱:NS 20 ml+胰岛素 20 u 以 5 ml/h 静脉泵入,先去评估病人。"

持治疗本至床旁核对床头牌、腕带
解释
看病室内电源插座
是否与电源插头吻合

> "请问您叫什么名字?请给我看一下您的腕带,××,我是管床护士××,您血糖偏高,现遵医嘱给您用微量注射泵静脉泵胰岛素。注射泵能匀速地缓慢给药,保证安全降血糖。正在输液是吧?请给我看一下……有一个留置针,等会儿我会将药液接到这个留置针上。接上微量泵后会影响您活动,您要不要先上一下厕所?……请您稍等,我去准备用物,一会儿就来。"

1. 在治疗室检查注射泵性能。
2. 配制药液置于无菌盘内。

准备用物
洗/喷手,举手

> "用物及自身准备完毕,操作开始。"

将用物携至床旁
再次核对床头牌

> "××,您好,请给我看一下您的腕带,我准备给您用胰岛素了。"

固定注射泵于输液架上或床架上
接电源,开电源开关,备胶布 3 根
将抽取药的注射器连接延长管,排气,检查气泡
将注射器装入座中,加药单贴于注射泵上,消毒肝素帽

注射器圈边必须紧靠注射器座,刻度向上。

设定输注速度等参数,再次检查气泡
将延长管与输液通路连接

必要时重新调节速度,若出现报警,针对原因处理后,再按启动键。

按启动键
观察通畅情况,胶布固定
观察生命体征及反应

> "胰岛素给您用上了,您感觉怎么样?如果有什么不舒适请告诉我。"

安置病人
交待注意事项

> "××,注射泵速度调的是 5 ml/h,请您不要调节速度,我们会及时测量血糖值,根据血糖值调整速度…,输注完毕或有其他问题,微量泵会报警,听到报警我们会及时赶来,您不用紧张。输液的手臂不要进行剧烈活动,请您和家属不要随意搬动或者调节输液泵,如有不适感觉就告诉我,我会常来看您的,有事您也可按呼叫铃喊我。"

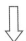

调节常规输液速度,喷手,
记录巡回卡
推车回处置室处理用物,喷手,记录护理记录单

……

核对床头牌
按停止键
关机

"您好，您的微量血糖已降至 6 mmol/L，现遵医嘱停用胰岛素，我给您将泵卸下来。"

"药已停了，您安心休息，我会常来看您的，有事也可打铃喊我。"

微量注射泵置于床旁护理车上层，注射器、延长管及时处理。

分离延长管与留置针
调节常规输液速度,喷手
记录注射药巡回卡

擦拭微量注射泵，充电备用。

推车回处置室处理用物
喷手,取下口罩
记录护理记录单

对老师的评价、指点表示感谢!

举手

"操作完毕，请老师指教。"

【评分标准】

科室_____ 姓名_____ 得分_____ 评委签名_____ 日期_____

项　目	操作内容	标准分值	扣分原因	扣　分
操作准备（10分）	1. 护士准备：衣、帽、鞋、头发整洁，淡妆，洗手、戴口罩	5	● 一项不合格扣1分	
	2. 用物准备：微量注射泵及电源线，输液架，治疗盘（碘伏、棉签），胶布，无菌盘（50 ml 或 20 ml 注射器及抽取的拟输入药液），加药单、输液巡回卡，必要时备静脉输液用物，治疗本	5	● 少一样扣1分 ● 物品摆放乱扣1分	
评估患者（10分）	1. 病人身体状况，输液情况，病室内电源插座是否与电源插头吻合	4	● 缺一项扣1分	
	2. 自然、全面地解释目的及注意事项 3. 协助排尿 4. 准备输液架	6	● 一项不合格扣2分	
操作要点（70分）	1. 在治疗室检查注射泵性能 2. 已配制好的药液置于无菌盘内 3. 喷手，举手	10	● 一项不合格扣2分	
	4. 携用物至病人床旁 5. 核对床号、姓名 6. 固定注射泵于输液架上或床架上 7. 接电源，开电源开关 8. 备胶布3根 9. 将抽取药液的注射器连接延长管，排气，检查气泡 10. 将注射器装入座中 11. 加药单贴于注射泵上 12. 消毒肝素帽 13. 设定输注速度等参数 14. 再次检查气泡 15. 将延长管与输液通路连接 16. 按启动键 17. 观察通畅情况 18. 胶布固定 19. 观察生命体征及反应	32	● 未核对扣3分 ● 其他一项不合格扣2分	
	20. 安置病人，交待注意事项	5	● 未告知不得分 ● 沟通生硬扣2分	
	21. 喷手，记录注射药巡回卡，推车回处置室处理用物，喷手，记录护理记录单	5	● 一项不合格扣1分	

项 目	操作内容	标准分值	扣分原因	扣 分
	22. 加强巡视，观察病人注射情况和用药反应	3	● 未观察扣2分	
	23. 注射完毕 24. 核对床头牌 25. 按停止键，关机 26. 分离延长管与留置针 27. 调节常规输液速度 28. 喷手 29. 记录注射药巡回卡	10	● 一项不合格扣2分	
	30. 推车回处置室处理用物 31. 喷手，取下口罩 32. 记录护理记录单	5	● 处置用物不对扣1分 ● 未手消毒扣1分 ● 未记录护理记录单扣1分	
终末处理 （5分）	处置区域合适，垃圾分类正确，洗手	5	● 垃圾分类不正确扣3分 ● 其他一项不合格扣1分	
总体评价 （5分）	1. 遵守无菌操作原则 2. 操作熟练，动作一次到位 3. 交流自然全面，体现人文关怀	5		

【注意事项】

1. 安装注射器时,注射器圈边必须紧靠注射器座。
2. 及时更换药液,保持使用药物的连续性。
3. 每次调整输注速率后,勿忘再按启动键。
4. 熟悉报警信号,并能正确、快速地排除。
5. 输注时应加强巡回,密切观察生命体征及注射部位,及时排除异常情况。
6. 当出现电池低电压报警时,应及时将泵接通交流电源进行充电或关机。

十三、输液泵的使用技术

【用物准备】

治疗车上层:输液泵及电源转换器,拟输入溶液(遵医嘱),治疗车上置治疗盘,内盛碘伏、专用输液器、棉签,瓶套,弯盘,输液巡回卡,胶布,必要时备静脉输液用物。

治疗车下层:污物器两个。

【操作流程】

自我介绍
洗/喷手

> "各位老师好,我是××病区××,今天操作的项目是输液泵的使用。×床××,因肠梗阻要求禁食后出现低钾血症,遵医嘱:NS 500 ml+10%氯化钾 15 ml 以 200 ml/h 的速度静脉泵入,先去评估病人。"

至床旁核对床头牌
解释
看室内插座是否与电源插头吻合

> "请问您叫什么名字?请给我看一下您的腕带,××,我是管床护士××,您……,现遵医嘱给您用输液泵静脉输入氯化钾溶液。输液泵能精确、匀速地给药,保证用药安全。您正在输液,请给我看一下……,等会儿我会将药液接到这个接头上。接上输液泵后会影响您活动,您要不要先上一下厕所?…请您稍等,我去准备用物,一会儿就来。"

1. 在治疗室检查输液泵性能。
2. 配制拟输入溶液,插入专用输液器。

准备用物
洗/喷手,戴口罩,举手

> "用物及自身准备完毕,操作开始。"

将用物携至床旁
再次核对床头牌

> "××,您好,请给我看一下您的腕带,我准备给您输液了。"

固定输液泵于输液架上,接电源
给液体排气,检查气泡,关闭输液器调节器
打开输液泵门,装入输液器,关闭输液泵门

设定输入容量、速度等参数,再次检查气泡
消毒留置针接头,接上输液器,打开输液器调节器

必要时重新调节速度,若出现报警,针对原因处理后,再按启动键。

开电源开关,按启动键
观察通畅情况
观察生命体征及反应

> "××溶液给您用上了,您感觉怎么样?如有不适请告诉我。"

安置病人
交待注意事项

> "输液泵速度是 200 ml/h,请您不要自己改变输液速度,输注完毕或有其他问题,输液泵会报警,听到报警我们会及时赶来,您不用紧张。输液的手臂不要进行剧烈活动,请您和家属不要随意搬动或者调节输液泵,如有不适您也可按呼叫器,我会常来看您的。"

喷手,记录输液巡回卡
推车回处置室处理用物,喷手,记录护理记录单

……

核对床头牌
按停止键
关机

"××，您好，您的溶液已经输完了，现给您拔针，将泵卸下来。"

输液泵及输液器均置于治疗车下层。

分离输液器与留置针
安置病人
喷手,记录输液巡回卡

"药已停了，请安心休息，我会常来看您的，有事也可打铃喊我。"

擦拭输液泵，充电备用。

推车回处置室处理用物
喷手,取下口罩
记录护理记录单

对老师的评价、指点表示感谢!

举手

"操作完毕，请老师指教。"

【评分标准】

科室_____ 姓名_____ 得分_____ 评委签名_____ 日期_____

项 目	操作内容	标准分值	扣分原因	扣 分
操作准备（10分）	1. 护士准备：衣、帽、鞋、头发整洁，淡妆，洗手，戴口罩	5	● 一项不合格扣1分	
	2. 用物准备：治疗车、输液泵及电源转换器，治疗本，专用输液器，拟输入溶液（遵医嘱），治疗盘（碘伏、棉签），瓶套、弯盘，输液巡回卡，胶布，污物器2个，必要时备静脉输液用物	5	● 少一样扣1分，最多扣4分 ● 物品摆放乱扣1分	
评估患者（10分）	1. 检查输液泵性能，看室内插座是否与电源插头吻合	4	● 缺一项扣2分	
	2. 自然、全面地解释目的及注意事项	6	● 一项不达标扣1分	
操作要点（70分）	1. 用物携至床旁，再次核对床头牌 2. 固定输液泵于输液架上 3. 接电源 4. 给液体排气，检查气泡 5. 关闭输液器调节器 6. 打开输液泵门，装入输液器，关闭输液泵门	12	● 一项不合格扣2分	
	7. 设定输入容量、速度等参数 8. 再次检查气泡 9. 消毒留置针接头 10. 接上输液器 11. 打开输液器调节器	15	● 一项不合格扣2分	
	12. 开电源开关，按启动键 13. 观察通畅情况必要时重新调节速度 14. 若出现报警，针对原因处理后，再按启动键 15. 观察生命体征及反应	10	● 一项不合格扣2分 ● 报警处理不及时扣2分	
	16. 安置病人，交待注意事项	5	● 缺一项扣2分	
	17. 喷手，记录输液巡回卡 18. 推车回处置室处理用物 19. 喷手，记录护理记录单	5	● 一项不合格扣1分	
	20. 核对床头牌，按停止键，关机	5	● 一项不合格扣2分	

项 目	操作内容	标准分值	扣分原因	扣 分
	21. 分离输液器与留置针输液泵 22. 输液泵及输液器均置于治疗车下层 23. 安置病人，喷手 24. 记录输液巡回卡	10	● 一项不合格扣2分	
	25. 推车回处置室处理用物 26. 擦拭输液泵，充电备用 27. 喷手，取下口罩 28. 记录护理记录单	8	● 一项不合格扣1分	
终末处理 （5分）	处置区域合适，垃圾分类正确，洗手	5	● 垃圾分类不正确扣3分 ● 其他一项不合格扣1分	
总体评价 （5分）	1. 遵守无菌操作原则 2. 操作过程熟练，轻柔，动作一次到位 3. 交流恰当	3 2	● 未遵守无菌原则扣3分 ● 过程不熟练扣2分	

【注意事项】

1. 熟悉报警信号，并能正确快速地排除。

2. 输液时应加强巡视，密切观察穿刺部位，及时排除异常情况。

3. 输液泵不用时应注意充电。

十四、口腔护理技术

【用物准备】

1.治疗车上层:治疗盘内备口腔护理包(治疗碗、用NS浸润的足量无菌棉球、弯血管钳、弯盘),治疗巾、弯盘、压舌板、手电筒、漱口液(根据pH值选择)。必要时备:石蜡油、开口器、外用药、棉签、吸痰管(及吸引器)等。

2.治疗车下层:弯盘。

【操作流程】

治疗车上层:治疗盘内压舌板、手电筒、pH试纸、漱口杯、吸管;治疗车下层:弯盘。

自我介绍

"各位老师好,我是××病区××,今天操作的项目是口腔护理技术,×床,××,女,××岁,因……,不能由口进食,现给予口腔护理,先评估病人。"

持治疗本至床旁
核对床头牌、腕带

"您好!请问您叫什么名字?××是吧,我是您的管床护士××,请让我看看您的腕带。由于疾病的原因您暂时不能吃东西,也不能刷牙,为了预防口腔感染,我将给您做口腔护理,就是用棉球擦洗口腔,先湿润一下嘴唇。"

检查口腔黏膜是否完整、牙龈有无肿胀、舌苔有无异常、有无义齿、口唇是否破溃、口腔有无异味。

用棉签蘸温水湿润口唇
用压舌板和手电筒检查口腔
测pH值

"请张嘴,让我看看口腔,有没有假牙?……好了,请用嘴巴抿一下,测pH值……您口腔pH值是中性,我们用生理盐水给您做口腔护理,会有淡淡的咸味。您稍事休息,我去准备物品。"

喷手,推车至处置室处理用物
喷手

1.根据pH值选漱口液和口腔护理液
中性:生理盐水或温开水;
碱性:2%~3%硼酸;
酸性:1%~4%碳酸氢钠。
2.神志不清者,应点清棉球数。

准备口腔护理用物
喷手,戴口罩,举手

"操作开始。"

将用物携至病员床旁
核对床头牌,姓名

"××,您好,再给我看一下您的腕带,请将头侧向我。"

协助病人头偏向操作者近侧
取治疗巾垫于颌下
在治疗车上打开口腔护理包
置弯盘于口角旁、治疗碗于床头柜

1.拧棉球方法:有齿镊在上,弯血管钳在下,两者成90°,不可以碰触。
2.昏迷者禁忌漱口,痰液过多及时吸出。

左手拿有齿镊,右手拿弯血管钳取棉球擦口唇
协助病人漱口

"××,请漱一下口,来,吐到弯盘里。"

1. 擦洗方法：
　●外侧和内侧：竖向擦洗
（上牙向下，下牙向上）；
　●咬合面：螺旋式擦洗；
　●颊部：U形擦洗。
2. 动作轻柔。棉球不宜过湿。

血管钳持棉球擦洗，顺序：　　　　　　　　"请咬合牙齿，张开嘴唇，擦洗外面。"
对上侧→对下侧→近上侧→近下侧
→对侧内上→对侧上咬合面→对侧内下→对侧下咬合面→对侧颊部　　　"请张开嘴，给您擦洗牙齿内侧。"
→近侧内上→近侧上咬合面→近侧内下→近侧下咬合面→近侧颊部

"W"形擦洗硬腭　　"请把舌头伸出来。"
"S"形擦洗舌面

协助漱口　　　　"再来漱一下口,吐到弯盘里。"
血管钳持棉球擦嘴唇

根据检查结果为病人用药。　　用手电筒,检查口腔　　　"请张口，让我看看您的口腔情况。"
（若为昏迷病人清点棉球）
治疗巾擦嘴角后撤去

安置病人　　"××，牙给您擦洗好了，您安心休息，我会经常来看您。"

喷手,推车至处置室处理用物

喷手,取下口罩,记录

对老师的评价、指点表示感谢!　　举手　　"操作完毕,请老师指教。"

88

科室_____　姓名_____　得分_____　评委签名_____　日期_____

项　目	操作内容	标准分值	扣分原因	扣　分
操作准备（10分）	护士准备：衣、帽、鞋、头发整洁，淡妆，洗手，戴口罩	5	● 一项不合格扣1分	
	【评估用物】 1. 治疗车上层：治疗盘内压舌板、手电筒、pH试纸、漱口杯备温开水及吸水管、无菌棉签 2. 治疗车下层：弯盘 【操作用物】 1. 治疗车上层：治疗盘内备口腔护理包（治疗碗、用NS浸润的足量无菌棉球、弯血管钳、弯盘、治疗巾），弯盘、压舌板、手电筒、漱口液（根据pH值选择）。必要时备：石蜡油、开口器、外用药、棉签、吸痰管（及吸引器）、治疗本等 2. 治疗车下层：弯盘	5	● 少一样扣1分，最多扣3分 ● 物品摆放乱扣1分 ● 未清点棉球或清点错误扣3分	
评估患者（15分）	1. 携评估用物至床旁，核对床头牌 2. 自然、全面地解释目的及注意事项，取得配合	5	● 沟通生硬扣2分 ● 其余一项不合格扣1分	
	3. 湿润口唇 4. 检查口腔（内容包括口腔黏膜是否完整、牙龈有无肿胀、舌苔有无异常、有无义齿，口唇是否破溃、口腔有无异味） 5. 测pH值，选择合适的口腔护理液 6. 喷手，处理评估用物 7. 洗手、戴口罩	10	● 未测pH值扣2分 ● 其余缺一项扣1分	
操作要点（65分）	1. 准备口腔护理液（口述：根据口腔pH值选择漱口液和口腔护理液）	5	● 漱口液选择错误扣5分 ● 口述一项不合格扣1分	
	2. 携用物至病人床旁，核对床头牌、姓名 3. 协助病人头偏向操作者近侧 4. 治疗巾垫于颌下 5. 在治疗车上打开口腔护理包，置弯盘于口角旁、治疗碗于床头柜	6	● 沟通生硬扣2分 ● 其余一项不合格扣1分	
	6. 取棉球湿润口唇，协助病人漱口（清醒病人） 7. 告知病人配合要点 8. 拧棉球方法：左手拿有齿镊、右手拿弯血管钳；有齿镊在上，弯血管钳在下，两者成90°，不可以触碰 9. 擦洗方法：用棉球正反两面擦洗，勿重复使用棉球	4	● 清污不分扣3分 ● 其余一项不合格扣1分	

项　目	操作内容	标准分值	扣分原因	扣　分
	10. 嘱病人咬合上下齿，按顺序擦洗牙齿外面 11. 顺序：对上侧→对下侧→近上侧→近下侧 12. 擦洗方法：竖向（上牙向下，下牙向上）擦洗	10	● 顺序错误扣3分 ● 擦洗方法错误每处扣1分	
	13. 嘱病人张口，按顺序擦洗牙齿内面、咬合面、颊部，均由内洗向门齿 14. 顺序：对侧内上→对侧上咬合面→对侧内下→对侧下咬合面→对侧颊部→近侧内上→近侧上咬合面→近侧内下→近侧下咬合面→近侧颊部 15. 方法：内侧竖向（上牙向下，下牙向上）擦洗，咬合面螺旋形擦洗，颊部U形擦洗	15	● 顺序错误扣3分 ● 一个擦洗方法错误扣1分	
	16. "W"形擦洗硬腭 17. "S"形擦洗舌面及舌下 18. 口述勿触及咽部，以免引起恶心 19. 清醒病人嘱其如有不适可抬手示意	5	● 未询问病人感受扣2分 ● 其余一项不合格扣1分	
	20. 协助漱口，血管钳持棉球擦净口唇及口周	5	● 一项不达标扣1分	
	21. 检查口腔是否擦洗干净、有无棉球遗留 22. 根据评估及检查结果为病人用药 23. 清点棉球 24. 撤去弯盘 25. 治疗巾擦嘴角后撤去	10	● 棉球清点不清扣3分 ● 其余一项不合格扣2分	
	26. 协助病人取舒适卧位，整理床单元 27. 询问病人的感受，了解其满意程度	5	● 未询问病人感受扣2分 ● 其他一项不达标扣1分	
终末处理（5分）	处置区域合适，垃圾分类正确，洗手	5	● 垃圾分类不正确扣3分 ● 其他一项不合格扣1分	
总体评价（5分）	1. 遵守无菌操作原则，擦洗方法及顺序正确 2. 操作熟练，动作一次到位 3. 与病人沟通自然，语言通俗易懂	5		

【注意事项】

1. 根据口腔情况选择合适的漱口液。
2. 义齿用冷开水刷净，佩戴或放在清水中备用，每日更换清水一次。

3. 口唇干裂者,先用温水湿润,再张口检查,防止出血;擦洗后,涂上石蜡油。

4. 擦洗动作轻柔,勿损伤黏膜及牙龈;擦洗牙齿内、外面时,应纵向擦洗,由内而外;弧形擦洗颊黏膜;擦洗硬腭及舌面时勿伸入过深,以免引起恶心;每次擦洗只用一只棉球,且不宜过湿。

5. 长期应用抗生素者应注意观察有无霉菌感染。

6. 昏迷病人禁忌漱口,开口器应从臼齿处放入;如痰液过多,应及时吸出。

附:常用漱口液

根据口腔pH值、药理作用选用不同溶液

名　称	作　用	适用的pH	用　途
生理盐水	清洁口腔,预防感染	中性	清洁口腔
朵贝尔溶液	轻微抑菌,除臭	中性	口腔轻度感染
0.02%呋喃西林溶液	清洁口腔,广谱抗菌	中性	清洁口腔
1%~3%过氧化氢溶液	遇有机物时,放出新生氧,抗菌除臭	偏酸性	口腔感染、出血、溃疡
1%~4%碳酸氢钠溶液	为碱性溶液,用于真菌感染	偏酸性	真菌感染
2%~3%硼酸溶液	为酸性防腐剂,抑菌	偏碱性	细菌感染
0.1%醋酸溶液	用于铜绿假单胞菌感染等	偏碱性	细菌感染

十五、吸 氧

1. 筒式吸氧

【用物准备】

1. 一筒满的氧气

2. 给氧时治疗车:① 上层:吸氧装置一套(吸氧延长管、吸氧管、含有1/2~1/3灭菌注射用水的湿化瓶),治疗盘(布袋、扳手、棉签、手电筒、消毒喷手液);② 下层:弯盘2个。

3. 停止吸氧治疗车:① 上层:棉签、冷开水、消毒喷手液;② 下层:弯盘2个。

【操作流程】

"各位老师好,我是××病区××,今天操作的项目是筒式吸氧,×床,××,自觉胸闷气急,遵医嘱给予持续吸氧,准备完毕,开始操作。"

自我介绍
洗/喷手,戴口罩
举手

旋转大开关1/4圈吹尘,吹尘时不可对人。

检查氧气筒开关,看合格证,固定好氧气筒
取下"满"的标志
打开总开关,清洁气门,迅速关好总开关

含有1/2~1/3灭菌注射用水。

接湿化装置于流量表
氧气表略后倾接于气门上,初步旋紧,扳手加固使其直立
挂布袋于氧气瓶上
将吸氧延长管取出接于流量表
确认流量表关闭,开总开关,开流量表

用手自流量表从前向后滑过。

检查接头及管道是否漏气
氧气流出是否通畅
关总开关,关流量表
将氧气筒推至床边

"您好!请问您叫什么名字?××是吧,我是您的管床护士××,请让我看看您的腕带和床头牌。××,您觉得胸闷是吧?刚刚医生看过您了,需要给您吸氧,就是把氧气通过吸氧管随着您的呼吸进入肺,改善缺氧症状。"

将用物携至床旁隔帘遮挡
核对床头牌和腕带
解释

1. 检查鼻黏膜是否完好,有无肿胀、炎症、鼻中隔弯曲和鼻息肉。
2. 右手持手电筒,左手遮挡光防止光刺眼。
3. 棉签两根沾水清洁两侧鼻腔,一侧一根。

检查鼻腔
清洁鼻腔

"让我看一下您的鼻腔,以前做过鼻腔手术吗?……给您清洁一下。"

从布袋中取出吸氧延长管,连接吸氧管
开总开关,开流量表,调节氧流量,检查接头及管道是否漏气
将氧气管放入冷开水中湿润前端,同时确认通畅

将吸氧管前端多余水滴尽。

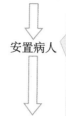

"××，给您吸氧了。"

将吸氧管鼻塞对齐鼻孔，两侧绕过耳后系于颌下
吸氧管近端贴标识条

1. 调节氧气管的长度，松紧适宜；
2. 使用过程中，观察病人缺氧改善情况，排除影响用氧效果的因素，按需调节流量。

安置病人

"现在给您吸上氧了，流量已经调好，请不要随意调节流量，如有什么不舒服就告诉我，我会及时来给您调整；请家属不要在病房吸烟，病房不能有明火，不要碰倒氧气筒，油和热的东西不要靠近它。你需要换个体位吗？…有事的话请按呼叫器，我也会经常来看您的"。

喷手
推车回处置室处理用物

记录：吸氧时间及吸氧后症状改善情况。

喷手,记录

……

停止吸氧,用物准备
治疗车上层:棉签、冷开水、消毒喷手液
治疗车下层:弯盘2个

将用物携至床旁
核对床头牌和腕带
解释目的

"您好！请问您叫什么名字？我是您的管床护士××，请让我看看您的腕带。经过这段时间的吸氧，你已经没有胸闷、气急症状了，医生也看过您了，现在可以停止吸氧。我来给您把氧气停掉。"

取下吸氧管,与氧气延长管分离
关闭流量表,分离延长管

打开储水罐
棉签两根沾水清洁双侧鼻腔

"现在氧气已经停了，给您清洁一下鼻腔。"

小布袋、湿化瓶放于治疗车下层，流量表放治疗车上层。

关总开关,开流量表放余气,关流量表
卸下吸氧装置

1. 氧气筒推至治疗室。
   ① 如未用完：更换一套清洁湿化装置，放在指定位置备用（一周更换）；
   ② 如压力表5 kg/cm²，挂上"空"标志，放在指定位置。
2. 氧气筒不能用空。

喷手
安置病人,交待注意事项,收起隔帘
回处置室处理用物

"停止吸氧后如果您有什么不舒服可以按呼叫器喊我，我也会经常来看您的。"

在护理记录单上记录吸氧停止时间。

喷手,取下口罩
记录

对老师的评价、指点表示感谢！

举手

"操作完毕，请老师指教。"

科室_____ 姓名_____ 得分_____ 评委签名_____ 日期_____

项　目	操作内容	标准分值	扣分原因	扣　分
操作准备（10分）	护士准备：衣、帽、鞋、头发整洁，淡妆，洗手，戴口罩	5	● 一项不合格扣1分	
	1. 环境：周围无烟火及易燃品、隔帘遮挡（单人间除外） 2. 一筒满的氧气 3. 给氧时治疗车： （1）上层：扳手、吸氧装置一套，湿化瓶内放湿化液，布袋（吸氧管、吸氧延长管），治疗盘（棉签、手电筒、冷开水）； （2）下层：弯盘2个 4. 停止吸氧治疗车： （1）上层：棉签、冷开水、消毒喷手液； （2）下层：弯盘	5	● 少一样扣1分，最多扣4分 ● 物品摆放乱扣1分	
评估患者（10分）	1. 病人的病情、意识状况、缺氧程度、鼻腔黏膜及有无分泌物堵塞 2. 病人的心理状态、合作程度	5	● 缺一项扣1分	
	3. 自然、全面地解释给氧的目的及方法	5	● 一项不达标扣1分	
操作要点（70分）	1. 自我介绍、洗/喷手，戴口罩、举手 2. 检查氧气合格证，固定于氧气架上 3. 取下"满"的标志 4. 打开总开关，清洁气门，迅速关好总开关	5	● 一项不合格扣1分 ● 吹尘时对着人扣2分	
	5. 装表： （1）接湿化装置于流量表； （2）氧气表略后倾接于气门上，初步旋紧，扳手加固使其直立； （3）挂布袋于氧气瓶上，将吸氧延长管接于流量表； （4）确认流量表关闭，开总开关，开流量表； （5）用面颊和手检查接头及管道是否漏气、氧气流出是否通畅； （6）关总开关，关流量表； （7）将氧气筒推至床边	10	● 一项不合格扣1分 ● 开关顺序颠倒扣5分	
	6. 将用物携至床旁、核对、解释	5	● 解释不到位扣2分	
	7. 检查鼻腔、清洁鼻腔	5	● 一项不合格扣2~3分	

项 目	操作内容	标准分值	扣分原因	扣 分
	8. 从布袋中取出吸氧延长管，连接吸氧管 9. 开总开关→开流量表→调节氧流量 10. 检查接头及管道是否漏气 11. 将氧气管放入冷开水中湿润前端，同时确认通畅	10	● 顺序错扣2分 ● 未检查扣2分 ● 其他一项不合格扣1分	
	12. 将吸氧管与病人连接，妥善固定 13. 吸氧管近端贴标识条	5	● 一项不合格扣1分 ● 动作粗鲁扣2分	
	14. 观察病人缺氧改善情况，排除影响用氧效果的因素 15. 安置病人 16. 告知注意事项 17. 喷手 18. 推车回处置室处理用物 19. 喷手、记录	10	● 未观察扣3分 ● 未交待注意事项扣5分 ● 沟通不够扣2~3分 ● 其他一项不合格扣1分	
	20. 停止用氧 （1）取下吸氧管，与氧气延长管分离； （2）关闭流量表，分离延长管； （3）清洁鼻腔； （4）关总开关，开流量表放余气，关流量表； （5）卸下吸氧装置	15	● 一项不合格扣2分 ● 未放余气扣5分	
	21. 喷手，收起隔帘（单人间除外） 22. 推车回处置室处理用物，喷手 23. 记录	5	● 一项不合格扣1分	
终末处理 （5分）	处置区域合适，垃圾分类正确，洗手	5	● 垃圾分类不正确扣3分 ● 其他一项不合格扣1分	
总体评价 （5分）	1. 操作过程熟练、轻柔，动作一次到位 2. 氧流量调节符合病情需要 3. 交流自然全面，体现人文关怀	5		

【注意事项】

1. 注意用氧安全，切实做好"四防"：防火、防油、防热、防震。

2. 使用及停用氧气时严格执行操作程序，使用氧气时，先调后用，停用氧气时，先拔后关。

3. 观察病人缺氧改善情况，排除影响用氧效果的因素，按需调节流量。

4. 氧气筒内氧气不可用尽，压力表降至5 kg/cm²即不可再用。

2. 墙式吸氧

【用物准备】

    1. 给氧时治疗车

    (1) 上层：吸氧装置一套，湿化瓶内放湿化液，治疗盘（棉签、手电筒、冷开水、吸氧管）；或一次性吸氧装置一套（湿化瓶和吸氧管）；氧气表，治疗盘（棉签、手电筒）

    (2) 下层：弯盘2个。

    2. 停止吸氧治疗车

    (1) 上层：棉签、冷开水、消毒喷手液；

    (2) 下层：弯盘。

【操作流程】

自我介绍
洗/喷手，戴口罩
举手

> "各位老师好，我是××病区××，今天操作的项目是墙式吸氧，×床，××，自觉胸闷，气急，遵医嘱给予吸氧，用物及自身准备完毕，操作开始。"

将用物携至床旁，隔帘遮挡
核对床头牌和腕带
解释

> "您好！请问您叫什么名字？××是吧，我是您的管床护士××，请让我看看您的腕带。您觉得胸闷是吧？刚刚医生检查过，需要给您吸氧，吸氧就是把氧气通过吸氧管随着你的呼吸进入肺，改善缺氧症状。"

检查鼻腔
清洁鼻腔

> 1. 检查鼻黏膜是否完好，有无肿胀、炎症、鼻中隔弯曲和鼻息肉。
> 2. 右手持手电筒，左手遮挡光防止光刺眼。
> 3. 棉签两根沾水清洁两侧鼻腔，一侧一根。

> "让我看一下您的鼻腔，以前做过鼻腔手术吗？……给您清洁一下。"

湿化装置接于氧气表，确认流量表开关关闭
将流量表插入墙上氧气出口，对齐固定孔，用力插入
轻拉接头，证实接紧

连接吸氧延长管和吸氧管
开流量表，调节氧流量
检查接头及管道是否漏气
将氧气管放入冷开水中湿润前端，同时确认通畅

> 用手自流量表从前向后滑过。

> 将吸氧管前端多余水滴尽。

> "××，给您吸氧了。"

将吸氧管鼻塞对齐鼻孔，两侧绕过耳后系于颌下
吸氧管近端贴标识条

> 1. 调节氧气管的长度，松紧适宜；
> 2. 使用过程中，观察病人缺氧改善情况，排除影响用氧效果的因素，按需调节流量。

安置病人

> "现在给您吸上氧了，流量已经调好，请不要随意调节流量，如有什么不舒服，告诉我，我会及时来给您调整；请家属不要在病房吸烟，不能有明火，油和热的东西不要靠近它。您需要换个体位吗？……有事请按呼叫器，我也会经常来看您的。"

喷手
推车回处置室处理用物

记录：吸氧时间及吸氧后症状改善情况。 → 喷手，记录

……

停止吸氧
用物准备:治疗车上层:棉签、冷开水、
消毒喷手液
治疗车下层:弯盘

将用物携至床旁
核对床头牌和腕带
解释目的

"您好！请问您叫什么名字？××是吧，我是您的管床护士××，请让我看看您的腕带。经过这段时间的吸氧，您已经没有胸闷、气急症状了，医生也看过您了，现在可以停止吸氧。我来给您把氧气停掉。"

取下吸氧管,与氧气延长管分离
关闭流量表,分离延长管

"现在氧气已经停了。给您清洁一下鼻腔。"

打开储水罐
棉签两根沾水清洁双侧鼻腔

小布袋、湿化瓶放于治疗车下层，流量表放治疗车上层。

卸下墙式吸氧装置

"停止吸氧后如果您有什么不舒服可以按呼叫器喊我，我也会经常来看您的。"

喷手,交待注意事项,收起隔帘。
回处置室处理用物

在护理记录单上记录吸氧停止时间。

喷手,取下口罩,记录

对老师的评价、指点表示感谢！

举手

"操作完毕，请老师指教。"

科室_____　姓名_____　　得分_____　评委签名_____　日期_____

项　目	操作内容	标准分值	扣分原因	扣　分
操作准备（10分）	护士准备：衣、帽、鞋、头发整洁，淡妆，洗手、戴口罩	5	● 一项不合格扣1分	
	1. 环境：周围无烟火及易燃品 2. 给氧时治疗车 （1）上层：吸氧装置一套，湿化瓶内放湿化液，治疗盘（棉签、手电筒、冷开水、吸氧管）；或一次性吸氧装置一套（氧气表、吸氧管、湿化瓶），治疗盘（棉签、手电筒）； （2）下层：弯盘两个 3. 停止吸氧治疗车 （1）上层：棉签、冷开水、消毒喷手液； （2）下层：弯盘	5	● 少一样扣1分，最多扣4分 ● 物品摆放乱扣1分	
评估患者（5分）	1. 病人的病情、意识状况、缺氧程度、鼻腔黏膜及有无分泌物堵塞 2. 病人的心理状态、合作程度	5	● 缺一项扣2分	
操作要点（65分）	1. 自我介绍，洗/喷手，戴口罩，举手 2. 将用物携至床旁，核对床头牌和腕带上的姓名、住院号 3. 自然、全面地解释目的及方法	5	● 一项不合格，扣1分 ● 不核对，扣3分 ● 解释不到位，扣2~5分	
	4. 检查鼻腔，清洁鼻腔 5. 询问相关问题	5	● 未清洁鼻腔扣1分 ● 检查不正确者扣3分	
	6. 装表： （1）接湿化装置于流量表，确认流量表开关关闭； （2）将流量表插入墙上氧气出口，对齐固定孔，用力插入，轻拉接头，证实接紧	10	● 一项不合格扣2分 ● 流程不对扣2分 ● 不会接氧气表扣5分	
	7. 连接吸氧延长管和吸氧管 8. 开流量表，调节氧流量 9. 用面颊和手检查氧气表连接处是否漏气 10. 将氧气管放入冷开水中湿润前端，同时确认通畅	14	● 未检查扣4分 ● 顺序错扣3分 ● 其他一项不合格扣2分	
	11. 将吸氧管与病人连接 12. 妥善固定 13. 吸氧管近端贴标识条	6	● 一项不合格扣2分 ● 动作粗鲁扣2分	

项　目	操作内容	标准分值	扣分原因	扣　分
	14. 观察病人缺氧改善情况，排除影响用氧效果的因素 15. 安置病人，告知注意事项 16. 喷手 17. 推车回处置室处理用物 18. 喷手、记录	10	● 未观察扣3分 ● 未交待注意事项扣5分 ● 其他一项不合格扣1分	
	19. 停止用氧： (1) 取下吸氧管，与氧气延长管分离； (2) 关闭流量表，分离延长管； (3) 清洁鼻腔； (4) 卸下墙式吸氧装置； (5) 喷手，收起隔帘（单人间除外）	10	● 一项不合格扣2分	
	20. 推车回处置室处理用物 21. 喷手，记录	5	● 一项不合格扣2分	
指导患者（10分）	告知病人吸氧的目的、方法、注意事项	10	● 未告知，每处扣3分 ● 沟通不够，每处扣1~2分	
终末处理（5分）	处置区域合适，垃圾分类正确，洗手	5	● 垃圾分类不正确扣3分 ● 其他一项不合格扣1分	
总体评价（5分）	1. 操作过程熟练、轻柔，动作一次到位 2. 氧流量调节符合病情需要 3. 交流自然全面，体现人文关怀	5		

【注意事项】

1. 注意用氧安全,切实做好"三防":防火、防油、防热。

2. 使用及停用氧气时严格执行操作程序,使用氧气时,先调后用,停用氧气时,先拔后关。

3. 观察病人缺氧改善情况,排除影响用氧效果的因素,按需调节流量。

十六、鼻饲技术

【用物准备】

1. 鼻饲置管用物

(1) 治疗车上层:治疗盘:无菌包(治疗碗一只、无齿镊一把)、胃管一根、治疗巾、弯盘2只、纱布2~3块、50 ml注射器、石蜡油、棉签、胶布、别针、标识条、压舌板、听诊器、手电筒、温开水、鼻饲液(温度38~40℃)、消毒喷手液。

(2) 治疗车下层:弯盘。

2. 停止鼻饲用物

(1) 治疗车上层:治疗盘内纱布2块、清水、棉签、压舌板、手电筒、消毒喷手液。

(2) 治疗车下层:弯盘2只。

【操作流程】

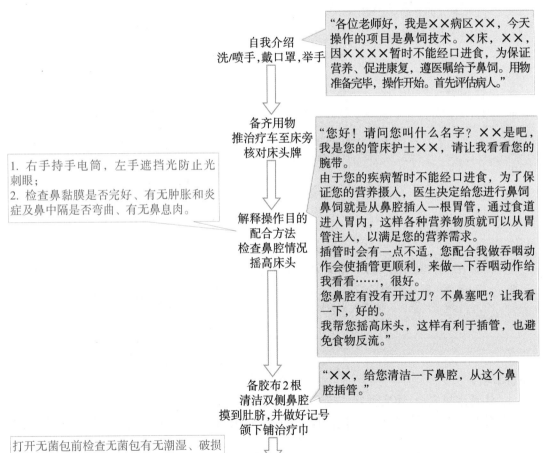

自我介绍
洗/喷手,戴口罩,举手

"各位老师好,我是××病区××,今天操作的项目是鼻饲技术。×床,××,因××××暂时不能经口进食,为保证营养、促进康复,遵医嘱给予鼻饲。用物准备完毕,操作开始。首先评估病人。"

备齐用物
推治疗车至床旁
核对床头牌

"您好!请问您叫什么名字?××是吧,我是您的管床护士××,请让我看看您的腕带。
由于您的疾病暂时不能经口进食,为了保证您的营养摄入,医生决定给您进行鼻饲
鼻饲就是从鼻腔插入一根胃管,通过食道进入胃内,这样各种营养物质就可以从胃管注入,以满足您的营养需求。

1. 右手持手电筒,左手遮挡光防止光刺眼;
2. 检查鼻黏膜是否完好、有无肿胀和炎症及鼻中隔是否弯曲、有无鼻息肉。

解释操作目的
配合方法
检查鼻腔情况
摇高床头

插管时会有一点不适,您配合我做吞咽动作会使插管更顺利,来做一下吞咽动作给我看看……,很好。
您鼻腔有没有开过刀?不鼻塞吧?让我看一下,好的。
我帮您摇高床头,这样有利于插管,也避免食物反流。"

备胶布2根
清洁双侧鼻腔
摸到肚脐,并做好记号
颌下铺治疗巾

"××,给您清洁一下鼻腔,从这个鼻腔插管。"

打开无菌包前检查无菌包有无潮湿、破损及有效期。

打开无菌包
倒石蜡油于纱布上,润滑胃管前端
左手持纱布托住胃管,右手持镊子夹住胃管前端测量插管长度
看好刻度(或标记)

胃管插入长度:发际到肚脐的距离,一般成人插入深度60~65 cm。

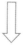

1. 若病人恶心、呕吐，应暂停插入，安慰病人；
2. 插入不畅时检查胃管是否盘在口中；
3. 插管时如有呛咳、呼吸困难、紫绀等，提示误入气管，应立即拔出，休息片刻后重插；
4. 昏迷病人插管时先头后仰，插入10~15 cm后将头托起，使下颌靠近胸骨，再插入胃管。

沿一侧鼻孔缓缓插入
插入10~15 cm时嘱病人做吞咽动作
插到预定长度

"××，我开始给您插胃管了，如果感觉恶心、想吐，请做深呼吸。这样可以减轻您的不适，不要紧张。
来，想象一下吃面条的感觉，做吞咽动作，嗯，很好，坚持一下，马上就好了。"

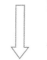

验证方法：
（1）将胃管开口端置于水中，如有大量气体逸出，证明误入气管。
（2）用注射器抽吸出胃液。
（3）注入10 ml空气，用听诊器在胃部能听到气过水声。

检查口腔内有无胃管盘曲
初步固定
验证胃管是否在胃内

"××，请您张开嘴巴，让我看一下胃管是否盘在口腔里……，好，没有。
现在再检查一下胃管是否在胃里…。
口咽部会有异物感，请尽量用鼻子呼吸，请不要用力咳嗽，避免胃管咳出。"

用胶布固定胃管于鼻翼两侧。

固定胃管

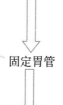

1. 鼻饲过程中，防止空气进入。
2. 注入液体后反折并提高胃管末端。
3. 鼻饲量每次<200 ml，间隔时间>2小时。
4. 鼻饲液温度38~40℃，不可过冷或过热。
5. 药片应研碎溶解后注入。

打开鼻饲液和温开水罐盖
首先注入少量温开水
注入鼻饲液
再注入温少量开水

"现在给您进食了。
先给您打点温开水，没有不舒服吧？
好，现在给您打米汤，有感觉吧？
好，米汤打完了，再打点温开水把管腔冲干净。"

盖好胃管末端
别针固定于上衣
贴胃管标识

安置病人

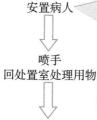

"××，饭给您喂好了，饱了没有？床头抬高要保持30分钟，我将胃管别在您的衣服上，您活动时请注意！
您就不要经口进食了，我们会定时给您注入食物，药物我们也会研碎注入。
如果有什么不舒服，请及时告诉我，我把呼叫器放在这边，您可以随时按铃叫我，我们也会经常来看您的。"

喷手
回处置室处理用物

喷手,记录

……
……

拔除胃管

用物准备:

治疗车上层:治疗盘内纱布2块、清水、棉签、压舌板、手电筒;
治疗车下层:弯盘2只

将用物携至床旁
核对床头牌
解释目的

> "您好!请问您叫什么名字?××是吧,我是您的管床护士××,请让我看看您的腕带。
> 经过一段时间的治疗,您可以经口进食了,医生决定给您拔除胃管,我来帮您拔出。
> 拔管没有太大痛苦,您只需屏气配合就可以了!"

颌下置弯盘
撤除别针,撕胶布
一手将胃管末端折叠夹紧,
纱布向上包裹胃管,
迅速拔出

> "请屏气……,好了,胃管拔出来了。"

清洁鼻腔,去除胶布痕迹
检查鼻腔黏膜

> "您有没有感到不舒服?……,我给您清洁一下鼻腔及脸部的胶布痕迹。
> 让我看一下您的鼻腔黏膜……,是好的。"

协助取舒适卧位

> "您现在可以进食了,先吃米汤、牛奶等;没有不适再吃稀饭、烂面条等;逐渐过渡到普通饮食。
> 您安心休息,我会常来看您的。"

喷手,回处置室处理用物

喷手,记录拔管时间

喷手,取下口罩
举手,示意结束

> "操作完毕,请老师指教。"

对老师的评价、指点表示感谢!

102

【评分标准】

科室_____ 姓名_____ 得分_____ 评委签名_____ 日期_____

项　目	操作内容	标准分值	扣分原因	扣　分
操作准备（10分）	护士准备：衣、帽、鞋、头发整洁，淡妆，洗手、戴口罩	3	● 一项不合格扣1分	
	1. 鼻饲置管用物： （1）治疗车上层：治疗盘：无菌包（治疗碗一只、无齿镊一把）、胃管一根、治疗巾、弯盘2只、纱布2~3块、50 ml注射器、石蜡油、棉签、胶布、别针、标识条、压舌板、听诊器、手电筒、温开水、鼻饲液（温度38~40℃）、消毒喷手液； （2）治疗车下层：弯盘 2. 停止鼻饲用物： （1）治疗车上层：治疗盘内纱布2块、清水、棉签、压舌板、手电筒、消毒喷手液； （2）治疗车下层：弯盘2只	7	● 少一样扣1分，最多扣5分 ● 物品摆放乱扣1分	
评估患者（10分）	1. 病人的心理状态、合作程度 2. 鼻腔情况：检查鼻黏膜有无肿胀和炎症，有无鼻中隔弯曲、鼻息肉	10	● 缺一项扣1分 ● 一项不达标扣1分	
操作要点（70分）	1. 自我介绍，洗/喷手，戴口罩，举手 2. 将用物携至床旁，核对床头牌及腕带 3. 自然、全面地解释目的及注意事项	10	● 一项不合格扣2分 ● 解释不到位扣3~5分	
	4. 检查鼻腔，摇高床头 5. 备胶布2根，清洁双侧鼻腔	5	● 一项不合格扣1分	
	6. 插胃管： （1）摸到肚脐，并做好记号； （2）颌下铺治疗巾； （3）打开包布，润滑胃管前端； （4）测量胃管插管长度看好刻度(或标记)； （5）自鼻孔缓缓插入； （6）插入10~15 cm时嘱病人做吞咽动作，继续插入至预定长度； （7）检查口腔内有无胃管盘曲； （8）初步固定	15	● 一项不合格扣2分 ● 动作粗鲁扣4分	
	7. 验证胃管是否在胃内	3		
	8. 固定胃管	2		

103

项　目	操作内容	标准分值	扣分原因	扣　分
	9. 注入鼻饲液 10. 打开鼻饲液和温水罐盖 11. 注入温开水→鼻饲液→温开水 12. 盖好胃管末端 13. 别针固定于上衣 14. 贴胃管标识	10	● 一项不合格扣2分 ● 注入鼻饲液顺序颠倒扣5分	
	15. 安置病人	2	● 一项不合格扣2分	
	16. 喷手、推车回处置室处理用物 17. 喷手、记录	3	● 一项不合格扣2分	
	18. 拔管： （1）携用物至床旁、核对床头牌及腕带； （2）解释目的及配合要点； （3）颌下置弯盘； （4）撤除别针，撕胶布； （5）一手将胃管末端折叠夹紧，纱布向上包裹胃管，迅速拔出； （6）清洁鼻腔； （7）去除胶布痕迹； （8）检查鼻腔黏膜； （9）交待拔管后注意事项； （10）安置病人 19. 喷手、推车回处置室处理用物 20. 喷手、记录 21. 举手，示意操作结束	20	● 拔管方法不正确扣5分 ● 未进行相关交流扣5分 ● 沟通生硬扣3分 ● 其他一项不合格扣1分	
终末处理（5分）	处置区域合适，垃圾分类正确，洗手	5	● 垃圾分类不正确扣3分 ● 其他一项不合格扣1分	
总体评价（5分）	1. 病人理解插管的目的，主动配合 2. 操作熟练、轻柔，动作一次到位 3. 操作达到预期治疗目的，病人安全	2 2 1		

【注意事项】

1. 每次鼻饲前应检查胃管是否在胃内。

2. 鼻饲后保持半卧位20~30分钟。

3. 长期鼻饲者每日口腔护理2次。

4. 根据胃管特点决定更换的时间,一般当晚进食后2小时拔出,次日早餐前由另一鼻孔再插。

5. 昏迷病人插管时先将头后仰,插入10~15 cm后将头前倾,下颌尽量靠近胸骨,再插入胃管。

6. 拔管后注意观察病人进食情况。

十七、导尿技术

【用物准备】

1. 评估用物
(1) 治疗车上层：治疗盘、非无菌手套。
(2) 治疗车下层：弯盘。

2. 操作用物
(1) 治疗车上层：一次性无菌导尿包、一次性垫单、弯盘、大毛巾。
(2) 治疗车下层：便盆、便盆布。

【操作流程】

自我介绍
洗/喷手
戴口罩,举手

> "各位老师好，我是××病区××，今天操作的项目是导尿技术。×床，××，女，××岁，因小便不能自解，诱导排尿无效（或××手术需要导尿），遵医嘱给予导尿。物品准备完毕，操作开始。"

用物携至床旁
持治疗单核对床头牌及腕带
解释

> "请问您叫什么名字？××是吧，我是您的管床护士××，请让我看看您的腕带。您小便解不出来（将要做××手术)？根据医嘱我将给您导尿。导尿就是将导尿管由尿道口插入膀胱，引出尿液；在导尿的过程中可能有点不舒服，我会尽可能轻一些，请您配合一下。来，先让我检查一下！"

关闭门窗，调节室温。
非单人病房，给予隔帘遮挡。

松开床尾
叩膀胱
戴手套,查看会阴部

> "膀胱是挺胀的。来，把裤子往下拉一点，我看一下，……，会阴部是清洁的，皮肤黏膜也是好的，我马上给您导尿。"

注意保暖。必要时近侧大腿加盖大毛巾。

> "来，我帮你脱下一条裤腿，给您盖在这条腿上。请将两腿屈曲分开。"

脱手套,喷手
将一次性垫单垫于病人臀下
脱对侧裤腿,盖在近侧腿上,被子盖在对侧腿上

检查导尿包有无过期、破损。

治疗车上打开导尿包外包装
置一弯盘于会阴下方
撕开碘伏棉球包,置于方盘内放在两腿之间

第一次消毒顺序：阴阜→对侧大阴唇→近侧大阴唇→对侧小阴唇→近侧小阴唇→尿道口→阴道口→肛门（8个棉球）。擦洗小阴唇时，用左手食指和拇指分开两侧大阴唇。

左手戴手套
消毒外阴部

> "给您消毒一下，有点凉。"

消毒毕,将弯盘移至床尾
脱手套
方盘及镊子撤至治疗车下

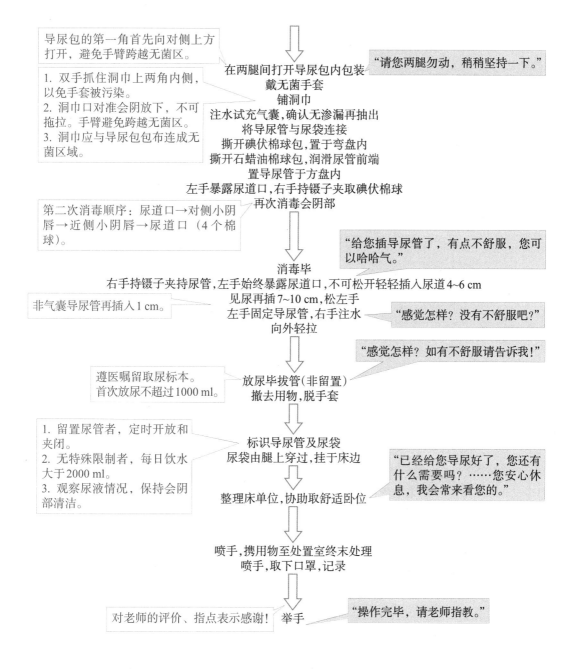

导尿包的第一角首先向对侧上方打开，避免手臂跨越无菌区。

在两腿间打开导尿包内包装

"请您两腿勿动，稍稍坚持一下。"

1. 双手抓住洞巾上两角内侧，以免手套被污染。
2. 洞巾口对准会阴放下，不可拖拉。手臂避免跨越无菌区。
3. 洞巾应与导尿包包布连成无菌区域。

戴无菌手套
铺洞巾
注水试充气囊,确认无渗漏再抽出
将导尿管与尿袋连接
撕开碘伏棉球包,置于弯盘内
撕开石蜡油棉球包,润滑尿管前端
置导尿管于方盘内
左手暴露尿道口,右手持镊子夹取碘伏棉球
再次消毒会阴部

第二次消毒顺序：尿道口→对侧小阴唇→近侧小阴唇→尿道口（4个棉球）。

消毒毕

"给您插导尿管了，有点不舒服，您可以哈哈气。"

右手持镊子夹持尿管,左手始终暴露尿道口,不可松开轻轻插入尿道4~6 cm
见尿再插7~10 cm,松左手

非气囊导尿管再插入1 cm。

左手固定导尿管,右手注水
向外轻拉

"感觉怎样？没有不舒服吧？"

"感觉怎样？如有不舒服请告诉我！"

遵医嘱留取尿标本。首次放尿不超过1000 ml。

放尿毕拔管(非留置)
撤去用物,脱手套

1. 留置尿管者，定时开放和夹闭。
2. 无特殊限制者，每日饮水大于2000 ml。
3. 观察尿液情况，保持会阴部清洁。

标识导尿管及尿袋
尿袋由腿上穿过,挂于床边

"已经给您导尿好了，您还有什么需要吗？……您安心休息，我会常来看您的。"

整理床单位,协助取舒适卧位

喷手,携用物至处置室终末处理
喷手,取下口罩,记录

对老师的评价、指点表示感谢！

举手

"操作完毕，请老师指教。"

注：
留置尿管者拔尿管方法:在膀胱充盈的状态下,抽出气囊内水,嘱病人排尿,冲出尿管。

【评分标准】

科室_____ 姓名_____ 得分_____ 评委签名_____ 日期_____

项　目	操作内容	标准分值	扣分原因	扣　分
操作准备（10分）	护士准备：衣、帽、鞋、头发整洁，淡妆，洗手，戴口罩	5	● 一项不合格扣1分	
	1.评估用物 （1）治疗车上层：治疗盘、非无菌手套 （2）治疗车下层：弯盘 2.操作用物 （1）治疗车上层：一次性无菌导尿包、一次性垫单、弯盘、大毛巾 （2）治疗车下层：便盆、便盆布	5	● 少一样扣1分，最多扣4分 ● 物品摆放乱扣1分	
评估患者（10分）	1.携评估用物至床旁，核对病人	4	● 缺一项扣1分	
	2.自然、全面地解释导尿的目的及注意事项 3.关闭门窗，调节室温，屏风遮挡（非单人病房），松开床尾 4.评估病人 （1）膀胱充盈状况； （2）戴手套，评估会阴清洁情况、尿道口周围皮肤黏膜状况 5.脱手套，处理评估用物，喷手	6	● 一项不达标扣1分	
操作要点（70分）	1.个人及用物准备，核对导尿包是否过期，示意操作开始	4	● 缺一项扣1分	
	2.携用物至病人床旁，核对床号、姓名 3.将一次性垫单置于病人臀下 4.协助病人摆体位，充分暴露外阴部 5.注意保暖：将对侧裤腿脱下，盖在近侧腿上，对侧腿上盖被子，近侧腿上盖毛巾	10	● 一项不达标扣2分	
	6.置一弯盘于会阴下方 7.治疗车上打开导尿包外包装，置塑料弯盘于床上，撕开碘伏棉球包置于弯盘内 8.左手戴手套，消毒外阴部	6	● 一项不合格扣1分	
	9.第一次消毒顺序：阴阜、对侧大阴唇、近侧大阴唇、对侧小阴唇、近侧小阴唇、尿道口、阴道口、肛门 10.消毒小阴唇时，用左手食指及拇指分开两侧大阴唇	8	● 消毒顺序不对，扣4分 ● 棉球使用不规范，扣2分 ● 其他一项不合格扣1分	
	11.消毒后，将弯盘移至床尾，脱手套；塑料弯盘及镊子撤至治疗车下层	2	● 一项不合格扣1分	

项　　目	操作内容	标准分值	扣分原因	扣　　分
	12. 在病人两腿间打开导尿包内包装，导尿包的第一角向对侧上方打开，再依次打开各角，避免跨越无菌区（先远侧后近侧） 13. 戴无菌手套 14. 铺洞巾：两手捏住洞巾上两角内侧，对准外阴放下，不可拖拉，洞巾应与包布连成无菌区域，避免跨越无菌区 15. 注水试充气囊，确认无渗漏再抽出 16. 接引流袋（无导丝尿管） 17. 撕开碘伏棉球包，置棉球于弯盘内 18. 撕开石蜡油棉球包，润滑尿管前端，置尿管于方盘内	20	● 一项不合格扣2分	
	19. 左手暴露尿道口，右手持镊子夹取碘伏棉球，再次消毒会阴 20. 第二次消毒顺序：尿道口、对侧小阴唇、近侧小阴唇、尿道口 21. 左手始终暴露尿道口，不可松开 22. 插尿管：右手持血管钳夹持尿管轻轻插入尿道4~6 cm，见尿再插7~10 cm（非气囊尿管插入1 cm）；去除导丝，接引流袋 23. 左手固定尿管，右手注水10~20 ml，向外轻拉 24. 撤去用物，脱手套 25. 标识导尿管及尿袋 26. 尿袋由腿上穿过，挂于床边 27. 整理床单位，协助病人取舒适卧位 28. 告知病人留置尿管的注意事项 29. 喷手，终末处理 30. 喷手，脱口罩，记录	20	● 一项不合格扣2分	
终末处理（5分）	处置区域合适，垃圾分类正确，洗手	5	● 垃圾分类不正确扣3分 ● 其他一项不合格扣1分	
总体评价（5分）	1. 遵守无菌操作原则 2. 操作熟练，动作轻柔 3. 操作中告知病人配合事项，自然、亲切	5		

【注意事项】

1. 膀胱高度膨胀者第一次导尿量不应超过1000 ml,以防腹压突然下降引起虚脱、膀胱黏膜充血、发生血尿。

2. 留置尿管时须妥善固定,尿管不扭曲,保持通畅,引流管低于膀胱位,保持会阴清洁。采用间歇夹管方式训练膀胱反射功能,观察尿液情况,鼓励病人每日饮水大于2000 ml,每周复查尿常规。

3. 拔管后注意观察病人排尿情况。

十八、清洁灌肠技术

【用物准备】

1. 评估用物:手套、弯盘、手消毒液。
2. 治疗室用物:量杯、水温计、开水、冷及热开水、20%肥皂水(或其他灌肠液)。
3. 操作用物

(1)治疗车上层:治疗盘内放灌肠筒(内盛灌肠溶液)/一次性使用无菌灌肠器,肛管、弯盘、手套、石蜡油、棉签、血管钳、卫生纸;橡胶单、中单。

(2)治疗车下层:弯盘、便盆及便盆布。

4. 床旁:输液架。

【操作流程】

> 1. 根据病情、医嘱选择不同的灌肠溶液,掌握溶液的温度、浓度、量。
> 2. 肝昏迷病人禁用肥皂水灌肠,充血性心力衰竭和水钠潴留病人禁用生理盐水灌肠,降温用28~32℃、中暑用4℃等渗盐水灌肠。
> 3. 常用灌肠液温度为39~41℃。
> 4. 常用灌肠液为0.1%~0.2%肥皂水。
> 5. 常用量成人为500~1000 ml,小儿为200~500 ml。

在治疗室配制灌肠液

↓

自我介绍
洗/喷手、戴口罩
举手

> "各位老师好,我是××病区××,今天操作的项目是:灌肠技术。×床、××,混合痔准备行手术治疗,遵医嘱术前行大量不保留灌肠。首先评估病人。"

↓

携用物至病房
持治疗单核对床头牌及腕带
立于病人右侧
解释

> "您好!请问您叫什么名字?××是吧,我是您的管床护士××,请让我看一下您的腕带。
> 下午您要做手术,为保证手术视野的清洁,避免感染,术前需要给您灌肠。
> 灌肠就是用一根管子通过肛门注入适量的液体到您直肠内,促进大便排出,便于手术。
> 您要不要先解大小便!解过了,好的。"

↓

评估肛周及腹部

> 请您背朝我侧卧,让我看一下肛门,肛周皮肤及黏膜是完好的,那我去准备用物,马上给您灌肠。"

↓

喷手,回处置室处理用物
喷手,准备用物
戴口罩,举手

> "用物及自身准备完毕,操作开始。"

↓

携用物至病房
持治疗单核对床头牌
立于病床右侧
解释,垫橡胶单和中单

> 关闭门窗,调节室温,注意保暖。隔帘遮挡(非单人间病房灌肠时)。

> "×床,××,您好!物品已准备好了,马上给您灌肠。
> 请您背朝我侧卧,双腿屈膝,尽量靠床边。
> 请稍抬一下臀部,帮您垫一下橡胶单,帮您把裤子下拉一点。"

↓

高度判断：一般约为肛门距灌肠袋下缘"一前臂＋一手＋一拳"。

灌肠袋挂于输液架上
液面距肛门 40~60 cm
臀旁放弯盘一只
戴手套,润滑并连接肛管,排气夹管

↓

左手分开两臀,显露肛门,右手拿肛管距前端 2~3 cm,轻轻插入 7~10 cm。
注意：
（1）插管动作轻柔,避免损伤肠黏膜。
（2）若遇阻力可略调整方向。

插入肛管

"准备好了吗? 给您插管了,您深吸一口气,慢慢呼气。"

↓

左手固定
右手松开血管钳
观察病人反应及液面下降情况

1. 观察液面下降情况,若液面下降缓慢或不下降,可转动肛管,以免粪块堵住肛管。
2. 观察病人面色并询问有无不适：
（1）如腹胀、便意明显,可降低灌肠筒高度,减慢流速,嘱病人哈气。
（2）如出现面色苍白、出冷汗、脉速、剧烈腹痛、心慌气急等应立即停止灌肠,给予处理。

"××,您感觉有温水进去了吗? 会有点胀,别紧张,张口深呼吸,如有其他不适,请告诉我。"

右手反折肛管末端,拔管,
左手在肛门处用纸包绕肛管
擦肛门,拿好肛管前端,
取下灌肠袋,置于黄色垃圾袋内
脱去手套

"××,溶液已灌结束,现在给您拔管。
您休息一下,保留 5~10 分钟后排便,如便意紧急,我会协助您床上排便。"

↓

协助排便
撤去橡胶单、中单

"××,您大便已解出,安心休息,有事请按铃,我也会常来看您的。"

↓

整理床单元
协助病人穿裤子,取舒适卧位
开窗通风,喷手

↓

处置室处理用物,喷手

↓

脱口罩、记录

↓

喷手、举手

"操作完毕（举手）,请老师指教。"

对老师的评价、指点表示感谢!

注：

0.1%~0.2%肥皂水灌肠液配制方法：

冷开水＋热开水→配成水温 39~41℃约 1000 ml＋20%肥皂液（5~10 ml）→ 0.1%~0.2%肥皂水灌肠液 1000 ml

【评分标准】

科室_____ 姓名_____ 得分_____ 评委签名_____ 日期_____

项 目	操作内容	标准分值	扣分原因	扣 分
操作准备（10分）	护士准备：衣、帽、鞋、头发整洁，淡妆，洗手、戴口罩	5	● 一项不合格扣1分	
	1. 评估用物：手套、弯盘、手消毒液 2. 治疗室用物：量杯、水温计、开水、冷及热开水、20%肥皂水（或其他灌肠液） 3. 操作用物 (1) 治疗车上层：治疗盘内放量杯（内盛灌肠溶液），一次性使用无菌灌肠器、肛管、弯盘、手套、石蜡油、棉签、血管钳、卫生纸；橡胶单、中单 (2) 治疗车下层：弯盘、便盆及便盆布 4. 床旁：输液架	5	● 少一样扣1分，最多扣4分 ● 物品摆放乱扣1分	
评估患者（10分）	1. 核对病人 2. 评估病人身体状况，腹部有无包块、胀气，有无灌肠禁忌证 3. 戴手套，检查肛周皮肤及黏膜状况 4. 脱手套，安置病人	4	● 缺一项扣1分	
	5. 自然、全面地解释目的及注意事项，协助排尿，准备输液架	6	● 一项不达标扣1分	
操作要点（70分）	1. 携用物至病人床旁，核对床号、姓名 2. 关闭门窗，调节室温，注意保暖，屏风遮挡（非单人间病房灌肠时） 3. 协助病人取合适体位 4. 垫橡胶单和中单 5. 与病人交流，并告知配合要点	10	● 一项不对扣2分	
	6. 灌肠袋挂于输液架上，液面距肛门40~60 cm 7. 臀旁放弯盘一只 8. 戴手套 9. 润滑并连接肛管 10. 排气，夹管	10	● 一项不合格扣2分	
	11. 左手分开两臀，显露肛门 12. 右手拿肛管距前端2~3 cm 13. 轻轻插入7~10 cm 14. 与病人交流，告知配合要点	15	● 一项不合格扣3分	
	15. 左手固定，右手松开血管钳 16. 观察病人反应 17. 询问病人感受	15	● 一项不合格扣3分	

113

项　目	操作内容	标准分值	扣分原因	扣　分
	18. 告知配合要点 19. 注意液面下降情况并进行必要调整			
	20. 右手反折肛管末端,左手在肛门处用纸包绕肛管 21. 拔管,拿好肛管前端 22. 用纸擦肛门 23. 分离肛管,脱手套,置于车下弯盘内 24. 取下灌肠袋,置于治疗车下 25. 告知配合要点、保留的时间等	10	● 一项不合格扣1~2分	
	26. 协助排便 27. 撤去橡胶单、中单 28. 整理床单元 29. 协助病人穿裤子,取舒适卧位 30. 对病人进行疾病、灌肠相关的健康指导 31. 开窗通风,喷手 32. 终末处理并记录	10	● 一项不合格扣1分	
终末处理 (5分)	处置区域合适,垃圾分类正确,洗手	5	● 垃圾分类不正确扣3分 ● 其他一项不合格扣1分	
总体评价 (5分)	1. 遵守操作原则 2. 操作熟练,动作一次到位 3. 交流自然全面,体现人文关怀	5	● 一项不合格扣酌情扣1~2分	

【注意事项】

1. 正确选用灌肠溶液,掌握溶液的温度、浓度、量。肝昏迷者禁用肥皂液灌肠,充血性心力衰竭和水钠潴留病人禁用生理盐水灌肠。降温用28~32℃、中暑用4℃等渗盐水灌肠,保留30分钟后排出,排便后30分钟测体温并记录。

2. 插管动作轻柔,避免损伤黏膜。

3. 保持一定灌注压力和速度。灌肠中,病人感觉腹胀或有便意,嘱病人张口深呼吸,以放松腹部肌肉,并降低灌肠筒高度或减慢流速。如液面不降,可转动肛管;如出现脉速、面色苍白、出冷汗、剧烈腹痛、心慌气急,应立即停止灌肠,给予处理。

4. 灌肠禁忌证:急腹症、消化道出血、妊娠、严重心血管疾病。

十九、胃肠减压技术

【用物准备】

1. 鼻饲置管用物

(1) 治疗车上层:治疗盘:无菌(治疗碗一只、无齿镊一把、无菌手套1副、胃管一根、治疗巾、弯盘2只、纱布2~3块、50 mL注射器、石蜡油、棉签、胶布、别针、标识条、压舌板、听诊器、手电筒、温开水、负压球、消毒喷手液。

(2) 治疗车下层:弯盘。

2. 停止鼻饲用物

(1) 治疗车上层:治疗盘内纱布2块、纱布1块,PE手套1只、清水、棉签、压舌板、手电筒、消毒喷手液。

(2) 下层:弯盘2只。

【操作流程】

自我介绍
洗/喷手,戴口罩
举手

> "各位老师好,我是××病区××,今天操作的项目是胃肠减压;×床,××,因×××需遵医嘱行胃肠减压。
> 个人及用物准备完毕,操作开始。首先评估病人。"

备齐用物
推治疗车至床旁
核对床头牌

> "您好! 请问您叫什么名字? ××是吧,我是您的管床护士××,请让我看看您的腕带。
> 由于您的疾病,需行胃肠减压,吸出您胃肠内气体和胃内容物,以……(减轻腹胀,减少缝线张力和伤口疼痛,促进伤口愈合,改善胃肠壁血液循环,促进消化功能的恢复),促进恢复。
> 胃肠减压就是从您的鼻腔插入一根胃管,胃管是一种比较柔软的管子,通过食道进入胃内,接上负压吸引球,这样气体和胃内容物就被吸出。
> 插管时会有一点不适,您配合我做吞咽动作会使插管更顺利,来做一下吞咽动作给我看看……,很好。
> 您鼻腔有没有开过刀? 不鼻塞吧? 让我看一下……,好的。
> 我帮您摇高床头,这样有利于插管,也避免食物返流。"

1. 右手持手电筒,左手遮挡防止光刺眼;
2. 检查鼻黏膜是否完好,有无肿胀和炎症及鼻中隔是否弯曲,有无鼻息肉。

解释操作目的
配合方法
检查鼻腔情况
摇高床头

备胶布2根
清洁双侧鼻腔
摸到肚脐,并做好标记
颌下铺治疗巾

> "给您清洁一下鼻腔,从这个鼻腔插管。"

检查无菌包有无潮湿及有效期。

检查、打开无菌包
倒石蜡油于纱布上,润滑胃管前端

左手持纱布托胃管,右手持镊子
夹住胃管前端测量插管长度

戴无菌手套
左手持胃管远端,右手持胃管前端测量长度

胃管插入长度：发际到肚脐距离
一般成人插入深度60~65 cm。 —————→ 看好刻度（或标记）

⇓

1. 若病人恶心、呕吐，应暂停插
入，安慰病人；
2. 插入不畅时检查胃管是否盘曲
在口中；
3. 插管时如有呛咳、呼吸困难、
紫绀等，提示误入气管，应立即
拔出，休息片刻后重插；
4. 昏迷病人插管时先将头后仰，
插入10~15 cm后将头托起，使下
颌靠近胸骨，再插入胃管。

沿一侧鼻孔缓缓插入
插入10~15 cm时嘱病人做吞咽动作
插到预定长度

"我开始给您插胃管了，如果感觉恶
心、想吐，请做深呼吸。这样可以减轻
您的不适。不要紧张。
来，想象一下吃面条的感觉，作吞咽动
作，嗯，很好，坚持一下，马上就好了。"

⇓

验证方法：
　　方法一：用注射器抽吸出胃液。
　　方法二：将胃管开口端置于水中，
如有大量气体逸出，证明误入气管。
　　方法三：注入10 ml空气，同时用
听诊器在胃部能听到气过水声。

检查口腔内有无胃管盘曲
初步固定
验证胃管是否在胃内

"请张开嘴巴，让我看看胃管是否盘
在口腔里……，好，没有。
现在再检查一下胃管是否在胃里…。"

⇓

固定胃管

用胶布固定胃管于鼻翼两侧。

⇓

1. 将负压球压至2/3(-7kPa)后接到胃管
末端，打开调节器；
2. 胃肠减压期间随时调整负压，引流液
满1/2(-5kPa)时及时倾倒或更换，并将
负压球再次压至2/3(-7kPa)；
3. 长期置管者，硅胶胃管应每月更换一
次；负压球应每日更换一次。

调节负压
接负压球
妥善固定负压球
贴胃管标识
健康指导
安置病人
喷手

"给您插上胃管接上负压球了，负压我已
经调整好了，请您及家属不要调整，我会
经常来观察负压大小及引流液情况，适时
调整，定时更换。
胃肠减压期间，口咽部会有异物感，请尽
量用鼻子呼吸，不要用力咳嗽，避免胃管
咳出。
保持胃肠减压的在位通畅对您的康复至关
重要，请您配合，若有其他不适请告诉我
们，您安心休息，我们会经常来看您的！"

⇓

回处置室处理用物
记录
……

⇓

拔除胃管

左手持纱布向上固定胃管末端,右手
持纱布于病人鼻翼部向下。左手拔
管,右手用纱布擦拭胃管表面,左手
边拔管边将胃管盘绕于手部固定
整理。

戴手套
左手直接持胃管末端,右手持纱布于
病人鼻翼部向下。左手拔管,右手用
纱布擦拭胃管表面。左手边拔管边
将胃管盘绕于手部整理。

"您好！请问您叫什么名字？××是
吧，我是您的管床护士××，请让我看
看您的腕带。
经过一段时间的治疗，您……（肠蠕动
已恢复），医生决定给您拔除胃管。
拔管没有太大痛苦，您只需屏气配合就
可以了。"

将用物携至床旁
核对床头牌、腕带
解释目的

⇓

颌下置弯盘
撤除别针,撕胶布
一手将胃管末端关闭

"请屏气，好了，胃管拔出来了。"

拔管至10~15 cm处嘱病人屏气,迅速拔除置管, 拔出时以纱布捏住胃管前端,防止误吸

"请屏气，……好了，胃管拔出来了"

脱手套并将胃管包裹在手套内处理

物品处置

"您没有什么不舒服吧？我给您清洁一下鼻腔及脸部的胶布痕迹。让我看一下您的鼻腔黏膜……，是好的。"

清洁鼻腔,去除胶布痕迹 检查鼻腔黏膜

"您现在可以进食了，先吃米汤、牛奶等；没有不适再吃稀饭、烂面条等；逐渐过渡到普通饮食。 您安心休息，我会常来看您的。"

协助取舒适卧位 健康指导

喷手,回处置室处理用物

喷手,记录拔管时间

喷手,取下口罩 举手,示意操作结束

"操作完毕，请老师指教。"

对老师的评价、指点表示感谢!

【评分标准】

科室＿＿＿＿＿＿ 姓名＿＿＿＿＿＿ 得分＿＿＿＿＿＿ 评委签名＿＿＿＿＿＿ 日期＿＿＿＿＿＿

项 目	操作内容	标准分值	扣分说明	扣 分
操作准备（10分）	护士准备：衣、帽、鞋、头发整洁，淡妆，洗手、戴口罩	3	● 一项不合格扣1分	
	1. 鼻饲置管用物 （1）治疗车上层：治疗盘：无菌包（治疗碗一只、无齿镊一把）、胃管一根、治疗巾、弯盘2只、纱布2~3块、50 mL注射器、石蜡油、棉签、胶布、别针、标识条、压舌板、听诊器、手电筒、温开水、负压球、消毒喷手液； （2）治疗车下层：弯盘 2. 停止鼻饲用物 （1）治疗车上层：治疗盘内纱布2块、清水、棉签、压舌板、手电筒、消毒喷手液； （2）下层：弯盘2只	7	● 少一样扣1分，最多扣5分 ● 物品摆放乱扣1分	
评估患者（10分）	1. 病人的心理状态、合作程度 2. 鼻腔情况：检查鼻黏膜有无肿胀和炎症，有无鼻中隔弯曲、鼻息肉	10	● 缺一项扣1分 ● 一项不达标扣1分	
操作要点（70分）	1. 自我介绍，洗/喷手，戴口罩，举手 2. 将用物携至床旁，核对床头牌 3. 自然、全面地解释目的及插管配合要点	6	● 一项不合格扣1分 ● 解释不到位扣3分	
	4. 摇高床头 5. 备鼻贴1个、胶布1根，清洁双侧鼻腔	4	● 一项不合格扣1分 ● 检查不正确者扣3分	
	【插胃管】 6. 摸到肚脐，并做好记号 7. 颌下铺治疗巾 8. 打开包布，润滑胃管前端 9. 测量胃管插管长度，看好刻度(或标记) 10. 自鼻孔缓缓插入 11. 插入10~15 cm时嘱病人做吞咽动作，继续插入至预定长度 12. 检查口腔内有无胃管盘曲 13. 初步固定	15	● 一项不合格扣2分 ● 动作粗鲁扣4分	
	14. 验证胃管是否在胃内 15. 告知病人验证结果 16. 固定胃管	5	● 一项不合格扣2分	

项　目	操作内容	标准分值	扣分说明	扣　分
	【接负压球】 17. 取出负压球，将负压球压至2/3（-7Kp）后接到胃管末端，打开调节器 18. 观察负压引流情况 19. 妥善固定负压球 20. 贴胃管标识	10	● 一项不合格扣2分 ● 负压大小不合适扣5分	
	21. 安置病人 22. 健康指导	2	● 一项不合格扣2分	
	23. 喷手、推车回处置室处理用物 24. 喷手、记录	3	● 一项不合格扣2分	
	【口述】 25. 胃肠减压期间随时调整负压 26. 观察引流液颜色、性质、量，并记录24小时引流总量 27. 观察症状、体征变化情况 28. 引流液满1/2（-5kPa）时及时倾倒或更换，并将负压球再次压至2/3（-7kPa） 29. 长期置管者，硅胶胃管应每月更换一次；负压球应每日更换一次	10	● 未叙述不得分 ● 一处错误扣2分	
	【拔胃管】 30. 携用物至床旁，核对床头牌 31. 解释目的及拔管配合要点 32. 颌下置弯盘 33. 撤除别针，撕胶布 34. 一手将胃管末端折叠夹紧，纱布向上包裹胃管，迅速拔出 35. 清洁鼻腔 36. 去除胶布痕迹 37. 检查鼻腔黏膜 38. 安置病人 39. 健康指导 40. 喷手，推车回处置室处理用物 41. 喷手，记录 42. 举手，示意操作结束	15	● 拔管方法不正确扣3分 ● 检查不正确者扣2分 ● 无交流扣3分 ● 交流不恰当扣1分 ● 其他一项不合格扣1分	
终末处理（5分）	处置区域合适，垃圾分类正确，洗手	5	● 垃圾分类不正确扣3分 ● 其他一项不合格扣1分	

项　目	操作内容	标准分值	扣分说明	扣　分
总体评价（5分）	1. 操作过程熟练，轻柔，动作一次到位 2. 操作达到预期的治疗目的，病人安全 3. 交流恰当，体现人文关怀	5		

【注意事项】

1. 妥善固定胃肠减压装置，防止变换体位时加重对咽部的刺激，以及受压、脱出影响减压效果。

2. 胃肠减压者每日口腔护理2次。

3. 观察引流物的颜色、性质、量，并记录24小时引流总量。

4. 负压球保持合适负压，将负压球压至2/3(-7kPa)后接到胃管末端，打开调节器；胃肠减压期间随时调整负压，引流液满1/2(-5kPa)时及时倾倒或更换。妥善固定负压球，防止牵拉胃管导致移位。

5. 胃肠减压期间，注意观察病人水电解质及胃肠功能恢复情况。

二十、吸痰

1.鼻/口腔吸痰法

【用物准备】

1.性能完好的电动吸引器或中心吸引装置。

2.治疗车：①上层：治疗盘、无菌罐(盛无菌等渗盐水)，吸痰管2根(含手套)、纱布、压舌板、棉签、手电筒，听诊器、手消毒液，必要时备开口器、舌钳、口腔护理用药；②下层：弯盘。

【操作流程】

> "各位老师好，我是××病区××，今天操作的项目是鼻/口腔吸痰，×床，××，(女，68岁，胆囊切除术后，)因年老体弱痰液黏稠不能自行咳出，遵医嘱给予吸痰。用物及自身准备完毕，操作开始。"

自我介绍
洗/喷手，戴口罩
举手

一般成人 0.04~0.053MPa（300~400mmHg）
一般小儿 0.033~0.04MPa（250~300mmHg）

检查电动吸引器电源，负压能否达到要求，推至床边备用

> "请问您叫什么名字，给我看一下您的腕带，××，我是管床护士××，痰液黏稠不能咳出来是吧？"

将用物携至床旁，隔帘遮挡
核对床头牌和腕带

1.评估病人意识状态、生命体征、吸氧流量。
2.听前面三点：胸骨上窝、两侧锁骨上窝（肺尖）。
3.协助病人面向操作者翻身，听后两点：左、右肩胛骨下缘（肺底）。

评估
听肺部呼吸音

> "让我听听您的呼吸音，……，痰鸣音挺重的！"

叩背，保持侧卧位
检查口腔和鼻腔
解释

> "××，来给您叩背，您做深吸气，试试将痰咳出来，咳不出吗？不要紧，我帮您吸一吸！吸痰，就是用一根细细的管子通过您的口腔或鼻腔把痰吸出来。让我看看鼻子和口腔，黏膜都是好。"

电动
打开电源开关

中心
接上中心吸引装置

调节负压，关闭

吸痰管和手套不能被污染！

打开吸痰包，右手戴手套，纸放于病人颌下，取出吸痰管
左手打开盐水罐盖
左手持吸引管接头处
左手打开电源开关(负压吸引开关)
接吸痰管，用生理盐水试吸，检查是否通畅

一定要先打开负压开关！因为负压产生有一过程！

1.左手折叠吸痰管根部（阻断负压），以防损伤呼吸道黏膜，将上呼吸道的痰液和细菌带入下呼吸道。
2.右手将吸痰管轻轻插入口或鼻腔（有人工气道者先吸气管，再吸鼻腔、口腔，以免将口咽部的细菌带入下呼吸道）。
3.到位后放开折叠，左右旋转外提，边吸边退。
4.每次吸痰时间≤15秒。
5.必要时间隔10秒重复上述动作，至吸净痰液

吸痰

> "给您吸痰了，可能有些不舒服，我尽量轻一些。"

吸痰时倾倒生理盐水，一次用完，不得留至下次使用。

观察病人面色和呼吸情况
反复抽吸生理盐水冲洗管道,直至冲净

吸痰毕,分离吸痰管,脱手套
关电源开关
将接管插于消毒瓶内
擦净面部

消毒瓶更换，q4h

"让我再听听您的呼吸音！……痰鸣音少多了，您感觉呼吸顺畅些了没有？"

再听肺呼吸音
检查口腔和鼻腔

听诊部位同上！

"您经常改变体位、深呼吸、多喝水，会有利于痰液的排出，减少吸痰的次数。吸痰时用手按住伤口可减轻疼痛，您试试。您安心休息，我会常来看您的。"

告知促进排痰的措施
整理床单位
协助取舒适卧位,收起隔帘

喷手,推车回处置室处理用物

喷手,取下口罩,记录

举手

"操作完毕，请老师指教。"

对老师的评价、指点表示感谢！

【评分标准】

科室_____ 姓名_____ 得分_____ 评委签名_____ 日期_____

项　　目	操作内容	标准分值	扣分原因	扣　　分
操作准备（10分）	1. 护士准备：衣、帽、鞋、头发整洁，淡妆，洗手、戴口罩	5	● 一项不合格扣1分	
	2. 用物准备： (1) 电动吸引器或中心吸引器，并检查符合要求，掌握成人及小儿的吸痰负压值； (2) 治疗车 　①上层：治疗盘、无菌罐(盛无菌等渗盐水)、吸痰管2根（含手套）、纱布、压舌板、棉签、手电筒，必要时备开口器、舌钳、口腔护理用药、听诊器、手消毒液； 　②下层：弯盘 3. 环境准备：隔帘遮挡（单人间除外）	5	● 未查吸引器性能扣2分 ● 少一样扣1分，最多扣4分 ● 物品摆放乱扣1分	
评估患者（25分）	1. 核对病人腕带和床头牌的姓名与住院号 2. 评估病人意识状态、生命体征、吸氧流量 3. 并与病人交流咳嗽咳痰情况	3	● 未核对扣2分 ● 未交流扣1分	
	4. 听肺部呼吸音： (1) 前三点：胸骨上窝、两侧锁骨上窝（肺尖），协助病人面向操作者翻身； (2) 后两点：左、右肩胛骨下缘（肺底） 5. 叩背 6. 告知需吸痰	14	● 听诊部位错一个扣2分 ● 未叩背扣3分 ● 叩背不正确扣1~2分 ● 未告知扣1分	
	7. 自然、全面地解释吸痰目的、过程及注意事项	6	● 缺一项扣1分	
	8. 检查病人鼻腔、口腔黏膜	2	● 一项不合格扣1分	
操作要点（55分）	1. 打开盐水罐盖 2. 打开电源开关（或接上中心吸引） 3. 调节负压，关闭	4	● 一项不合格扣1分 ● 调节负压不正确扣2分	
	4. 打开吸痰包，右手戴手套 5. 纸置于病人颌下 6. 取出吸痰管 7. 左手打开盐水罐盖 8. 左手打开电源开关（负压吸引开关） 9. 接吸痰管 10. 用生理盐水试吸，检查是否通畅 11. 左手折叠吸痰管根部（阻断负压） 12. 右手将吸痰管轻轻插入口或鼻腔 13. 到位后放开折叠 14. 左右旋转边吸边退 15. 必要时，间隔10秒再吸，直至吸净痰液 16. 与病人交流	30	● 有违无菌原则扣3分 ● 人工气道者吸口鼻腔顺序错误扣3分 ● 每次吸痰时间>15秒扣3分 ● 不交流扣2分 ● 其他一项不合格扣2分	

项 目	操作内容	标准分值	扣分原因	扣 分
	17. 观察病人面色和呼吸情况 18. 反复抽吸生理盐水冲洗管道,直至冲净	2	● 一项不合格扣1分	
	19. 吸痰毕,分离吸痰管 20. 脱手套 21. 关电源开关,将接管插于消毒瓶内 22. 擦净面部	4	● 一项不合格扣1分	
	23. 再听肺呼吸音(5个点) 24. 检查口鼻腔黏膜 25. 交流	6	● 一项不合格扣1分	
	26. 整理床单位 27. 协助取舒适卧位 28. 告知促进排痰的措施	6	● 一项不合格扣1分 ● 未告知促进排痰的措施扣3分	
	29. 喷手,收起隔帘,推车回处置室处理用物,记录	3	● 一项不合格扣1分	
终末处理 (5分)	处置区域合适,垃圾分类正确,洗手	5	● 垃圾分类不正确扣3分 ● 其他一项不合格扣1分	
总体评价 (5分)	1. 遵守无菌操作原则 2. 操作过程熟练,轻柔,动作一次到位	3 2		

【注意事项】

1. 吸引器贮液瓶吸出液不要过多,及时倾倒。电动吸引器连续使用不得超过2小时。

2. 吸痰时间一般每次不超过15秒,间隔数秒。

3. 压力调节:成人300~400 mmHg(0.04~0.53MPa),小儿250~300 mmHg(0.033~0.04MPa)。

4. 痰液黏稠者可配合叩击、雾化吸入等方法,以提高吸痰效果。

2. 经气管插管/气管切开开放式吸痰法

【用物准备】

1. 电动吸引器或中心吸引器

2. 治序车：① 上层：治疗盘、无菌罐（盛无菌等渗盐水）、吸痰管两根（含手套）、纱布、压舌板、棉签、手电筒、听诊器、手消毒液；必要时备开口器，舌钳，口腔护理用药；② 下层：弯盘。

【操作流程】

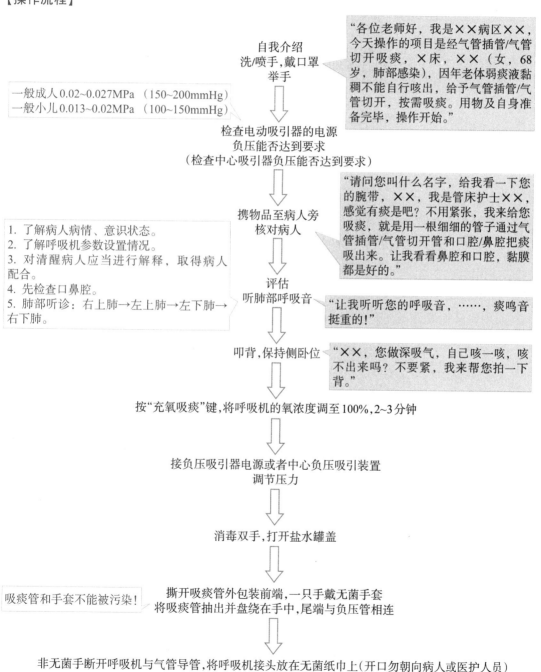

一般成人0.02~0.027MPa（150~200mmHg）
一般小儿0.013~0.02MPa（100~150mmHg）

自我介绍
洗/喷手,戴口罩
举手

"各位老师好，我是××病区××，今天操作的项目是经气管插管/气管切开吸痰，×床，×× （女，68岁，肺部感染），因年老体弱痰液黏稠不能自行咳出，给予气管插管/气管切开，按需吸痰。用物及自身准备完毕，操作开始。"

检查电动吸引器的电源
负压能否达到要求
（检查中心吸引器负压能否达到要求）

携物品至病人旁
核对病人

"请问您叫什么名字，给我看一下您的腕带，××，我是管床护士××，感觉有痰是吧？不用紧张，我来给您吸痰，就是用一根细细的管子通过气管插管/气管切开管和口腔/鼻腔把痰吸出来。让我看看鼻腔和口腔，黏膜都是好的。"

1. 了解病人病情、意识状态。
2. 了解呼吸机参数设置情况。
3. 对清醒病人应当进行解释，取得病人配合。
4. 先检查口鼻腔。
5. 肺部听诊：右上肺→左上肺→左下肺→右下肺。

评估
听肺部呼吸音

"让我听听您的呼吸音，……，痰鸣音挺重的！"

叩背,保持侧卧位

"××，您做深吸气，自己咳一咳，咳不出来吗？不要紧，我来帮您拍一下背。"

按"充氧吸痰"键,将呼吸机的氧浓度调至100%,2~3分钟

接负压吸引器电源或者中心负压吸引装置
调节压力

消毒双手,打开盐水罐盖

吸痰管和手套不能被污染！

撕开吸痰管外包装前端,一只手戴无菌手套
将吸痰管抽出并盘绕在手中,尾端与负压管相连

非无菌手断开呼吸机与气管导管,将呼吸机接头放在无菌纸巾上(开口勿朝向病人或医护人员)

125

1. 用戴无菌手套的一只手迅速并轻轻地沿气管导管送入吸痰管，吸痰管遇阻力略上提后加负压，边上提边旋转边吸引，避免在气管内上下提插。
2. 动作应轻柔、准确、快速，每次吸痰时间不超过15秒，连续吸痰不得超过3次，吸痰前后予以纯氧吸入。
3. 注意吸痰管插入是否顺利，遇到阻力时，不可粗暴盲插。
4. 吸痰管外径不能超过气管导管内径的1/2，进吸痰管时不可给予负压，以免损伤气道。
5. 观察病人痰液、量及性质，血氧饱和度，生命体征变化。

吸痰

"给您吸痰了，可能有些不舒服，我尽量轻一些。"

吸痰结束后立即接呼吸机通气,给予病人100%的纯氧,待血氧饱和度升至正常水平后再将氧浓度调至原来水平

洗吸痰管和负压吸引管,如需再次吸痰应重新更换吸痰管

吸痰毕分离吸痰管,脱手套
擦净面部

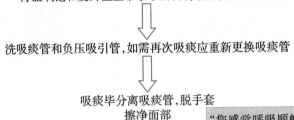

听诊部位同上！

再听肺呼吸音
检查口、鼻黏膜

"您感觉呼吸顺畅些了没有？让我再听听您的呼吸音！……痰鸣音少多了，您经常做做深呼吸会有利于痰液的排除。"
"再让我看看您的口腔和鼻腔！……黏膜都是完整的！"

整理床单元
协助病人取安全、舒适体位(半卧位)

"您安心休息，我会常来看您的。"

喷手,推车回处置室处理用物

喷手,取下口罩,记录

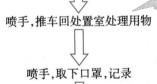

举手

"操作完毕，请老师指教。"

对老师的评价、指点表示感谢！

126

科室_____ 姓名_____ 得分_____ 评委签名_____ 日期_____

项 目	操作内容	标准分值	扣分原因	扣 分
操作准备（10分）	1. 护士准备：衣、帽、鞋、头发整洁，淡妆，洗手、戴口罩	5	● 一项不合格扣1分	
	2. 用物准备 （1）电动吸引器或中心吸引器 （2）治疗车：①上层：治疗盘、无菌罐（盛无菌等渗盐水）、吸痰管两根（含手套）、纱布、压舌板、棉签、手电筒、听诊器、手消毒液；必要时备开口器、舌钳，口腔护理用药；②下层：弯盘	5	● 少一样扣1分，最多4分 ● 物品摆放乱扣1分	
评估患者（10分）	1. 病人病情、意识状态 2. 呼吸机参数设置情况 3. 病人口腔、鼻腔黏膜	4	● 缺一项扣1分	
	4. 自然、全面地解释目的及注意事项 5. 掌握成人及小儿的吸痰负压值	6	● 一项不达标扣1分	
操作要点（70分）	1. 听肺部呼吸音（前面三点）：胸骨上窝，两侧锁骨窝（肺尖） 2. 协助病人面向操作者翻身，听后两点：左、右肩胛骨下缘（肺底） 3. 叩背	10	● 一项不合格扣2分	
	4. 打开盐水罐盖 5. 打开电源开关，调节负压 6. 按预充氧键给纯氧2分钟	5	● 一项不合格扣1分 ● 调节负压不正确扣2分 ● 未给纯氧扣2分	
	7. 打开吸痰包，右手戴手套 8. 无菌纸置于病人颌下 9. 接吸痰管 10. 用生理盐水试吸，检查是否通畅 11. 非无菌手断开呼吸机与气管导管 12. 将呼吸机接头放在无菌纸巾上	10	● 一项不合格扣1分 ● 吸痰管和手套被污染扣2分	
	13. 左手折叠吸痰管根部（阻断负压），吸痰管轻插到位后放开折叠，左右旋转外提，边吸边退 14. 必要时间隔10秒重复上述动作，至吸净痰液 15. 吸痰顺序正确 16. 观察病人面色和呼吸情况 17. 反复抽吸生理盐水冲洗管道，直至冲净	20	● 人工气道者吸口鼻腔顺序错误扣3分 ● 每次吸痰时间>15秒扣3分 ● 其他一处不合格扣2分	

项 目	操作内容	标准分值	扣分原因	扣 分
	18. 吸痰毕，分离吸痰管 19. 脱手套 20. 关电源开关，将接管插于消毒瓶内 21. 再次按预充氧键给纯氧，待血氧饱和度升至正常水平后再将氧浓度调至原来水平 22. 擦净面部	5	● 一项不合格扣1分	
	23. 再听肺呼吸音（5个点） 24. 检查口鼻腔黏膜	6	● 一项不合格扣1分	
	25. 整理床单元 26. 协助取舒适卧位 27. 健康指导	10	● 一项不合格扣1分 ● 沟通生硬扣3分	
	28. 喷手，推车回处置室处理用物，记录	4	● 一项不合格扣1分	
终末处理（5分）	1. 处置区域合适 2. 垃圾分类正确 3. 洗手	5	● 垃圾分类不正确扣3分 ● 其他一项不合格扣1分	
总体评价（5分）	1. 遵守无菌操作原则 2. 操作过程熟练，轻柔，动作一次到位 3. 交流恰当充分，体现人文关怀	3 2		

【注意事项】

1. 操作动作应轻柔、准确、快速，每次吸痰时间不超过15秒，连续吸痰不得超过3次，吸痰间隔予以纯氧吸入。

2. 注意吸痰管插入是否顺利，遇到阻力时应分析原因，不可粗暴盲插。

3. 吸痰管最大外径不能超过气管导管内径的1/2，负压不可过大，进吸痰管时不可给予负压，以免损伤病人气道。

4. 注意保持呼吸机接头不被污染，戴无菌手套持吸痰管的手不被污染。

5. 冲洗水瓶应分别注明吸引气管插管、口鼻腔之用，不能混用。

6. 吸痰过程中应当密切观察病人的病情变化，如有心率、血压、呼吸、血氧饱和度的明显改变时，应当立即停止吸痰，立即接呼吸机通气并给予纯氧。

二十一、穿脱隔离衣(传染病)

【用物准备】

挂衣架、隔离衣、刷手或泡手设备、操作物品。

【操作流程】

取下手表，卷袖过肘，戴圆帽。

自我介绍
洗/喷手，戴口罩
举手

检查：
(1) 长度是否合适；
(2) 有无潮湿、破损、污染。

右手提隔离衣领，与同侧肩平齐

手持衣领时，衣领带子盘在手掌心，避免衣领带子污染。

手持衣领取下隔离衣，内面向自己
一手持衣领，另一手伸入袖内穿好衣袖
同法穿好另一衣袖
两手向上把袖抖

1. 两眼正视前方，下颌稍稍抬起，以免口罩触及隔离衣。
2. 双肘外展，以免衣袖触及帽子。

扣领扣
扣左右袖口

三步法：一找带子，二捏中间，三捏边。

分别将两侧衣边捏住，在身后对齐叠紧
腰带背后交叉，回到前面打活结

在指定区域活动，手活动范围：上不过肩，下不过腰。

进行相关操作

"操作完毕，脱隔离衣。"

脱隔离衣

分三下塞好一侧衣袖。

松开腰带
在前面打一活结
解袖扣，塞好衣袖，消毒手，浸泡，待干

手捏衣领带子，避免衣领带子污染。

解领扣

一手伸入另一侧衣袖内口，拉衣袖过手
衣袖遮住的手捏住另一衣袖的外面、内下方，将衣袖拉过手
解开活结

1. 清洁面朝外：挂于半污染区、清洁区。
2. 污染面朝外：挂于污染区。
3. 如有污染、潮湿立即更换，若无，每日更换一次。

双臂退出衣袖
持衣领对齐衣边

挂好备用

喷手，取下口罩，举手

"操作完毕，请老师指教。"

对老师的评价、指点表示感谢！

129

【评分标准】

科室_____ 姓名_____ 得分_____ 评委签名_____ 日期_____

项　目	操作内容	标准分值	扣分原因	扣　分
操作准备（15分）	1. 护士准备：衣、帽、鞋、头发整洁，淡妆，取下手表、卷袖过肘、洗手、戴口罩	10	● 未戴圆帽扣3分 ● 一项不合格扣1分	
	2. 用物准备：挂衣架、隔离衣、刷手或泡手设备、操作物品	5	● 少一样扣1分，最多扣4分 ● 物品摆放乱扣1分	
操作要点（70分）	1. 右手提隔离衣领，与同侧肩平齐 2. 检查长度是否合适，有无潮湿、破损、污染	7	● 未检查扣5分 ● 一项不合格扣2分	
	3. 手持衣领取下隔离衣，避免衣领带子污染，内面向自己 4. 一手持衣领，另一手伸入袖内穿好衣袖 5. 同法穿好另一袖 6. 两手向上把袖抖	10	● 一项不合格扣2~3分	
	7. 扣领扣 （1）两眼正视前方，下颌稍稍抬起，以免口罩触及隔离衣； （2）双肘外展，以免衣袖触及帽子 8. 扣左右袖口	8	● 一项不合格扣3分	
	9. 三步法分别将两侧衣边捏住 10. 在身后对齐叠紧 11. 腰带背后交叉，回到前面打活结 12. 讲述活动范围，进行相关操作	10	● 一项不合格扣2~3分	
	13. 操作完毕，脱隔离衣 14. 松开腰带，在前面打一活结 15. 解袖扣，塞好衣袖 16. 消毒手，浸泡，待干 17. 解领扣，避免衣领带子污染	15	● 一项不合格扣2~3分 ● 顺序错扣5分	
	18. 一手伸入另一侧衣袖内口，拉衣袖过手 19. 衣袖遮住的手捏住另一衣袖外面的内下方，将衣袖拉过手 20. 解开活结 21. 双臂退出衣袖 22. 持衣领对齐衣边，挂好备用	15	● 一项不合格扣2~3分	
终末处理（5分）	处置区域合适，垃圾分类正确，洗手	10	● 垃圾分类不正确扣3分 ● 其他一项不合格扣1分	

130

项 目	操作内容	标准分值	扣分原因	扣 分
总体评价（10分）	1. 遵守操作原则 2. 操作过程熟练，动作一次到位	10	● 一项不合格扣2分	

【注意事项】

1. 隔离衣挂于半污染区、清洁区，清洁面朝外。

2. 隔离衣挂于污染区，污染面朝外。

3. 每日更换隔离衣一次，如有污染、潮湿应立即更换。

二十二、物理降温法

【用物准备】

    1. 治疗车上层:体温表2支、冰袋(或冰帽)、温水45~50℃或乙醇(50%)、降温贴、热水袋、弯盘、纱布、擦浴用品。

    2. 治疗车下层:弯盘一只。

【操作流程】

自我介绍
洗/喷手,戴口罩
举手

> "各位老师好,我是××病区××,今天操作的项目是物理降温,×床,××,(女,68岁,发热待查,体温38.6℃,)遵医嘱物理降温。用物及自身准备完毕,操作开始。"

1. 了解病人局部组织状态、皮肤情况。
2. 避开病人的枕后、耳廓、心前区、腹部、阴囊及足底部位。
3. 冰袋放置在大血管处

将用物携至床旁
核对床头牌
解释

> "请问您叫什么名字,请给我看一下您的腕带,××,我是管床护士××,刚测的体温有点高,医生让我给你降温;我准备给你温水擦浴降温,就是在你头部放一个冰袋,再用温水给您擦浴,重点擦颈部、腋下、腘窝、腹股沟等处,不会有什么不舒服,请您配合一下。"

环境准备:关闭门窗,
保证室内温度适宜,为病人进行遮挡

1. 冰袋包括:化学冰袋、冰冰贴、去冰棱角的冰块适量装入冰袋、冰帽。
2. 用干毛巾包裹冰袋(冰冰贴除外)。
3. 常温下保存的化学制冷冰袋需将袋内两种物质混合才能变成冰袋。
4. 观察局部血液循环和体温变化情况。

头部置冰袋

> "我已把降温贴帮你贴好,感觉凉凉的吧,这样,既可以帮助你降温,增加舒适感,又可以减少脑细胞耗氧。"
> "你还需要适量的多喝水,也有利于降温,来,我扶你起来喝水。"

温水擦浴

1. 冰袋或取去冰棱角的冰块适量装入冰袋、冰帽,用干毛巾包裹,放置于病人头部及浅表大血管部位(颈部、腋下、腘窝、腹股沟);观察局部血液循环和体温变化情况。
2. 温水/乙醇擦浴降温:帮助病人暴露擦浴部位,头部置冰袋,足底部置热水袋,按正确方法及顺序擦浴,擦拭完毕半小时后测量体温。
3. 将降温贴贴于病人额部,1小时后测量体温。腋下使用冰袋者,50分钟内不宜测腋温。

安置病人

> "呼叫器放在枕边,我也会常常来看你。"

推车回处置室处理用物
喷手,记录护理记录单

······

核对床头牌

> "××,您好,你觉得热退了吗?我来给你测体温。"

1. 观察冰袋、冰帽处局部组织状态,皮肤情况。
2. 观察衣裤、床单元有无潮湿,必要时及时更换。

观察效果

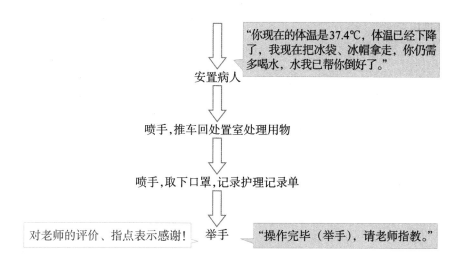

安置病人 "你现在的体温是37.4℃, 体温已经下降了, 我现在把冰袋、冰帽拿走, 你仍需多喝水, 水我已帮你倒好了。"

喷手,推车回处置室处理用物

喷手,取下口罩,记录护理记录单

对老师的评价、指点表示感谢! 举手 "操作完毕(举手), 请老师指教。"

【评分标准】

科室_____ 姓名_____ 得分_____ 评委签名_____ 日期_____

项　目	操作内容	标准分值	扣分原因	扣　分
操作准备（10分）	1. 护士准备：衣、帽、鞋、头发整洁，淡妆，洗手、戴口罩	5	● 一项不合格扣1分	
	2. 用物准备： （1）治疗车上层：冰袋、冰帽、温水45~50℃、乙醇（50%）、降温贴、热水袋、弯盘（一块干纱布）擦浴用品、体温表2支； （2）治疗车下层：弯盘	5	● 少一样扣1分，最多扣4分 ● 物品摆放乱扣1分	
评估患者（10）	1. 评估并询问病人身体状况 2. 病人局部组织状态、皮肤情况	5	● 缺一项扣1分	
	3. 自然、全面地解释目的及注意事项	5	● 一项不达标扣1分	
操作要点（60分）	1. 自我介绍、洗/喷手、戴口罩、举手 2. 将用物携至床旁、核对床头牌、解释	5	● 缺一项扣1分	
	3. 进行环境准备，关闭门窗，保证室内温度适宜，必要时屏风遮挡	5	● 缺一项扣1分	
	4. 实施冰袋降温操作要点：取去冰棱角的冰块适量装入冰袋，放置于病人所需部位，观察局部血液循环和体温变化情况 5. 实施冰帽降温操作要点：取去冰棱角的冰块适量装入冰帽，放置于病人头部，观察局部血液循环和体温变化情况	15	● 一项不合格扣2分	
	6. 实施温水/乙醇擦浴降温操作要点：帮助病人暴露擦浴部位，头部置冰袋，足底置热水袋，按正确方法及顺序擦浴	10	● 一项不合格扣2分	
	7. 检查降温贴的有效期，将降温贴贴于病人额部	5	● 一项不合格扣2分	
	8. 随时观察病人病情变化及体温变化情况，半小时后测量体温	5	● 一项不合格扣2分	
	9. 随时检查冰袋、冰囊、化学制冷袋有无破损漏水现象，布套潮湿后应当立即更换，冰融化后应当立即更换	5	● 一项不合格扣2分	
	10. 观察病人皮肤状况，严格交接班制度，如病人发生局部皮肤苍白、青紫或者有麻木感时，应立即停止使用，防止冻伤发生	5	● 一项不合格扣2分	
	11. 用冰帽时，应当保护病人耳部，防止发生冻伤	5	● 一项不合格扣2分	

134

项　目	操作内容	标准分值	扣分原因	扣　分
指导患者（10分）	1. 告知病人物理降温目的	5	● 未告知扣3分 ● 沟通生硬扣2分	
	2. 告知病人在高热期间保证摄入足够的水分和合理饮食的重要性 3. 指导病人在高热期间采取正确的通风散热方法，避免捂盖	5	● 未告知扣3分 ● 沟通生硬扣2分	
终末处理（5分）	1. 用物终末处理 2. 冰袋、冰帽沥干处于备用状态	5	● 垃圾分类不正确扣3分 ● 其他一项不合格扣1分	
总体评价（5分）	1. 操作过程熟练，动作一次到位 2. 总体有效	3 2		

【注意事项】

1. 物理降温材料有:冰袋、冰帽、温水/乙醇擦浴、降温贴,遵医嘱使用。

2. 随时观察病人病情变化及体温变化情况。

3. 随时检查冰袋、冰囊、化学制冷袋有无破损漏水现象,布套潮湿后应立即更换。冰融化后应立即更换。

4. 观察病人皮肤状况,严格交接班制度,如病人发生局部皮肤苍白、青紫或者有麻木感时,应立即停止使用,防止冻伤发生。

5. 物理降温时,应当避开病人的枕后、耳廓、心前区、腹部、阴囊及足底部位。

6. 用冰帽时,应当保护病人耳部,防止发生冻伤。

7. 有出血倾向、皮疹、皮下出血点及皮肤损害病人禁用乙醇擦浴。

二十三、雾化吸入疗法

【用物准备】

1. 治疗车上层:雾化吸入装置、雾化吸入药物(根据医嘱配置)、弯盘、治疗巾、纸巾、治疗本,按需备插座、消毒喷手液。

2. 治疗车下层:弯盘两个。

【操作流程】

自我介绍
洗/喷手,戴口罩,举手

"各位老师好,我是××病区××,今天操作的项目是雾化吸入,×床,××,自觉咳嗽、气急,遵医嘱给予普米克令舒雾化吸入,用物及自身准备完毕,操作开始。首先评估病人。"

再次检查雾化吸入装置
按医嘱配置药物
并将药物置于雾化器内

1. 配置好的药物需请第二人核对。
2. 根据病情选择超声雾化吸入、压缩雾化吸入或氧气雾化吸入装置。

"您好!请问您叫什么名字?××是吧,我是您的责任护士××,请让我看看您的腕带。"
"由于您的疾病引起您咳嗽、气喘,为了缓解您的不适,医生决定给您进行雾化吸入治疗。"
"雾化吸入就是应用雾化装置将药液分散成细小的雾滴以气雾状喷出,使其悬浮在气体中经鼻或口由呼吸道吸入的方法,这项操作不会有任何痛苦,只要您将口含嘴含在嘴里配合用嘴巴吸气,鼻子呼气就可以了。能配合吧?好的。"
"我帮您摇高床头,这样的体位您会比较舒适,也有利于雾化治疗顺利进行。"

备齐用物
推治疗车至床旁
核对床头牌

解释操作目的
配合方法
协助病人取坐位或半坐位

对于意识不清,或疾病所致无法配合的病人可选择面罩式雾化吸入器。

携带用物至床边
再次核对姓名

接通电源,打开机器开关
调节适宜的雾量
将口含嘴放入病人口中,
或将面罩置于口鼻部,指导病人吸入

氧气驱动者,接上氧源,将氧流量调至6~8L/min。氧气湿化瓶内勿防水,以免稀释药液。

"请将口含嘴含住,用嘴巴吸气,鼻子呼气,深长吸气后屏气1~2秒再呼出,试试看……很好,就这样,大约需要15分钟。"

观察病人吸入药物后的反应及效果
鼓励病人做有效呼吸和咳嗽

"现在没什么不舒服的感觉吧?如果有什么不舒服,请及时告诉我,我把呼叫器放在这边,您可以随时按铃叫我,我们也会经常来看您的。"

治疗毕,取下口含嘴或面罩
关雾化器(或氧气)开关
或将氧流量调至常规流量
协助病人漱口、擦干病人面部

"好了,现在雾化已经结束了,我帮您把口含嘴(或面罩)取下。"
"为了防止药物残留在口腔及面部引起的副作用,我现在协助您漱口、擦脸。"

安置病人整理床单位
给予健康指导

"好了，现在感觉咳嗽、气喘好点了吧。
您可以多饮水（有禁忌除外），经常改变体位，这样有利于痰液排出。现在就给您喝点水？……
您安心休息，我会常来看您的。"

1. 口含嘴或面罩一人一套，帮助病人用温水清洗，晾干、装入布袋待用。
2. 超声雾化螺纹管浸泡消毒。

喷手
终末处理

喷手,记录,取下口罩
举手,示意结束

"操作完毕，请老师指教。"

对老师的评价、指点表示感谢!

【评分标准】

科室_____　姓名_____　得分_____　评委签名_____　日期_____

项　目	操作内容	标准分值	扣分原因	扣　分
操作准备 (10分)	1. 护士准备：衣、帽、鞋、头发整洁、淡妆、洗手	2	● 一项不合格扣1分	
	2. 用物准备：雾化吸入装置、雾化吸入药物（根据医嘱配置）、弯盘、治疗巾、纸巾、治疗本、按需备插座、消毒喷手液	2	● 少一项不得分 ● 少一项扣0.5分	
	3. 检查雾化吸入装置的性能	6	● 漏查扣2分 ● 方法不正确一项扣1分	
评估患者 (15分)	1. 询问了解病人的过敏史、用药史、病人呼吸状况及配合能力，选择适合的雾化吸入方法及雾化吸入装置	5	● 缺一项扣1分	
	2. 作好解释，告知病人治疗目的、药物名称、配合方法等以取得合作	10	● 不解释不得分 ● 解释不到位扣2~3分	
操作要点 (60分)	1. 根据医嘱配置药物，第二人核对无误后，将药物置入雾化器内	6	● 一项不合格扣2分	
	2. 带治疗本，核对床头牌	5	● 一项不合格扣1~2分	
	3. 向病人解释后，协助病人取合适体位（以坐位和半卧位为宜）	10	● 一项不合格扣2分	
	4. 接通电源，调节适宜的雾量(氧气驱动者接上氧源，调节氧流量6~8 L/min) 5. 再次告知病人配合的要点 6. 将口含嘴放入病人口中，或将面罩置于口鼻部	10	● 顺序颠倒扣2分 ● 一项不合格扣2分	
	7. 鼓励病人做有效呼吸和咳嗽 8. 观察病人吸入药物后的反应及效果	8	● 未做健康指导扣4分 ● 未观察扣4分	
	9. 治疗毕，取下口含嘴或面罩，关雾化器（或氧气）开关，协助病人漱口，擦干病人面部	10	● 顺序颠倒扣2分 ● 其他一项不合格扣3分	
	10. 协助病人取舒适卧位，整理床单位 11. 健康指导 12. 喷手	6	● 一项不合格扣2分	
	13. 返回处置室，用物终末处理，喷手，取下口罩，记录	5	● 一项不合格扣1分	
终末处理 (5分)	1. 处置区域合适，垃圾分类正确 2. 口含嘴或面罩一人一套，防止交叉感染 3. 超声雾化螺纹管浸泡消毒 4. 洗手，记录	5	● 一项不合格扣1分	

项　目	操作内容	标准分值	扣分原因	扣　分
总体评价 (5分)	动作轻巧、熟练、准确，步骤正确，病人感觉舒适	5		
提问 (5分)	注意事项	5		

【注意事项】

1. 治疗前检查机器性能。

2. 超声雾化器水槽内应保持足够的水量，水温超过50℃或水量不足应关机换水。

3. 保护晶体换能器及透声膜，操作轻稳。

4. 每次持续15～20分钟，连续使用需间隔30分钟。

5. 病人在治疗过程中如出现呼吸困难、胸闷、气喘应停止治疗，汇报医生。

6. 治疗后观察病人痰液排出是否困难。

7. 低氧血症病人宜使用氧气雾化吸入，缺氧伴二氧化碳潴留者宜使用压缩雾化吸入。

二十四、病人出入院护理

1. 病人入院护理

【操作流程】

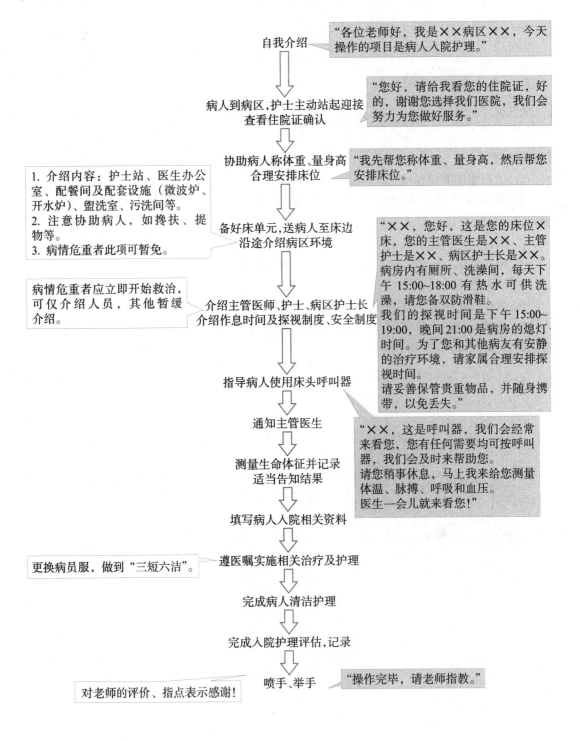

自我介绍 → "各位老师好，我是××病区××，今天操作的项目是病人入院护理。"

病人到病区,护士主动站起迎接查看住院证确认 → "您好，请给我看您的住院证，好的，谢谢您选择我们医院，我们会努力为您做好服务。"

协助病人称体重、量身高合理安排床位 → "我先帮您称体重、量身高，然后帮您安排床位。"

1. 介绍内容：护士站、医生办公室、配餐间及配套设施（微波炉、开水炉）、盥洗室、污洗间等。
2. 注意协助病人，如搀扶、提物等。
3. 病情危重者此项可暂免。

备好床单元,送病人至床边沿途介绍病区环境

病情危重者应立即开始救治，可仅介绍人员，其他暂缓介绍。

介绍主管医师、护士、病区护士长介绍作息时间及探视制度、安全制度

"××，您好，这是您的床位×床，您的主管医生是××、主管护士是××、病区护士长是××。病房内有厕所、洗澡间，每天下午 15:00~18:00 有热水可供洗澡，请您备双防滑鞋。
我们的探视时间是下午 15:00~19:00，晚间 21:00 是病房的熄灯时间。为了您和其他病友有安静的治疗环境，请家属合理安排探视时间。
请妥善保管贵重物品，并随身携带，以免丢失。"

指导病人使用床头呼叫器

通知主管医生

"××，这是呼叫器，我们会经常来看您，您有任何需要均可按呼叫器，我们会及时来帮助您。
请您稍事休息，马上我来给您测量体温、脉搏、呼吸和血压。
医生一会儿就来看您!"

测量生命体征并记录适当告知结果

填写病人入院相关资料

更换病员服，做到"三短六洁"。

遵医嘱实施相关治疗及护理

完成病人清洁护理

完成入院护理评估,记录

对老师的评价、指点表示感谢!

喷手、举手 → "操作完毕，请老师指教。"

【评分标准】

科室_____ 姓名_____ 得分_____ 评委签名_____ 日期_____

项　目	操作内容	标准分值	扣分原因	扣　分
操作准备 (10分)	1. 护士准备：衣、帽、鞋、头发整洁，淡妆	5	● 一项不合格扣1分	
	2. 用物准备：病历及病历夹、体重秤、床单元、测生命体征用物	5	● 缺一项扣1分	
评估 (10分)	1. 病人的病情、躯体活动能力 2. 病人的合作程度	5	● 缺一项扣2分	
	3. 自然、全面地解释注意事项	5	● 一项不达标扣1分	
操作要点 (70分)	1. 自我介绍 2. 病人到病区，护士主动站起迎接、查看住院证	5	● 无自我介绍及站立迎接各扣2分，态度不热情扣1分	
	3. 协助病人称体重、量身高 4. 备好床单元，合理安排床位，送病人至床边 5. 沿途介绍病区环境并注意关注病人状况	15	● 漏一项扣2~3分 ● 不自然亲切、无关怀扣2分	
	6. 介绍主管医师、护士、病区护士长 7. 介绍作息时间及探视制度、安全制度	15	● 漏一项扣2~3分 ● 不自然亲切扣2分	
	8. 指导病人使用床头呼叫器 9. 通知主管医生 10. 测量生命体征并记录，适当告知结果	15	● 未测量生命体征扣5分 ● 其他一项不合格扣2分	
	11. 填写病人入院相关资料 12. 遵医嘱实施相关治疗及护理	10	● 未实施治疗和护理各扣5分 ● 一项不合格扣2分	
	13. 清洁护理 14. 入院护理评估，记录	10	● 一项不合格扣5分	
终末处理 (5分)	处置区域合适，垃圾分类正确，洗手	5	● 一项不合格扣1分	
总体评价 (5分)	与病人沟通自然，语言通俗易懂	5		

【注意事项】

1. 物品准备符合病人的需求，急、危、重症病人得到及时救治。

2. 入院介绍熟练、完整，并具有条理性。

3. 使用服务用语，解释到位，病人容易理解，使病人及家属满意。

4. 护理记录完整。

2. 病人出院护理

【操作流程】

自我介绍
> "各位老师好，我是××病区××，今天操作的项目是病人出院护理。"

⬇

核对出院医嘱

⬇

完成出院护理记录

⬇

发放出院带药，并给予相关指导
> "××，这是您的出院带药。××药，服用方法是……，并请注意……。"

1. 根据医嘱逐一核对后发放。
2. 详细交待每种药物的作用、服药时间、剂量、观察要点。必要时在药品包装上标注。

⬇

核对医嘱及费用
给病人或家属核查、确认
> "这是您在住院期间的费用清单，我们护士已核对过了，再请您核对一下。"

⬇

完成出院健康指导
告知病人复诊时间及地点
> "今天您将要出院了，请您回家后按照医嘱服用药物，在药物方面应注意……，在饮食方面应注意……，在休息和活动方面应注意……，门诊复诊时间是……，其他还需注意……"

⬇

听取病人住院期间的意见和建议
> "请您对我们的工作提出宝贵意见和建议。谢谢您。"

⬇

协助病人清理用物

⬇

协助家属及病人办理出院结账手续

⬇

发放出院小结及护理关爱卡
送病人出病房
> "××，出院手续都办好了，我送您出院。您请慢走!"
> (必要时予轮椅或平车护送)

⬇

终止该病人的各种治疗和护理，做好出院登记
整理出院病历

⬇

病人床单元按出院常规处理

⬇

举手
> "操作完毕，请老师指教。"

对老师的评价、指点表示感谢!

【评分标准】

科室_____ 姓名_____ 得分_____ 评委签名_____ 日期_____

项 目	操作内容	标准分值	扣分原因	扣 分
操作准备 (10分)	1. 护士准备：衣、帽、鞋、头发整洁，淡妆	5	● 一项不合格扣1分	
	2. 用物准备：出院药物、小结、满意度调查表、护理关爱卡、床单元用物	5	● 缺一项扣1分	
评估 (10分)	1. 病人的病情、躯体活动能力 2. 病人的合作程度	5	● 缺一项扣2分	
	3. 自然、亲切、全面地介绍出院流程	5	● 一项不达标扣2分	
操作要点 (70分)	1. 自我介绍 2. 核对医生开具出院医嘱	5	● 无自我介绍3分 ● 其余不合格扣1分	
	3. 完成出院护理记录 4. 发放出院带药，并给予相关指导 5. 核对医嘱及费用，给病人或家属核查、确认	15	● 漏出院带药及指导各扣3分 ● 药物不核或指导不合格各扣2分 ● 一项不合格扣2分	
	6. 完成出院健康指导（饮食、活动、用药及其他特殊） 7. 告知病人复诊时间及地点	15	● 漏一项扣3分 ● 交流不自然、亲切扣2分	
	8. 听取病人住院期间的意见和建议 9. 协助病人清理用物	10	● 未听取意见和建议扣5分 ● 其他一项不合格扣2分	
	10. 协助家属及病人办理出院结账手续 11. 发放出院小结及护理关爱卡 12. 送病人出病房	10	● 未送病人出病房扣5分 ● 一项不合格扣2分	
	13. 终止该病人的各种治疗和护理 14. 做好出院登记、整理出院病历 15. 按出院常规处理床单元	15	● 一项不合格扣3~5分	
终末处理 (5分)	处置区域合适，垃圾分类正确，洗手	5	● 一项不合格扣1分	
总体评价 (5分)	与病人沟通自然，语言通俗易懂	5		

143

【注意事项】

    1. 物品准备符合病人的需求,急、危、重症病人得到及时救治。

    2. 出院指导熟练、完整,并具有条理性。

    3. 使用服务用语,解释到位,病人容易理解,病人及家属满意。

    4. 护理记录完整。

二十五、备用床

【用物准备】

床、床垫、床褥、治疗车(或多功能护理车):枕芯、枕套、棉胎或毛毯、被套、大单、手消毒液。

【操作流程】

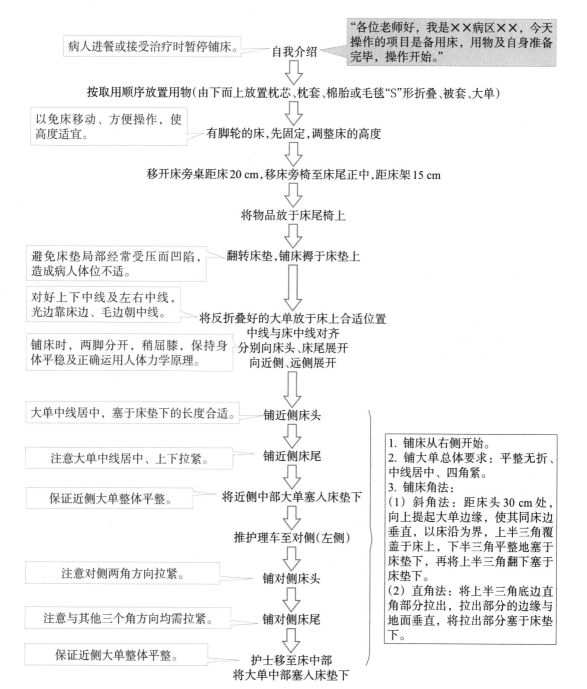

病人进餐或接受治疗时暂停铺床。 → 自我介绍

"各位老师好,我是××病区××,今天操作的项目是备用床,用物及自身准备完毕,操作开始。"

按取用顺序放置用物(由下而上放置枕芯、枕套、棉胎或毛毯"S"形折叠、被套、大单)

以免床移动、方便操作,使高度适宜。 → 有脚轮的床,先固定,调整床的高度

移开床旁桌距床20 cm,移床旁椅至床尾正中,距床架15 cm

将物品放于床尾椅上

避免床垫局部经常受压而凹陷,造成病人体位不适。 → 翻转床垫,铺床褥于床垫上

对好上下中线及左右中线,光边靠床边、毛边朝中线。 → 将反折叠好的大单放于床上合适位置

中线与床中线对齐

铺床时,两脚分开,稍屈膝,保持身体平稳及正确运用人体力学原理。 → 分别向床头、床尾展开
向近侧、远侧展开

大单中线居中,塞于床垫下的长度合适。 → 铺近侧床头

注意大单中线居中、上下拉紧。 → 铺近侧床尾

保证近侧大单整体平整。 → 将近侧中部大单塞入床垫下

推护理车至对侧(左侧)

注意对侧两角方向拉紧。 → 铺对侧床头

注意与其他三个角方向均需拉紧。 → 铺对侧床尾

保证近侧大单整体平整。 → 护士移至床中部
将大单中部塞入床垫下

1. 铺床从右侧开始。
2. 铺大单总体要求:平整无折、中线居中、四角紧。
3. 铺床角法:
(1)斜角法:距床头30 cm处,向上提起大单边缘,使其同床边垂直,以床沿为界,上半三角覆盖于床上,下半三角平整地塞于床垫下,再将上半三角翻下塞于床垫下。
(2)直角法:将上半三角底边直角部分拉出,拉出部分的边缘与地面垂直,将拉出部分塞于床垫下。

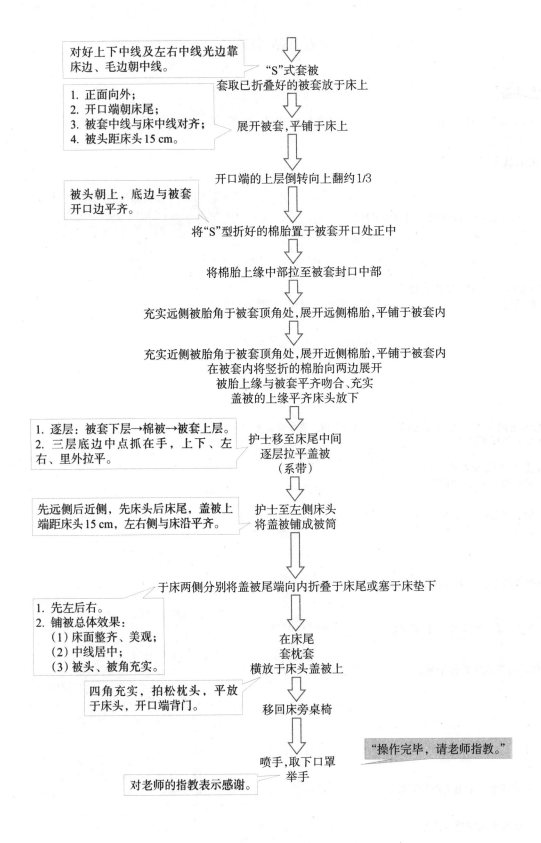

对好上下中线及左右中线光边靠床边、毛边朝中线。

"S"式套被
套取已折叠好的被套放于床上

1. 正面向外；
2. 开口端朝床尾；
3. 被套中线与床中线对齐；
4. 被头距床头15 cm。

展开被套,平铺于床上

开口端的上层倒转向上翻约1/3

被头朝上，底边与被套开口边平齐。

将"S"型折好的棉胎置于被套开口处正中

将棉胎上缘中部拉至被套封口中部

充实远侧被胎角于被套顶角处,展开远侧棉胎,平铺于被套内

充实近侧被胎角于被套顶角处,展开近侧棉胎,平铺于被套内
在被套内将竖折的棉胎向两边展开
被胎上缘与被套平齐吻合、充实
盖被的上缘平齐床头放下

1. 逐层：被套下层→棉被→被套上层。
2. 三层底边中点抓在手，上下、左右、里外拉平。

护士移至床尾中间
逐层拉平盖被
（系带）

先远侧后近侧，先床头后床尾，盖被上端距床头15 cm，左右侧与床沿平齐。

护士至左侧床头
将盖被铺成被筒

于床两侧分别将盖被尾端向内折叠于床尾或塞于床垫下

1. 先左后右。
2. 铺被总体效果：
  （1）床面整齐、美观；
  （2）中线居中；
  （3）被头、被角充实。

在床尾
套枕套
横放于床头盖被上

四角充实，拍松枕头，平放于床头，开口端背门。

移回床旁桌椅

"操作完毕，请老师指教。"

喷手,取下口罩
举手

对老师的指教表示感谢。

【评分标准】

科室_____ 姓名_____ 得分_____ 评委签名_____ 日期_____

项　目	操作内容	标准分值	扣分原因	扣　分
操作准备（10分）	1. 护士准备：衣、帽、鞋、头发整洁，淡妆，洗手，戴口罩	4	● 一项不合格扣1分	
	2. 用物准备：床、床垫、床褥、治疗车（或多功能护理车）、棉胎或毛毯、枕芯、枕套、被套、大单、手消毒液	6	● 物品少或多一样扣1分 ● 最多扣4分 ● 物品摆放乱扣2分	
评估（5分）	1. 检查床单位设施是否齐全，病床有无损坏，床刹有无刹紧 2. 检查床上用品是否符合病床规格要求，是否适应季节的需要 3. 观察床单位周围环境，病人有无进餐或治疗，是否适宜进行铺备用床的操作	5	● 缺一项扣2分	
操作要点（70分）	1. 推护理车到床旁 2. 有脚轮的床，先固定 3. 移开床旁桌距床20 cm，移开床旁椅距床架15 cm 4. 按取用顺序放置用物 5. 将物品放于床尾椅上	5	● 一项不合格，扣1分	
	6. 翻转床垫，将床褥铺于床垫上 7. 将大单放于床的正中，中线与床中线对齐，分别向床头、床尾展开 8. 铺近侧床头、床尾大单 9. 斜角法或直角法包折床角 10. 中部拉紧塞于床垫下 11. 同法铺对侧	25	● 少一项，扣2分 ● 大单折叠错扣1分 ● 大单放反扣1分 ● 折角手法不正确扣3分 ● 每角不合格扣2分 ● 大单不平、不紧扣3分 ● 四角不紧，扣2分 ● 中线不正扣2分	
	【套被套（"S"式）】 12. 将被套放于床头，正面向外，开口端朝床尾 13. 被套中线与床中线对齐，展开平铺于床上 14. 打开被套开口端的上层至1/3 15. 将折好的棉胎置于被套开口处，底边与被套开口边对齐 16. 棉胎上缘中点拉至被套封口处，并将棉胎向两边展开，与被套平齐 17. 盖被的上缘平齐床头 18. 到床尾，逐层拉平盖被，系带 19. 将盖被的左右侧向内折与床沿平齐，铺成被筒 20. 将尾端塞于床垫下或向内折叠于床尾	30	● 缺一步，扣2分 ● 步骤错，扣1分 ● 被套折叠错，扣1分 ● 被套放错，扣1分 ● 顺序错，扣2分 ● 动作不对，扣1分 ● 被套内、外不平各扣2分 ● 中线不居中，扣2分 ● 被头被角不饱满，扣2分 ● 被筒与床沿不齐，扣1分	

项　目	操作内容	标准分值	扣分原因	扣　分
	【套枕套】 21. 在床尾处套枕套 22. 四角充实 23. 拍松枕头 24. 开口背门平放于床头	5	● 缺步骤，扣1分 ● 手法不对，扣1分	
	25. 移回床旁桌、椅 26. 喷手，处理用物 27. 喷手，取下口罩，举手对老师的评价、指点表示感谢	5	● 缺一项，扣1分	
终末处理 （5分）	处置区域合适，垃圾分类正确	5	● 垃圾分类不正确扣3分 ● 其他一项不合格扣1分	
总体评价 （10分）	1. 操作熟练，动作一次到位 2. 整体效果好 3. 注意节力原则 4. 完成时间不超过5分钟	10	● 往返次数过多扣2分 ● 动作不美观扣1~3分 ● 超时扣1~2分	

【注意事项】

1. 符合床铺的实用、耐用、舒适、安全的原则。
2. 底单中线与床中线对齐，四角平整、紧扎。
3. 被头充实，盖被平整、两边内折对称。
4. 枕头平整、充实，开口背门。
5. 注意省时、节力。
6. 病室及病人单位环境整洁、美观。

二十六、卧有病人更换床单

【用物准备】

治疗车（或多功能护理车）：大单、中单、被套、枕套、床刷及套，衣裤（必要时），手消毒液。

【操作流程】

自我介绍 → "各位老师好，我是××病区××，今天操作的项目是卧有病人更换床单，病人因……出汗较多，现予以更换床单，先去评估病人。"

评估
核对床头牌

"您好！请问您叫什么名字？××是吧，我是您的管床护士××，请让我看看您的腕带。您现在病情需要卧床，我会帮您在床上更换一套清洁的床上用物，使您更舒适些。只需配合翻身就可以，您现在需要大小便吗？衣服要不要换？……您稍等片刻，我去准备物品。"

看有无病人进餐或治疗，调节室温，关门窗，必要时遮挡病人。检查床栏是否完好，床刹是否刹紧。

根据病人情况准备物品
洗手，戴口罩
举手

"操作开始。"

推护理车到床旁，对床头牌
移开床旁桌距床20 cm
移开床旁椅，立对侧床栏
放平床头床尾支架
松开床尾盖被

"您好，我们开始更换床单了。"

半卧位病人如病情许可，暂将床头支架放平；
床垫下滑者向上移至床头。

枕头移向对侧
协助病人翻身侧卧，背向护士
一人（护士或家属）保护病人，防坠床
查看皮肤，盖好被子

"请侧过去睡，好吗，让我看看背部皮肤，嗯，是完好的。您感觉怎么样？有没有不舒服？"

随时观察病人面色、呼吸情况，注意保暖。

观察皮肤颜色，有无破溃。

去尘方法：用床刷（外有刷套）从前至后分别刷3下，将所有平面上的灰尘除去。

松近侧各单
中单卷起塞入病人身下
橡胶单去尘后搭在病人身上
大单卷起塞入病人身下，床垫去尘

清洁大单中线与床中线对齐，展开近侧半幅
对侧半幅卷起塞于污大单下
铺近侧床单
放平橡胶单，铺中单，近侧塞于床垫下
对侧半幅塞于病人身下

松开被子，移枕于近侧
协助病人翻身，面向护士
查看皮肤，盖好被子
立近侧床栏

"这边换好了，请转过来睡，好吗？嗯，皮肤也是好的，如果有不舒服，请告诉我！"

撤污单方法:
(1) 将垂下的中/大单上折;
(2) 由床头卷至床尾,放入污物袋。

↓

转至对侧,放下床栏,松开各单
撤污中单,橡胶单去尘后搭于病人身上
撤污大单,床垫去尘
依次将大单、橡胶单、中单拉好铺平

"床单铺好了,现在您可以睡平了,是不是感觉舒服些了? 现在给您换被套。"

↓

移枕至床头中央,协助病人仰卧
清洁被套正面朝外
上下对折铺于盖被上,对准中线,上缘平被头

先折近侧头部→尾部,再折对侧尾部→头部,将被子从头至尾拉成"S"形。

↓

棉胎在污被套内折成"S"形
放于床尾

↓

棉胎不可触及污被套外面。

打开清洁被套下1/3
棉胎放入清洁被套内

↓

1. 先打开对侧棉胎,边缘与被套边线吻合,轻轻放下。
2. 再打开近侧棉胎,对齐边缘,放下。
3. 至床尾理平棉胎和被套。

套好被套
被头压于枕下
右手托被,左手撤出污被套
再次整理被子,至被套棉胎吻合
将盖被折成被筒,尾端塞于床垫下或内折平床尾

"脚这边紧不紧?"

被筒尾端不可太紧,勿使足部受压。

↓

一手托颈,一手取出枕头
撤下枕套
在床尾更换枕套,松枕
置于头下
协助病人取舒适卧位

松枕方法:从上至下拍三下。

"全换好了,感觉怎么样?"

↓

移回床旁桌椅,开窗通风

↓

喷手,处理用物

↓

喷手,取下口罩,举手

"操作完毕,请老师指教。"

对老师的评价、指点表示感谢!

【评分标准】

科室_____ 姓名_____ 得分_____ 评委_____ 签名_____ 日期_____

项　目	操作内容	标准分值	扣分原因	扣　分
操作准备 （10分）	1. 护士准备：衣、帽、鞋、头发整洁，淡妆，洗手、戴口罩	5	● 一项不合格扣1分	
	2. 用物准备：治疗车（或多功能护理车）：大单、中单、被套、枕套、床刷及套，衣裤（必要时），手消毒液	5	● 少一样或多一项扣1分，最多扣4分，物品摆放乱扣1分	
评估 （10分）	1. 核对床号、床头牌、姓名，检查床刹是否刹紧，看有无病人进餐或治疗，调节室温，关门窗，必要时遮挡病人	4	● 缺一项扣1分	
	2. 自然、全面的解释目的及注意事项，必要时协助排尿及更换衣裤	6	● 一项不合格扣1分	
操作要点 （65分）	1. 根据病人情况准备物品，推护理车到床旁 2. 核对床头牌 3. 移开床旁桌距床20 cm，移开床旁椅 4. 立对侧床栏，放平床头床尾支架	5	● 一项不合格扣1分	
	5. 铺右侧 （1）松开床尾盖被，枕头移向对侧； （2）协助病人翻身侧卧，背向护士，查看皮肤，盖好被子； （3）松近侧各单，中单卷起塞入病人身下，橡胶单去尘后搭在病人身上，大单卷起塞入病人身下； （4）床垫去尘； （5）清洁大单中线与床中线对齐，展开近侧半幅，对侧半幅卷起塞于污大单下，铺近侧床单； （6）放平橡胶单，铺中单，近侧塞于床垫下，对侧半幅塞于病人身下； （7）松开被子，移枕于近侧； （8）协助病人翻身，面向护士，查看皮肤，盖好被子； （9）立近侧床栏	10	● 缺一项扣2分 ● 一项不合格扣1分	
	6. 铺左侧 （1）转至对侧，放下近侧床栏，松开各单； （2）撤污中单，橡胶单去尘后搭于病人身上； （3）撤污大单，床垫去尘； （4）依次将大单、橡胶单、中单拉好铺平	5	● 缺一项扣2分 ● 一项不合格扣1分	
	7. 床单整体效果	5	● 不平整、不紧扣3分 ● 四角不紧扣2分	

151

项 目	操作内容	标准分值	扣分原因	扣 分
	8. 松被，移枕至床头中央，协助病人仰卧	2	● 手法不对扣1分	
	9. 清洁被套正面在外，上下对折铺于盖被上，对准中线，上缘平被头 10. 棉胎在污被套内折叠，先近侧后对侧 11. 折成"S"形，放于床尾 12. 打开清洁被套下1/3，棉胎放入清洁被套内，先对侧后近侧，套好被套，初步整理 13. 被头压于双侧枕下（清醒病人协助拉住被头） 14. 右手托被，左手撤出污被套 15. 再次整理被子，至被套棉胎吻合 16. 将盖被折成被筒，尾端塞于床垫下或内折平床尾	25	● 缺一步扣2分 ● 顺序错扣2分 ● 动作不对扣1分 ● 棉胎污染扣2分	
			● 被套内、外不平整各扣2分	
	17. 套被子，整体评价	5	● 大单、中单、被套三条中线不齐、不平整扣2分 ● 被头及两角不饱满扣2分 ● 被筒与床沿不齐扣1分	
	18. 一手托颈，一手取出枕头 19. 撤下枕套在床尾更换枕套，松枕，置于头下	3	● 缺步骤扣2分 ● 手法不对扣1分	
	20. 协助病人取舒适卧位，移回床旁桌、椅 21. 开窗通风 22. 喷手，处理用物 23. 喷手，取下口罩，举手对老师的评价、指点表示感谢	5	● 缺一项扣1分	
终末处理（5分）	处置区域合适，垃圾分类正确	5	● 垃圾分类不正确扣3分 ● 其他一项不合格扣1分	
总体评价（10分）	1. 操作过程熟练，动作一次到位 2. 注意与病人交流，告知配合要点 3. 终末效果好 4. 12分钟内完成	5	● 超时扣1~2分 ● 过多往返扣1分 ● 沟通生硬扣2~3分 ● 动作不美观、未一次到位扣1分	

【注意事项】

1. 同备用床。

2. 病人舒适、安全。

3. 与病人进行有效沟通，满足病人身心需要。

二十七、病人跌倒的预防

【用物准备】

环境要求：光线明亮，地面保持干净无水迹、不潮湿；走廊有扶手、整洁、畅通、无障碍物；开水间有防滑标识；卫生间有扶手；

病床要求：床头和床尾可抬高的手摇式病床或者电动控制的多功能床，病床高 0.5~0.6 m，两边有护栏，有轮床要求床刹性能良好；

治疗车上层：住院病人预防跌倒护理评估表、笔、手消毒液、"防止跌倒"标识牌（根据评估情况）；治疗车下层：便器一个（便器和尿壶各一个）、病人自备防滑鞋（或拖鞋）。

【操作流程】

自我介绍
举手示意操作开始

"各位老师好，我是××，今天我操作的项目是病人跌倒的预防。"

洗手
评估病人
评估环境

"×床，××，×岁，因"××"收住我科。先去评估病人有无跌倒的危险。"

按"住院病人预防跌倒护理评估表"进行评估，同时评估病人衣着、鞋子、鞋底。并评估地面、各种标识、灯光照明、病房设施。

汇报评估分数
创造良好的病室安全环境

"地面保持干净无水迹、不潮湿；走廊整洁、畅通、无障碍物，光线明亮；开水间有防滑标识。"

评估总分≥1 分，启动跌倒预防的护理，并在护理记录中呈现护理问题"高危险性伤害：跌倒"。

解释操作内容，取得合作

"××，您好！我叫××，是您的责任护士。根据您目前的状况及用药情况，要注意防跌倒。"

"你卧床时，我帮你拉上床栏，需要下床时我再帮您放下。"

1. 移动病床后一定要检查床脚刹车是否刹紧。
2. 平车搬运病人时将平车妥善固定，防止滑动，就位后拉好护栏。
3. 轮椅搬运病人时应轮椅刹车刹紧，并掀起脚踏。

将病床调至最低位置
固定好床脚刹车、立床栏

"您最好在床上大小便，假如不习惯我们扶您去卫生间（病情允许）。有任何需要请按呼叫器，我们也会经常来看您。"

呼叫器、水杯、便器、尿壶等常用物品放于病人易取处
并教会病人床上使用便器、尿壶的方法

跌倒危险因素：
（1）年龄≥65 岁，尤其是女性；
（2）Hb < 110 g/L；
（3）视力障碍或下降；
（4）意识障碍；
（5）偏瘫；
（6）四肢肌力≤4 级；
（7）特殊药物：安眠药、降血压药、抗过敏药、降糖药等；
（8）特殊症状：头晕、眩晕、体位性低血压。

针对可能导致跌倒的原因进行相关指导

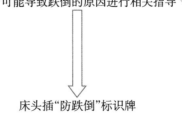

"您下床时一定要有人陪着您，而且动作宜慢，要穿防滑鞋，走路时一定要扶着墙壁或者扶手，避开障碍物。按时正确服药，有任何不适随时告知我们。"

床头插"防跌倒"标识牌
洗手
记录"高危险性伤害：跌倒"的护理措施

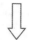

定时巡视病人,交接班,加强与病人家属的沟通交流,关注病人的心理需求 给予病人必要的生活帮助和护理

喷手
举手

"操作完毕，请老师指教。"

对老师的评价、指点表示感谢!

【评分标准】

科室_____ 姓名_____ 得分_____ 评委签名_____ 日期_____

项 目	操作内容	标准分值	扣分原因	扣 分
操作准备（10分）	1. 护士准备：衣、帽、鞋、头发整洁，淡妆，洗手	5	● 一项不合格扣1分	
	2. 环境、病床符合要求 3. 用物准备： （1）住院病人预防跌倒护理评估表、笔、手消毒液、"防止跌倒"标识牌（根据评估情况）； （2）便器一个（便器和尿壶各一个）； （3）病人自备防滑鞋（或拖鞋）	5	● 不交待环境扣1分 ● 不检查病床或不符合要求扣1分 ● 少一样扣1分，最多扣2分 ● 物品摆放乱扣1分	
评估患者及环境（35分）	1. 核对病人 2. 按"住院病人预防跌倒护理评估表"进行评估	5	● 未核对扣2分 ● 未评估扣3分	
	3. 评估病人衣着、鞋子、鞋底 4. 评估地面、各种标识、灯光照明、病房设施	15	● 缺一项扣2分	
	5. 汇报评估分数，创造良好的病室安全环境 6. 评估总分≥1分，启动跌倒预防的护理，并在护理记录中呈现护理问题"高危险性伤害：跌倒"	10	● 未汇报评估分数扣4分 ● 评估总分≥1分，未启动跌倒预防的护理扣3分 ● 未在护理记录单上呈现护理问题扣3分	
	7. 解释预防跌倒的措施内容，取得合作 8. 必要时示范	5	● 未解释扣3分 ● 未取得理解合作扣2分	
操作要点（35分）	1. 将病床调至最低位置，固定好床脚、平车、轮椅等病人使用物品的刹车 2. 立床栏，并告知必要性及寻求帮助的办法	9	● 一项不合格扣2分 ● 未立床栏扣5分	
	3. 呼叫器、水杯、便器、尿壶等常用物品放于病人易取处 4. 教会病人床上使用便器、尿壶的方法	8	● 一项不合格扣2分	
	5. 针对可能导致跌倒的原因进行相关指导	10	● 不熟悉跌倒危险因素扣5分 ● 未进行相关指导扣5分	
	6. 床头插"防跌倒"标识牌 7. 整理床单位，协助取舒适卧位	4	● 一项不合格扣2分	
	8. 洗手 9. 记录"高危险性伤害：跌倒"的护理措施	2	● 一项不合格扣1分	
	10. 定时巡视病人，交接班，加强与病人家属的沟通交流，关注病人的心理需求 11. 给予病人必要的生活帮助和护理	2	● 一项不合格扣1分	

155

项　目	操作内容	标准分值	扣分原因	扣　分
指导患者（10分）	1. 告知病人立床栏的意义，明确必要性	5	● 未告知扣5分 ● 沟通生硬扣3分	
	2. 告知病人预防跌倒的注意事项	5	● 未告知扣5分 ● 沟通生硬扣3分	
终末处理（5分）	处置区域合适，洗手	5	● 处置区域不正确扣3分 ● 洗手不合格扣2分	
总体评价（5分）	1. 病人能知晓预防跌倒的注意事项 2. 操作过程熟练，轻柔，动作一次到位	3 2		

二十八、压疮的预防及护理技术

【用物准备】

压疮相关评估表、手消毒液、测量工具。

【操作流程】

1. 对新入或转入病人做好皮肤检查并记录；根据病人病情进行持续动态评估。
2. 评估内容：局部皮肤情况；压疮危险因素（危重、长期卧床、年老、营养不良、水肿、疼痛、大小便失禁等）。
3. 观察要点：观察骨突出和受压部位；皮肤弹性、温度、颜色等；受压皮肤情况；意识状态；肢体活动能力。
4. 有压疮者判断分期。

分四期两种特殊类型：淤血红润期、炎症浸润期、溃疡期（Ⅰ°浅度溃疡期、Ⅱ°坏死溃疡期）；不明确分期和深部组织损伤。

自我介绍

至床旁核对床头牌评估病人情况查看皮肤完整性

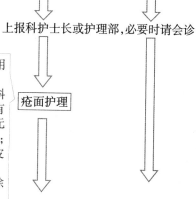

"各位老师好，我是××病区××，今天操作的项目是压疮的预防及护理，×床，××，女，××岁，食管癌晚期，不能自主翻身，加强防压疮护理，预防压疮发生，先评估病人。"

"您好！请问您叫什么名字？××是吧，我是您的管床护士××，请让我看看您的腕带。检查一下您的皮肤，以便及时采取措施，防止压疮发生。"

发现压疮

压疮的高危人群

"您需要采取××措施，请您配合。"

告知管床医师，签署"高危压疮病人告知书"

填写压疮申报表，内容包括：病人的基本情况，压疮的部位、大小、分期、发生地点、目前采取的措施等。

填写难免压疮申报表，内容包括：病人一般资料、评估情况、目前采取的主要预防措施。

上报科护士长或护理部，必要时请会诊

疮面护理

1. 淤血红润期：局部皮肤用透明贴或减压贴保护。
2. 炎症浸润期：水胶体敷料（透明贴、溃疡贴）覆盖；有水泡者，先覆盖透明贴再用无菌注射器抽出水泡内的液体；避免局部继续受压；促进上皮组织修复。
3. 溃疡期：定时换药，清除坏死组织，增加营养的摄入，促进创面愈合。

1. 减少局部受压：
　　（1）对活动能力受限的病人，定时被动变换体位，每2小时一次。
　　（2）受压皮肤在解除压力30分钟后，压红不消退者，应该缩短翻身时间。
　　（3）长期卧床病人可以使用充气气垫床或者采取局部减压措施。
　　（4）骨突处皮肤使用透明贴或者减压贴保护。
　　（5）躁动者有导致局部皮肤受伤的危险，可用透明贴膜予以局部保护。
2. 皮肤保护：
　　（1）温水擦洗皮肤，使皮肤清洁无汗液。
　　（2）肛周涂保护膜，防止大便刺激。
　　（3）对大小便失禁者及时清理，保持局部清洁干燥。
3. 感觉障碍者慎用热水袋或冰袋，防止烫伤或冻伤。
4. 加强营养，根据病人情况，摄取高热量、高蛋白、高纤维素、高矿物质饮食，必要时，少食多餐。

压疮预防措施

↓

病人健康教育

1. 教会病人及家属预防压疮的措施。
2. 指导病人加强营养，增加皮肤抵抗力和创面愈合能力。
3. 指导功能障碍病人尽早开始功能锻炼。

"为了预防（或治疗）压疮，需要您配合注意以下几方面：
1. 加强营养，多摄取高热量、高蛋白、高纤维素、高矿物质饮食，必要时，少食多餐。
2. 减少局部受压：
　　（1）您假如能动，请经常改变体位，至少每2小时变换体位一次，我们会定时来帮您的。
　　（2）还可以使用充气气垫床或者采取局部减压措施。
　　（3）给您××处皮肤使用透明贴保护。
3. 皮肤保护：
　　（1）温水擦洗每日至少一次，使皮肤清洁无汗液。
　　（2）肛周涂保护膜，防止大便刺激。
　　（3）您若大小便失禁，我们会及时清理，保持局部清洁干燥。
4. 您的感觉不是很好，不能用热水袋或冰袋，防止烫伤或冻伤；假如您有需要我们可以调节环境温度。"

↓

协助病人取舒适的卧位
喷手

"您这个体位舒服吗？您就这样休息，有什么需要请按呼叫铃，我也会定时来看您的！"

↓

记录，喷手
举手

"操作完毕，请老师指教。"

对老师的指教表示感谢！

【评分标准】

科室_____　姓名_____　　得分_____　评委签名_____　日期_____

项　目	操作内容	标准分值		扣分原因	扣　分
操作准备（5分）	1. 护士准备：衣、帽、鞋、头发整洁，淡妆，洗手，戴口罩	3		● 一项不合格1分	
	2. 用物准备：治疗车（或多功能护理车）：手消毒液、压疮相关评估表、测量工具	2		● 缺一样扣1分	
评估患者（15分）	1. 核对床头牌、床号、姓名、腕带	2		● 缺一项扣1分	
	2. 对新入或转入病人做好皮肤检查并记录；根据病人病情进行持续动态评估	2		● 未体现动态评估扣1分	
	3. 评估内容：局部皮肤情况；压疮危险因素（危重、长期卧床、年老、营养不良、水肿、疼痛、大小便失禁）等	3		● 缺一项或与实际不符扣1分，最多扣3分	
	4. 观察要点：观察骨突出和受压部位；皮肤弹性、温度、颜色等；受压皮肤情况；意识状态；肢体活动能力	3		● 缺一项或与实际不符扣1分，最多扣3分	
	5. 有压疮者判断分期：淤血红润期、炎症浸润期、溃疡期（Ⅰ°浅度溃疡期、Ⅱ°坏死溃疡期）、不明确分期和深部组织损伤	3		● 判断有误扣3分	
	6. 自然、全面地解释目的及注意事项	2		● 解释不到位扣1分	
操作要点（65分）	1. 压疮的高危人群或压疮病人填写难免压疮申报表或压疮申报表	2		● 未填写扣2分	
	2. 上报科护士长或护理部，必要时请会诊	2		● 未上报扣1分	
	3. 创面护理 （1）淤血红润期：局部皮肤用透明贴或减压贴保护； （2）炎症浸润期：水胶体敷料（透明贴、溃疡贴）覆盖；有水泡者，先覆盖透明贴再用无菌注射器抽出水泡内的液体；避免局部继续受压；促进上皮组织修复； （3）溃疡期：定时换药，清除坏死组织，增加营养摄入，促进创面愈合	有压疮10	无压疮0	● 一项不合格扣5分	
	4. 压疮预防 （1）减少局部受压； （2）对活动能力受限的病人，定时被动变换体位，每两小时一次； （3）受压皮肤在解除压力30分钟后，压红不消退者，应该缩短翻身时间；			● 未按时变换体位扣5分 ● 未酌情使用气垫床等减压措施扣10分	

159

项 目	操作内容	标准分值		扣分原因	扣 分
	(4) 长期卧床病人可以使用充气气垫床或者采取局部减压措施	有压疮35	无压疮45		
	5. 骨突处皮肤使用透明贴或者减压贴保护 6. 躁动者可用透明贴膜予以局部保护			● 其他一项不合格扣2~3分	
	7. 皮肤保护 (1) 温水擦洗皮肤，使皮肤清洁无异味； (2) 肛周涂保护膜，防止大便刺激； (3) 对大小便失禁者及时清理； (4) 床单元平整、清洁、干燥			● 一项不合格扣5分	
	8. 感觉障碍者慎用热水袋或冰袋，防止烫伤或冻伤 9. 加强营养，根据病人情况，摄取高热量、高蛋白、高纤维素、高矿物质饮食，必要时，少食多餐	5		● 使用不当酌情扣3~5分 ● 不了解营养状况扣3分	
	10. 安置舒适体位 11. 健康教育	10		● 一项不合格酌情扣1~2分	
	12. 喷手，记录	1		● 缺项扣1分	
终末处理 （5分）	处置区域合适，垃圾分类正确，洗手	5		● 垃圾分类不正确扣3分 ● 其他一项不合格扣1分	
总体评价 （10分）	1. 压疮创面得到有效保护和治疗 2. 压疮预防措施合理、安全、有效 3. 操作熟练、轻柔，有爱伤观念 4. 病人健康教育	3 3 2 2		● 一项不合格酌情扣1~2分	

【注意事项】

1. 教会病人预防压疮的措施。

2. 指导病人加强营养,增加皮肤抵抗力和创面愈合能力。

3. 指导功能障碍病人尽早开始功能锻炼。

4. 帮助病人选择适当的措施,预防压疮,促进愈合。

5. 仰卧位时,检查枕骨粗隆、肩胛部、肘、脊椎体隆突处、骶尾部、足跟;侧卧位时,检查耳廓、肩峰、肘部、髋部、膝关节内外侧、内外踝;俯卧位时,检查耳、颊部、肩部、女性乳房、男性生殖器、髂嵴、膝部、脚趾。

二十九、踝泵运动技术

【用物准备】

治疗车(或多功能护理车):快速手消毒液、护理记录单、笔。

【操作流程】

自我介绍,评估用物
洗/喷手,戴口罩
举手

> "各位老师好,我是××病区××,今天操作的项目是踝泵运动技术,用物及自身准备完毕,操作开始。"

核对病人、解释,评估病情
观察末梢血供

病人生命体征平稳,病情允许,疼痛评分≤3,即可指导病人进行运动。

> "您好,请问您叫什么名字,请给我看一下您的腕带。××,我是您的责任护士××,为促进您下肢的血液循环、帮助水肿的消退,同时防止肌肉的萎缩,马上我来指导您做一下踝泵运动。您的末梢血供是好的,您现在感觉还疼吗?(进行疼痛评分,)不是很疼,那我来指导您做踝泵运动,没什么痛苦,请您配合我一下。"

协助取坐位或者平卧位

嘱病人下肢伸展,大腿放松

背伸即向上勾脚尖,背伸的时候胫骨前肌收缩变短,小腿三头肌放松伸长。

指导病人背伸一侧肢体踝关节,至最大限度时保持5～10秒

> "我先来指导您做一下踝关节的背伸运动,勾起脚尖,尽力使脚尖朝向自己,至最大限度时保持5~10秒。您做得很好,感觉还好吧?"

跖屈即脚尖向下踩,跖屈的时候小腿三头肌收缩变短,胫骨前肌放松伸长。

然后跖屈一侧肢体踝关节,至最大限度时保持5～10秒

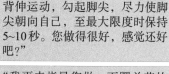

> "我再来指导您做一下踝关节的跖屈运动,脚尖缓缓下压,至最大限度时保持5～10秒,您做得很好,感觉不疼吧?"

放松
完成一组踝关节的屈伸运动

指导病人一侧肢体以踝关节为中心,
360°旋转踝关节,
尽力保持动作幅度最大环绕

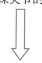

保持动作幅度最大绕环,可以使更多的肌肉得到运动。

> "我还要指导您做一下踝关节的环绕运动,以踝关节为中心,最大幅度的360°旋转踝关节,您做得非常棒,不疼吧?"

放松,
完成一组踝关节的环绕活动

嘱病人自行完成另一侧肢体踝关节的屈伸运动和环绕运动

> "您另一条腿做一遍给我看,好吗?您做得非常好。"

指导运动的频次

> "踝泵运动您都掌握了吗?踝泵运动最好每1~2小时一组,每组10~20个,一天练5~8组。我们会定时督促您锻炼的。"

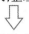

安置病人,整理床单元 ——"您还有什么需要我帮助的吗?您好好休息。"

喷/洗手,记录
取下口罩,举手

对老师的评价、指点表示感谢! ——"操作完毕，请老师指教。"

【评分标准】

科室_____ 姓名_____ 得分_____ 评委签名_____ 时间_____

项　目	操作内容	标准分值	扣分原因	扣　分
操作准备 （5分）	1. 护士准备：衣、帽、鞋、头发整洁，淡妆，洗手	4	● 一项不合格扣1分	
	2. 用物准备：治疗车（或多功能护理车）：快速手消毒液	1	● 未准备扣1分	
评估患者 （10分）	1. 快速手消毒液在有效期之内 2. 评估病人： 　（1）病情； 　（2）生命体征； 　（3）疼痛的情况； 　（4）末梢血供	10	● 少一项扣2分	
操作要点 （70分）	1. 核对病人 2. 解释目的	10	● 未核对病人扣5分 ● 未做解释扣5分	
	3. 嘱病人下肢伸展，大腿放松	5	● 未协助病人摆体位扣5分	
	4. 指导病人背伸一侧踝关节至最大限度时保持5~10秒： 　（1）指导病人背伸踝关节； 　（2）背伸至最大限度； 　（3）保持5~10秒	10	● 背伸方法错误扣5分 ● 未指导至做大限度扣1~2分 ● 未保持5~10秒扣2分 ● 沟通不到位扣2分	
	5. 跖屈一侧踝关节，至最大限度时保持5~10秒： 　（1）指导病人跖屈踝关节； 　（2）跖屈至最大限度； 　（3）保持5~10秒	10	● 跖屈方法错误扣5分 ● 未指导至最大限度扣1~2分 ● 未保持5~10秒扣2分 ● 沟通不到位扣2分	
	6. 指导病人进行一侧踝关节的环绕运动： 　（1）指导病人以踝关节为中心； 　（2）360°旋转踝关节； 　（3）保持动作幅度最大	10	● 未指导以踝关节为中心扣2分 ● 未指导360°旋转踝关节扣2分 ● 未保持动作幅度最大扣2分 ● 未先健侧扣2分 ● 沟通不到位扣2分	
	7. 嘱病人自行完成一次另一侧踝关节的屈伸运动和环绕运动： 　（1）指导自行完成踝关节的屈伸运动； 　（2）指导自行完成踝关节的环绕运动	10	● 未指导自行完成踝关节的屈伸运动扣5分 ● 未指导自行完成踝关节的环绕运动扣5分	

项　目	操作内容	标准分值	扣分原因	扣　分
	8. 指导运动的频次： 　　（1）每1~2小时一组； 　　（2）每组10~20个； 　　（3）一天练5~8组	10	● 未指导扣5分 ● 指导不到位扣2~3分	
	9. 安置病人，整理床单元	5	● 未安置病人扣3分 ● 未整理床单元扣2分	
终末处理（5分）	1. 喷/洗手 2. 记录	5	● 未喷手扣2分 ● 未记录扣3分	
总体评价（5分）	1. 操作过程熟练，动作一次到位 2. 交流自然、亲切、恰当	5		
提问（5分）	注意事项	5		

【注意事项】

1. 踝泵运动的原理:跖屈(脚尖向下踩)的时候小腿三头肌收缩变短,胫骨前肌放松伸长;背伸(向上勾脚尖)的时候胫骨前肌收缩变短,小腿三头肌放松伸长。这两组相对应的肌肉在收缩的时候就像泵一样把血液和淋巴液挤压回流,放松的时候新鲜的血液就又流进去,以利于肢体肿胀消退,防止肌肉萎缩。

2. 踝泵运动的禁忌证:各种原因导致的踝关节不稳、踝关节骨折未愈合又未做内固定、骨关节肿瘤、全身状况极差、病情不稳定等。若运动破坏愈合过程造成新的损伤,导致疼痛、炎症等症状加重。

三十、足背动脉测量技术

【用物准备】

手消毒液、记录本、记号笔。

【操作流程】

自我介绍
洗/喷手戴口罩

"各位老师好，我是××病区的××，今天操作的项目是足背动脉测量技术，用物及个人准备完毕，操作开始。"

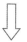

向病人解释触摸足背动脉搏动的目的、方法及重要性，以取得病人的理解和配合。

解释

"您好，我是您的管床护士××，因为您术后股动脉穿刺处加压包扎，现在我(们)需要动态测量您足背动脉搏动情况。整个操作不会给您带来痛苦，请您配合我一下。"

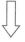

观察患肢末梢皮肤颜色、温度、趾甲充盈度

一手托起脚掌，另一手示指中指无名指指端在足背中部第一足趾和第二足趾之间触摸，按压力度适中，选择皮肤较薄、足背动脉搏动明显处，在搏动最明显处标记。

触摸病人健侧
足背动脉搏动并标记

"××，我要在您足背动脉搏动最明显处做一标记。"

同法触摸患侧
足背动脉搏动

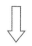

与健侧比较搏动强弱程度。

告知病人足背动脉搏动情况和注意事项

××，足背动脉我已经测量好了，您双侧足背动脉搏动很明显，为了便于后续观察，足背上的标记请您不要擦除。好的，您若有什么不舒服请按铃叫我，我也会经常来看您的。"

做好班班交接

安置病人，整理床单元

做好班班交接。

洗手，脱口罩
记录护理记录单

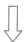

举手　"操作完毕，请老师指教。"

【评分标准】

科室_____ 姓名_____ 得分_____ 评委签名_____ 时间_____

项　目	操作内容	标准分值	扣分原因	扣　分
操作准备（10分）	1. 护士准备：衣、帽、鞋、头发整洁，淡妆，洗手，戴口罩	5	● 一项不合格扣1分	
	2. 用物准备：治疗车（或多功能护理车）、手消毒液、记录本、记号笔	5	● 少一样扣1分	
评估患者（15分）	1. 病人病情、意识状态、配合程度 2. 患肢末梢皮肤颜色、温度、趾甲充盈度 3. 向病人解释触摸足背动脉搏动的目的、方法及重要性，以取得病人的理解和配合	10	● 缺一项扣1分	
	4. 自然、全面地解释目的及注意事项	5	● 未告知扣5分 ● 沟通不到位扣2分	
操作要点（70分）	1. 自我介绍、洗/喷手，戴口罩，举手 2. 将用物携至床旁、核对床头牌 3. 解释	5	● 缺一项扣1分	
	4. 触摸病人健侧足背动脉搏动 5. 一手托起脚掌，另一手示指中指无名指指端在足背中部第一足趾和第二足趾之间触摸 6. 按压力度适中，选择皮肤较薄、足背动脉搏动明显处，在搏动最明显处标记 7. 同法触摸并标记患侧足背动脉搏动 8. 与健侧比较搏动强弱程度	40	● 触摸位置不正确扣2分 ● 足背动脉搏动处未做标记扣2～4分 ● 未进行两侧足背动脉搏动比较扣2分 ● 其他一项不合格扣2分	
	9. 告知病人足背动脉搏动情况和注意事项 10. 整理床铺，安置病人 11. 喷手，记录护理记录单 12. 喷手，取下口罩 13. 记录护理记录单	30	● 未告知病人搏动情况扣2分 ● 未告知病人注意事项扣2分 ● 未安置病人扣2分 ● 未做手卫生扣2分 ● 未记录扣2分 ● 其他一项不合格扣1～2分	
总体评价（5分）	1. 操作过程熟练，动作一次到位 2. 解释全面恰当 3. 病人床单元整齐 4. 病人处于安全保护之中，无意外	5	● 一项不合格扣1分	

【注意事项】

　　1. 不可用拇指诊脉，因拇指小动脉搏动易与病人的脉搏相混淆。

　　2. 测量部位固定以便前后对照。

　　3. 注意观察患肢末梢皮肤颜色、温度、趾甲充盈度。

三十一、肢体肿胀测量技术

1. 上肢肿胀测量技术

【用物准备】

治疗车(或多功能护理车):手消毒液、皮尺、记录本、记号笔。

【操作流程】

自我介绍
洗/喷手,戴口罩,
举手

> "各位老师好,我是××病区的××,今天操作的项目是上肢肿胀测量技术。用物及个人准备完毕,操作开始。"

将用物携至床旁,
核对床头牌,解释

> "您好,请问您叫什么,请给我看一下您的腕带,××,我是您的管床护士××,您的上肢肿胀,我来给您测量一下上肢肿胀周径,整个操作不会给您带来痛苦,请您配合我一下"

关闭门窗,拉隔帘

观察皮肤色泽,肿胀程度。 — 检查患肢皮肤

分别在健侧和患侧的肘关节上
10cm处做标记。 — 标记健侧,
同法标记患侧

> "××,现在我在您上肢肘关节上方做个标记,以后都在这个位置给您测量,便于判断肿胀恢复的情况。"

1. 首次先健肢后患肢,以后患
侧前后对比。
2. 皱褶松紧度以对皮肤不产生
夹挤为宜。 — 用皮尺紧贴标记处
测量周径

> "现在我开始测量您上肢的周径了,这个过程没有痛苦,请您配合一下。"

交代相关注意事项

安置病人,整理床单元

> "××,周径测量好了,肿胀肢体保持抬高的位置,以促进回来。您不要紧张,好好休息,我会经常来看您的!"

喷手,取下口罩
记录护理记录单

对老师的评价、指导表示感谢! — 举手

> "操作完毕(举手),请老师指教。"

167

【评分标准】

科室_____ 姓名_____ 得分_____ 评委签名_____ 时间_____

项　目	操作内容	标准分值	扣分原因	扣　分
操作准备（10分）	护士准备：衣、帽、鞋、头发整齐，淡妆，洗手（必要时修剪指甲）	5	● 一项不符合扣1分	
	用物准备：手消毒液、皮尺、记录本、记号笔	5	● 少一样扣1分，最多扣4分 ● 物品摆放乱扣1分	
评估患者（10分）	评估病人患肢皮肤色泽及肿胀情况，解释测量肿胀周径的目的、方法及重要性并取得配合	10	● 解释不到位扣1分 ● 评估不到位扣1分	
操作要点（70分）	1. 携用物至床旁，核对床头牌及病人 2. 解释 3. 关闭门窗，将室温调节至24 ℃左右，拉隔帘 4. 移开床头柜、床旁椅	10	● 少一项扣2分	
	5. 暴露患肢,注意保暖 6. 分别在健侧和患侧的肘关节上10cm处做标记 7. 用皮尺紧贴标记处测量周径 8. 首次测量先健肢后患肢，以后测量患侧，进行前后对比	60	● 一项不合格扣15分	
终末处理（5分）	1. 处置区域合适 2. 垃圾分类正确 3. 洗手，记录	5	● 一项不合格扣1分	
总体评价（5分）	1. 操作过程熟练，动作一次到位 2. 交流恰当，体现人文关怀	5	● 一项不合格扣2分	

【注意事项】

1. 测量过程中保护病人的隐私。

2. 皱褶松紧度以对皮肤不产生夹挤为宜。

2.下肢肿胀测量技术

【用物准备】

治疗车(多功能护理车):手消毒液、皮尺、记录本、记号笔。

【操作流程】

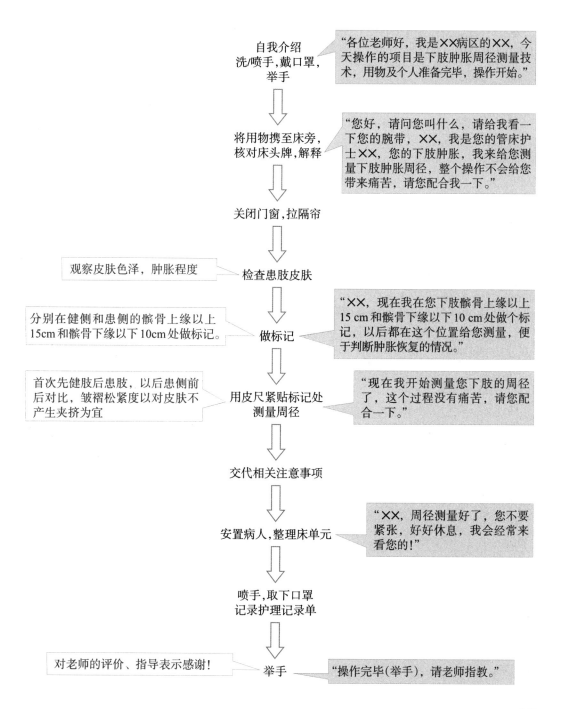

【评分标准】

科室_____ 姓名_____ 得分_____ 评委签名_____ 时间_____

项 目	操作内容	标准分值	扣分原因	扣 分
操作准备（10分）	护士准备：衣、帽、鞋、头发整齐，淡妆，洗手（必要时修剪指甲）	5	● 一项不符合扣1分	
	用物准备：治疗车（多功能护理车）、手消毒液、记录本、记号笔	5	● 少一样扣1分，最多扣4分 ● 物品摆放乱扣1分	
评估患者（10分）	评估病人患肢皮肤色泽及肿胀情况，解释测量肿胀周径的目的、方法及重要性并取得配合	10	● 解释不到位扣1分 ● 评估不到位扣1分	
操作要点（70分）	1. 携用物至床旁，核对床头牌及病人 2. 解释 3. 关闭门窗，将室温调节至24℃左右 4. 移开床头柜、床旁椅	10	● 少一项扣2分	
	5. 暴露足部，注意保暖 6. 分别在健侧和患侧髌骨上缘以上15cm和髌骨下缘以下10cm处做标记。 7. 用皮尺紧贴标记处皮肤测量周径 8. 首次测量先健肢后患肢，以后测量患侧，进行前后对比	60	● 一项不合格扣15分	
终末处理（5分）	1. 处置区域合适 2. 垃圾分类正确 3. 洗手，记录	5	● 一项不合格扣1分	
总体评价（5分）	1. 操作过程熟练，动作一次到位 2. 交流恰当，体现人文关怀	5	● 一项不合格扣3分	

【注意事项】

1. 测量过程中保护病人的隐私。
2. 皱褶松紧度以对皮肤不产生夹挤为宜。

三十二、协助病人移向床头法

1. 一名护士协助病人移向床头法

【操作流程】

自我介绍
洗/喷手,举手

> "我是××病区××。今天操作的项目是帮助病人移向床头法,×床,××,女,××岁,体重××,因××不能自行移向床头,现给予协助病人移向床头,使病人舒适,先评估病人。"

1. 评估病人病情、意识状态、肢体活动能力、年龄、体重,有无手术、骨折和牵引,以及配合能力等;
2. 解释操作目的,取得配合;
3. 检查管路情况,有无约束。

核对床头牌
解释

> "您好!请问您叫什么名字?××是吧,我是您的管床护士××,请让我看看您的腕带。您看,您的身体已经滑到床尾了,这样很不舒适吧?马上我会协助您移向床头,让您舒服一些,麻烦您配合。让我检查一下您的伤口引流管和尿管,我会妥善安置,请您放心。"

处理好引流
固定床脚刹车

托起病人头颈部,快速抽出枕头。

根据病情放平床头
将枕头横立于床头

> "先把您的床头摇平,这样容易帮助您移动;请您抬头把枕头横立在床头,等会儿移动的时候您的头就不会被撞伤了。"

使病人仰卧屈膝
双手握住床头板
双脚蹬床面

> "请您仰卧屈膝,双手握住床头板,双脚蹬床面。"

护士一手稳住病人双脚
另一手托臀部提供助力
使病人移向床头

> "来,请您双手紧拉床头,双脚用力蹬床,我们一起用力。……好!"

放回枕头
根据病情调整床头
检查引流管,妥善固定
整理床单元
健康指导

> "现在舒服多了吧?
> 来,教您做一下踝关节屈伸锻炼,这样可以防静脉血栓形成。
> 嗯,您做得很好,要坚持啊!
> 如果有需要请随时打呼叫铃,我们也会常来看您的!"

喷手,举手

> "操作完毕,请老师指教。"

对老师的评价、指点表示感谢!

【评分标准】

科室_____ 姓名_____ 得分_____ 评委签名_____ 日期_____

项 目	操作内容	标准分值	扣分原因	扣 分
操作准备（10分）	护士准备：衣、帽、鞋、头发整洁，淡妆，洗手，戴口罩	5	● 一项不合格扣1分	
评估患者（15分）	1. 了解病人病情、意识状态、肢体肌力、配合能力 2. 了解病人有无约束、各种管路情况 3. 向清醒的病人解释操作目的,取得病人合作	5	● 一项不合格扣2分	
操作要点（65分）	1. 核对床头牌 2. 解释操作目的和方法，取得配合	10	● 一项不合格扣2分	
	3. 固定床脚刹车 4. 处理好引流	10	● 一项不合格扣2分	
	5. 视病人病情放平床头 6. 托起病人头颈部，抽出枕头 7. 将枕头横立于床头，避免撞伤病人	15	● 一项不合格扣2~5分	
	8. 使病人仰卧屈膝，双手握住床头板，双脚蹬床面 9. 告知病人配合要点 10. 护士一手稳住病人双脚，另一手托臀部提供助力 11. 使病人移向床头	30	● 病人体位不对一处扣5分 ● 有拖、拉、拽现象扣10分 ● 护士手拖的部位不对扣5分 ● 导致病人不适扣10分 ● 解释不到位扣3~5分	
	12. 放回枕头 13. 根据病情调整床头 14. 检查引流管并妥善固定 15. 整理床单元 16. 相关健康指导	10	● 一项不合格扣2分	
	17. 喷手，举手	5		
总体评价（10分）	1. 护士动作轻稳 2. 无拉、拽等动作 3. 病人舒适、安全 4. 交流恰当有效	10	● 一项不合格扣2分	

【注意事项】

1. 注意遵循节力原则。

2. 护士动作轻稳,避免对病人的拉、拽等动作,防止关节脱位,使病人舒适、安全。

172

2.两名护士协助病人移向床头法

【操作流程】

自我介绍
洗/喷手,举手

护士甲:"各位老师好,我是××病区××。"
护士乙:"我是××病区××。今天操作的项目是协助病人移向床头,×床,××,女,××岁,体重××,因××不能自行移向床头,现给予协助病人移向床头,使病人舒适,先评估病人。"

1. 评估病人病情、意识状态、肢体活动能力、年龄、体重、有无手术、骨折和牵引,以及配合能力等;
2. 解释操作目的,取得配合;
3. 检查管路情况、有无约束。

核对床头牌
解释

护士甲:"您好!请问您叫什么名字?××是吧,我是您的管床护士××,请让我看看您的腕带。您看,您的身体已经滑到床尾了,这样很不舒适吧?让我检查一下您的伤口引流管和尿管,马上我和××护士一起协助您移向床头,这样就会舒服多了,麻烦您配合一下。"
护士乙(点头微笑):"我们俩的动作会很轻,不会让您感到疼痛的。"

处理好引流
固定床脚刹车

托起病人头颈部、快速抽出枕头。

根据病情放平床头
将枕头横立于床头

护士甲:"先把您的床头摇平,这样容易帮助您移动。"
护士乙:"帮您把头抬一下,把枕头横立在床头,等会儿移动的时候您的头就不会被撞伤了。"

移动方法:
(1)护士两人分别站在床的两侧,交叉托住病人颈肩及腰臀部,两人同时用力,协调抬起,移向床头;
(2)护士两人站在床的同侧,一人托住颈、肩及腰部,另一人托住臀部及腘窝,同时抬起病人移向床头;
(3)为保证两人协调,可由一人发出口令,同时用力。

护士两人协调地
将病人抬起,移向床头

护士甲:"帮你移动了,请您配合一下,把左腿屈起来,用力蹬床。"
护士乙:"来,我们一起用力。"

放回枕头
根据病情调整床头
检查引流管,妥善固定
整理床单元
相关健康指导

护士甲:"怎么样,现在舒服多了吧?来,教您做一下踝关节屈伸锻炼,这样可以防静脉血栓形成。"
护士乙:"您做的动作很正确,要坚持啊!如果有需要随时打呼叫铃,我们也会常来看您的!"

喷手,举手

"操作完毕,请老师指教。"

对老师的评价、指点表示感谢!

【评分标准】

科室＿＿＿＿＿＿　姓名＿＿＿＿＿＿　　得分＿＿＿＿＿＿　评委签名＿＿＿＿＿＿　日期＿＿＿＿＿＿

项　目	操作内容	标准分值	扣分原因	扣　分
操作准备（5分）	护士准备：衣、帽、鞋、头发整洁，淡妆，洗手、戴口罩	5	● 一项不合格扣1分	
评估病人（5分）	1. 了解病人病情、意识状态、肢体肌力、配合能力 2. 了解病人有无约束、各种管路情况 3. 向清醒的病人解释操作目的，取得病人合作	5	● 一项不合格扣2分	
操作要点（80分）	1. 核对床头牌 2. 解释操作目的和方法，取得配合	10	● 一项不合格扣2分	
	3. 固定床脚刹车 4. 处理好引流	10	● 一项不合格扣2分	
	5. 视病人病情放平床头 6. 托起病人头颈部，抽出枕头 7. 将枕头横立于床头，避免撞伤病人	15	● 一项不合格扣2~5分	
	8. 移动方法 　① 护士两人分别站在床的两侧，交叉托住病人颈、肩及腰臀部，两人同时用力，协调地将病人抬起，移向床头；② 亦可两人同侧，一人托住颈、肩及腰部，另一人托住臀部及腘窝，同时抬起病人移向床头 9. 为保证协调，可由一人发出口令，同时用力	30	● 两人不协调扣5分， ● 有拖、拉、拽现象扣10分， ● 护士手托的部位不对扣5分， ● 导致病人不适扣10分	
	10. 放回枕头 11. 根据病情调整床头 12. 检查引流管并妥善固定 13. 整理床单元 14. 相关健康指导	10	● 一项不合格扣2分	
	15. 喷手，举手	5		
总体评价（10分）	1. 护士动作轻稳 2. 无拉、拽等动作 3. 病人舒适、安全 4. 交流恰当有效	10	● 一项不合格扣2分	

【注意事项】

1. 注意遵循节力原则。

2. 护士动作轻稳，避免对病人的拉、拽等动作，防止关节脱位，使病人舒适、安全。

174

三十三、轮椅和平车使用技术
1. 平车使用法

【用物准备】

性能完好的平车(上置以被单和橡胶单包好的垫子和枕头),带套的毛毯或棉被,必要时备氧气袋、输液架、木板和中单。

【操作流程】

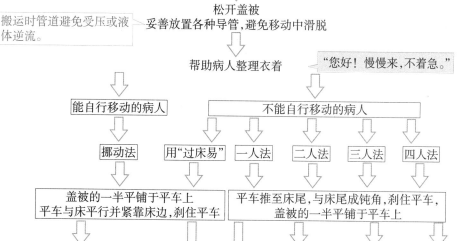

1. 评估病人:
　(1) 病情、意识状态、肢体肌力、配合能力;
　(2) 了解病人有无约束、各种管路情况。
2. 根据病人病情、人员及物品状况选择搬运方法:
　(1) 病人能自行活动者:挪动法;
　(2) 病人不能自行活动:
　　① 患儿或体重较轻者用一人法;
　　② 体重较重者用两人法或三人法;
　　③ 病情危重或颈腰椎骨折者用四人法;
　(3) "过床易"使用法。
3. 对清醒的病人解释操作目的和方法,移动时注意事项。

自我介绍 举手

"各位老师好,我是××病区××,今天的操作项目是协助病人由床上移至平车。××床××,遵医嘱……,需要使用平车护送。用物及自身准备完毕,操作开始。"

核对病人 解释 评估

"您好!请问您叫什么名字,请给我看一下您的腕带,××,我是管床护士××,×医师让您去……,由于您身体比较虚弱,我用平车送您去检查。"

移开床旁椅

松开盖被
妥善放置各种导管,避免移动中滑脱

搬运时管道避免受压或液体逆流。

帮助病人整理衣着

"您好!慢慢来,不着急。"

能自行移动的病人	不能自行移动的病人

挪动法	用"过床易"	一人法	二人法	三人法	四人法

盖被的一半平铺于平车上 平车与床平行并紧靠床边,刹住平车	平车推至床尾,与床尾成钝角,刹住平车,盖被的一半平铺于平车上

1. 护士抵住平车。
2. 挪动顺序:上身→臀部→下肢;从平车移回床上时顺序相反。

1. 护士分别站于平车与床的两侧并抵住。
2. 站于床侧护士协助病人向床侧翻身,将"过床易"平放在病人身下 1/3 或 1/4,向斜上方 45°轻推病人。
3. 站于车侧护士,向斜上方 45°轻拉协助病人移向平车,病人上平车后,协助病人向车侧翻身,将"过床易"从病人身下取出。

1. 将病人移至床边;协助病人屈膝。
2. 一臂自病人腋下伸至肩部外侧,一臂伸入病人大腿下。
3. 将病人双臂交叉于搬运者颈后,托起病人移步转身。

一人法	二人法	三人法	四人法
1. 将病人移至床边。 2. 一臂自病人腋下伸至肩部外侧,一臂伸入病人大腿下。 3. 将病人双臂交叉于搬运者颈后,托起病人移步转身。	1. 两人站于同侧,移病人至床边。 2. 一名护士一手托病人颈肩部,另一手托腰部。 3. 另一护士一手托病人臀部,一手托住使病人身体稍向护士倾斜。 4. 两人同时抬起移向平车。	1. 三人站于同侧,移病人至床边。 2. 一名护士托住病人头、肩胛部。 3. 另一名护士托住病人背部、臀部。 4. 第三名护士托病人腘窝、小腿部。 5. 三人同时抬起,使病人身体稍向护士倾斜,同时移步转向平车。 6. 将病人轻放于平车上。	1. 车与床平行靠紧。 2. 病人腰臀下铺中单。 3. 一名护士立于床头托住病人头及颈肩部。 4. 第二名护士立于床尾托住病人两腿。 5. 第三名护士和第四名护士分别站于床及平车两侧,紧握中单四角。 6. 四人同时抬起病人,轻放于平车上。

175

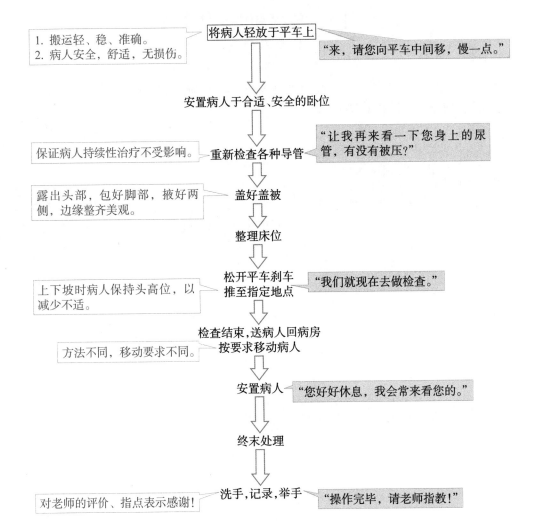

将病人轻放于平车上

"来，请您向平车中间移，慢一点。"

1. 搬运轻、稳、准确。
2. 病人安全，舒适，无损伤。

安置病人于合适、安全的卧位

保证病人持续性治疗不受影响。 重新检查各种导管

"让我再来看一下您身上的尿管，有没有被压？"

露出头部，包好脚部，掖好两侧，边缘整齐美观。 盖好盖被

整理床位

上下坡时病人保持头高位，以减少不适。 松开平车刹车 推至指定地点

"我们就现在去做检查。"

检查结束，送病人回病房
按要求移动病人

方法不同，移动要求不同。

安置病人 "您好好休息，我会常来看您的。"

终末处理

对老师的评价、指点表示感谢！ 洗手，记录，举手 "操作完毕，请老师指教！"

176

【评分标准】

科室_____ 姓名_____ 得分_____ 评委签名_____ 日期_____

项 目	操作内容	标准分值	扣分原因	扣 分
操作准备（10分）	1. 护士准备：衣、帽、鞋、头发整洁，淡妆，洗手、戴口罩	5	● 一项不合格扣1分	
	2. 用物准备：平车（上置以被单和橡胶单包好的垫子和枕头），带套的毛毯或棉被，必要时备氧气袋，输液架，木板和中单	5	● 缺一项扣1分	
护理评估（10分）	1. 病人的病情、治疗、体重与躯体活动能力 2. 病人的合作程度，选择合适的搬运方法（挪动法、一人法、两人法、三人法、四人法、"过床易"使用法） 3. 平车各部件的性能是否良好	5	● 选择的方法不正确扣2分 ● 缺一项扣1分	
	4. 自然、全面地解释目的及注意事项	5	● 一项不达标扣1分	
操作要点（70分）	1. 自我介绍、洗/喷手，戴口罩、举手 2. 将用物携至床旁、核对床头牌 3. 解释	5	● 解释不到位扣2~3分 ● 其他一项不合格扣1分	
	1. 移开床旁椅 2. 松开盖被 3. 妥善放置各种导管，避免移动中滑脱 4. 帮助病人整理衣着	10	● 一项不合格扣2分	
	挪动法 1. 帮助病人移向床边 2. 平车与床平行并紧靠床边，将盖被平铺于平车上 3. 护士抵住平车 4. 帮助病人按上身、臀部、下肢的顺序向平车挪动 5. 从平车移回床上时，先助病人移动下肢、臀部，再移动上身	35	● 一项不合格扣5分 ● 顺序错扣10分	
	一人法 1. 平车推至床尾，使平车头端与床尾成钝角 2. 固定平车 3. 将盖被铺于平车上 4. 病人移至床边 5. 协助病人屈膝 6. 一臂自病人腋下伸至肩部外侧，一臂伸入病人大腿下 7. 将病人双臂交叉于搬运者颈后 8. 托起病人移步转身，将病人轻放于平车上	35	● 一项不合格扣2~4分	

项　目		操作内容	标准分值	扣分原因	扣　分
	两人法	1. 将平车推至床尾，使平车头端与床尾成钝角 2. 固定平车 3. 松开盖被，协助病人穿衣 4. 将盖被平铺于平车上 5. 二人站于床同侧，将病人移至床边 6. 一名护士一手托住病人颈肩部，另一手托住病人腰部 7. 另一名护士一手托住病人臀部，另一手托住病人使病人身体稍向护士倾斜 8. 两名护士同时合力抬起病人，移步转向平车 9. 将病人轻放于平车上	35	● 一项不合格扣2~4分	
	三人法	1. 将平车推至床尾，使平车头端与床尾成钝角 2. 固定平车 3. 松开盖被，协助病人穿衣 4. 将盖被平铺于平车上 5. 三人站于床同侧，将病人移至床边 6. 一名护士托住病人头、肩胛部 7. 另一名护士托住病人背部、臀部 8. 第三名护士托住病人腘窝、小腿部 9. 三人同时抬起，使病人身体稍向护士倾斜，同时移步转向平车，将病人轻放于平车上	35	● 一项不合格扣2~4分	
	四人法	1. 推平车与床平行并紧靠床边 2. 在病人腰、臀下铺中单 3. 一名护士站于床头，托住病人头及颈肩部 4. 第二名护士站于床尾，托住病人两腿 5. 第三名护士和第四名护士分别站于床及平车两侧，紧握中单四角 6. 四人合力同时抬起病人，轻放于平车上 7. 病人从平车返回病床时，则反向移动	35	● 一项不合格扣2~4分	
	过床易使用法	1. 平车与床平行并紧靠床边 2. 平车与床的平面处于同一水平 3. 固定平车 4. 护士分别站于平车与床的两侧并抵住 5. 站于床侧护士协助病人向床侧翻身，将"过床易"平放在病人身下1/3或1/4，向斜上方45°轻推病人	35	● 一项不合格扣2~4分	

178

项　目	操作内容	标准分值	扣分原因	扣　分
	6. 站于车侧护士，向斜上方45°轻拉协助病人移向平车 7. 待病人上平车后，协助病人向车侧翻身，将"过床易"从病人身下取出			
	安置病人于合适，安全的卧位	5	● 不合格扣2分	
	1. 重新检查各种导管 2. 盖好盖被，整理床位 3. 松开平车刹车，推至指定地点 4. 观察病人病情变化	10	● 管道滑脱扣5分 ● 未观察病情扣3分 ● 其他一项不合格扣1分	
	检查结束，送病人回病房 安置病人	5	● 移动方法不对按情节扣分 ● 其他一项不合格扣1分	
终末处理 (5分)	1. 将平车放置在合适位置 2. 洗手	5	● 一项不合格扣2分	
总体评价 (5分)	1. 操作熟练、轻柔，病人安全舒适、无损伤 2. 操作中告知病人配合事项，自然、亲切	5	● 未告知扣3分 ● 沟通生硬扣2分	

【注意事项】

1. 搬运病人时动作轻稳，协调一致，确保病人安全、舒适。

2. 尽量使病人靠近搬运者，已达到节力。

3. 将病人头部置于平车的大轮端，以减轻颠簸与不适。

4. 推车时车速适宜。护士站于病人头侧，以观察病情，下坡时应使病人头部在高处一端。

5. 对骨折病人，应在平车上垫木板，并固定好骨折部位再搬运。

6. 在搬运病人过程中保证输液和引流的通畅。

2.轮椅使用法

【用物准备】

轮椅,根据季节备保暖用品,软枕、别针。

【操作流程】

自我介绍
洗/喷手,戴口罩
举手

"各位老师好,我是××病区××,今天的操作项目是协助病人由床上移至轮椅。××床××遵医嘱需要拍胸部X片,因身体比较虚弱,使用轮椅护送。用物及自身准备完毕,操作开始。"

检查轮椅,保持各部件完好备用。

检查轮椅,推至床旁
核对床头牌
解释

"您好!请问您叫什么名字,请给我看一下您的腕带,××,我是管床护士×× ,××医师让您去拍个胸片,由于您身体比较虚弱,我用轮椅送您去。"

轮椅背与床尾平齐、面向床头
固定刹车
翻起脚踏板

"天气有点凉,给您准备床毛毯。"

需用毛毯时,将毛毯平铺在轮椅上端高于病人肩部约15 cm
评估病人,病人如无不适主诉,扶病人坐起,穿衣,穿鞋

"您扶住椅子的扶手,尽量往后坐。"

病人如有下肢水肿、溃疡或关节疼痛,可在轮椅脚踏板上垫一软枕。

指导病人左手扶轮椅外侧的扶手,慢慢移到轮椅上
护士站在轮椅后方,稳住轮椅
翻起脚踏板,脱鞋后让病人双脚置于其上(必要时垫软枕)

使毛毯上端向下翻折10 cm,围住病人颈部,两侧围住病人肩、两臂、双下肢及脚。露出双手,用别针固定颈部和腕部。

包裹保暖

鞋子装入椅背袋内
整理床单元成暂空床

1. 推轮椅下坡时速度要慢,妥善安置病人体位,保证安全。必要时倒拉轮椅。
2. 过门槛时翘起前轮,使病人头、背后倾,并嘱病人抓住扶手。
3. 注意观察病人面色、脉搏,有无疲劳、头晕等不适。

推病人去目的地

"走,我们坐好了,去做检查啦。"

检查结束
将轮椅推至床尾,制动,翻起脚踏板
解除毛毯,协助上床,取舒适体位,观察病情

"××,检查做完了,您好好休息,我会常来看您的。"

整理床单元,将轮椅放回原处
终末处理

对老师的评价、指点表示感谢!

洗手,记录,举手

"操作完毕,请老师指教。"

【评分标准】

科室_____ 姓名_____ 得分_____ 评委签名_____ 日期_____

项 目	操作内容	标准分值	扣分原因	扣 分
操作准备（10分）	1. 护士准备：衣、帽、鞋、头发整洁，淡妆，洗手、戴口罩	5	● 一项不合格扣1分	
	2. 用物准备：轮椅，根据季节备保暖用品，软枕、别针	5	● 缺一项扣1分	
评估（10分）	1. 病人的病情、治疗、肢体活动情况，有无下肢溃疡、水肿 2. 病人的合作程度 3. 轮椅各部件的性能是否良好	5	● 缺一项扣1分	
	4. 自然、全面地解释目的及注意事项	5	● 一项不达标扣2分	
操作要点（60分）	1. 自我介绍，洗/喷手，戴口罩，举手 2. 将用物携至床旁，核对床头牌 3. 解释并告知注意事项	5	● 一项不合格扣1分	
	4. 轮椅背与床尾平齐，面向床头 5. 固定刹车，翻起脚踏板 6. 需用毛毯时，将毛毯平铺在轮椅上端高于病人肩部约15 cm 7. 评估病人，如无不适主诉，扶病人坐起，穿衣，穿鞋	15	● 一项不合格扣2分	
	8. 协助病人坐入轮椅中，扶住椅子的扶手，尽量往后坐并靠椅背 9. 翻起脚踏板，脱鞋后让病人双脚置于其上（必要时垫软枕） 10. 正确方法包裹保暖	15	● 包裹方法不得当扣5分 ● 外观不美观扣2分 ● 其他一项不合格扣1分	
	11. 鞋子装入椅背袋内 12. 整理床单元成暂空床 13. 推病人去目的地 14. 注意观察病人面色和脉搏，有无疲劳、头晕等不适	15	● 一项不合格扣2分	
	15. 检查结束，送病人至床边，协助病人下轮椅 16. 将轮椅推至床尾，制动，翻起脚踏板 17. 协助病人上床，安置好病人	10	● 一项不合格扣2分	
指导患者（10分）	1. 操作中告知病人配合事项，自然、亲切	5	● 未告知扣3分 ● 沟通生硬扣2分	
	2. 告知病人使用轮椅的注意事项	5	● 未告知扣3分 ● 沟通生硬扣2分	

项　目	操作内容	标准分值	扣分原因	扣　分
终末处理 (5分)	处置区域合适，垃圾分类正确，洗手	5	● 一项不合格扣1分	
总体评价 (5分)	1. 操作熟练、轻柔 2. 交流自然、亲切、恰当	5		

【注意事项】

1. 经常检查轮椅,保持各部件完好,随时取用。
2. 推轮椅下坡时速度要慢,妥善安置病人体位,保证安全。
3. 病人如有下肢水肿、溃疡或关节疼痛,可在轮椅脚踏板上垫一软枕。
4. 注意观察病人面色和脉搏,有无疲劳、头晕等不适。

三十四、病人约束法

【用物准备】

　　1.治疗车上层:约束带,必要时备棉垫、保护带。
　　2.治疗车下层:弯盘。

【操作流程】

1. 评估病人病情、意识状态、配合程度。
2. 评估需要使用约束具的种类和约束部位。
3. 评估肢体活动情况及肌力情况。
4. 评估拟约束部位皮肤色泽、温度及完整性,有无水肿。
5. 病人及家属对约束带的作用及使用方法的了解和配合程度。

自我介绍
洗/喷手,戴口罩
举手

"各位老师好,我是××病区××,今天操作的项目是病人约束,×床,××(女,68岁,脑梗死,气管插管术后烦躁不安,左侧肢体偏瘫),遵医嘱给予药物镇痛镇静后,仍存在拔管的风险,与家属沟通解释后,家属能够理解,予签署约束知情同意书,现根据病情给予保护性约束右手。用物及自身准备完毕,操作开始。"

将用物携至床旁
核对床头牌
评估
解释

向病人及家属解释约束的作用、目的和方法。
神志不清者应与家属沟通,取得理解。

"请问您叫什么名字?请给我看一下您的腕带,××,我是管床护士××,因为您现在有气管插管,非常不舒服,为了避免您难受的时候不受控制拔管,我们会将您的右手适当约束,主要是短期内的保护措施,请您配合一下,动一动手臂,手臂没有受过外伤吧?"

将病人置于舒适体位

1. 脱去病人外套,铺上橡胶单及中单。
2. 根据病情及皮肤情况摆放合适体位。

将约束带置于所需固定部位
系好约束带
交待注意事项

1. 先约束上肢腕关节,视病情再决定是否约束肩、踝关节。
2. 松紧程度应以能够插入1~2指为宜。
3. 约束带系于床体,避免过度滑动。

"请配合一下,我将要把您的右手固定住,在约束过程中,您有任何需求可以随时告诉我。"

安置病人

"您好好休息,我会经常来看您的,我会帮助您进行生活所需的护理。"

1. 记录约束带使用原因、时间、约束带的数目、约束部位、观察情况、护理措施及解除约束时间,执行人等。
2. 班班交接。
3. 应每2小时评估松解活动肢体一次,并观察局部约束部位的皮肤及血供。小于9岁的儿童每小时评估松解一次,有病情变化时及时评估。

喷手
记录、观察

举手

"操作完毕(举手),请老师指教。"

对老师的评价、指点表示感谢!

科室_____ 姓名_____ 得分_____ 评委签名_____ 日期_____

项　目	操作内容	标准分值	扣分说明	扣　分
操作准备（10分）	1. 护士准备：衣、帽、鞋、头发整洁，淡妆，洗手、戴口罩	5	● 一项不合格扣1分	
	2. 用物准备： （1）治疗车上层：约束带（必要时备保护带、棉垫） （2）治疗车下层：弯盘	5	● 少一样扣2分	
评估患者（15分）	1. 病人病情、意识状态、配合程度 2. 评估需要使用约束具的种类和约束部位 3. 评估肢体活动情况及肌力情况 4. 评估拟约束部位皮肤色泽、温度及完整性等，有无水肿 5. 病人及家属对约束带的作用及使用方法的了解和配合程度	5	● 缺一项扣1分	
	6. 自然、全面地解释目的及注意事项	10	● 未告知扣5分 ● 沟通不到位扣2分	
操作要点（65分）	1. 自我介绍、洗/喷手，戴口罩、举手 2. 将用物携至床旁、核对床头牌 3. 解释	10	● 缺一项扣1分	
	4. 根据病情及皮肤情况摆放合适体位	10	● 一项不合格扣2分	
	5. 选择合适部位	5	● 未评估肢体、皮肤扣2分	
	6. 将约束带束好后固定于床体适当位置	10	● 一处不合格扣2分	
	7. 绑约束带：腕或踝关节，松紧程度以能够插入1~2指为宜 8. 2小时评估松解并活动肢体，小于9岁的儿童，每小时评估松解一次，有病情变化时及时评估。	20	● 一处不合格扣2分	
	9. 整理床铺，安置病人 10. 给予健康教育 11. 喷手，记录护理记录单	10	● 一项不合格扣1分	

项　目	操作内容	标准分值	扣分说明	扣　分
终末处理 (5分)	1. 约束带:含氯消毒剂浸泡消毒 2. 洗手	5	● 一项不合格扣2分	
总体评价 (5分)	1. 操作过程熟练，动作一次到位 2. 解释全面恰当 3. 病人床单元整齐 4. 病人处于安全保护之中，无意外	5	● 一项不合格扣1分	

【注意事项】

　1. 严格掌握应用指征并待病人或家属签署知情同意书后方可使用,注意维护病人自尊。

　2. 只能短期使用,定时松懈活动肢体并协助病人翻身。

　3. 约束时,肢体处于功能位,松紧适宜,密切观察约束部位的皮肤色泽、温度及完整性等。

　4. 应班班交接,详细记录。

　5. 静脉穿刺部位应远离约束带至少6 cm。

三十五、采血技术

1.静脉采血技术

【用物准备】

  1.治疗车上层:手消毒液、注射小枕、已贴标签的真空采血管、采样单,治疗盘内放止血带、棉签、消毒液、胶布、真空采血针头。

  2.治疗车下层:弯盘、利器盒。

【操作流程】

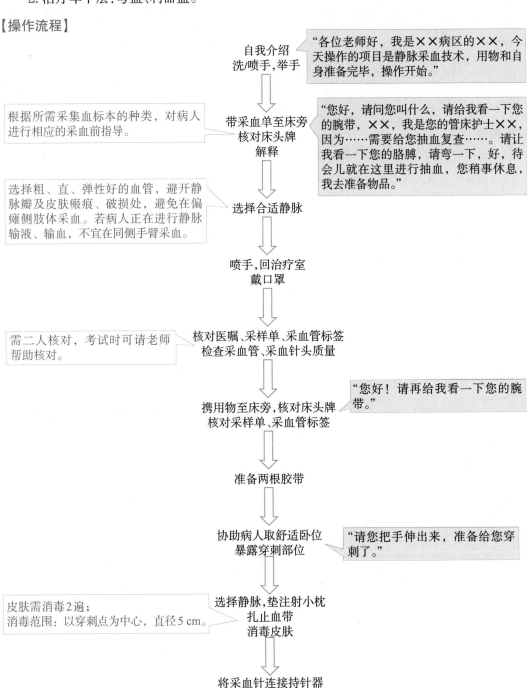

自我介绍
洗/喷手,举手

> "各位老师好,我是××病区的××,今天操作的项目是静脉采血技术,用物和自身准备完毕,操作开始。"

根据所需采集血标本的种类,对病人进行相应的采血前指导。

带采血单至床旁
核对床头牌
解释

> "您好,请问您叫什么,请给我看一下您的腕带,××,我是您的管床护士××,因为……需要给您抽血复查……。请让我看一下您的胳膊,请弯一下,好,待会儿就在这里进行抽血,您稍事休息,我去准备物品。"

选择粗、直、弹性好的血管,避开静脉瓣及皮肤瘢痕、破损处,避免在偏瘫侧肢体采血。若病人正在进行静脉输液、输血,不宜在同侧手臂采血。

选择合适静脉

喷手,回治疗室
戴口罩

需二人核对,考试时可请老师帮助核对。

核对医嘱、采样单、采血管标签
检查采血管、采血针头质量

携用物至床旁,核对床头牌
核对采样单、采血管标签

> "您好!请再给我看一下您的腕带。"

准备两根胶带

协助病人取舒适卧位
暴露穿刺部位

> "请您把手伸出来,准备给您穿刺了。"

皮肤需消毒2遍;
消毒范围:以穿刺点为中心,直径5 cm。

选择静脉,垫注射小枕
扎止血带
消毒皮肤

将采血针连接持针器

一手固定皮肤，一手持针，穿刺见回血后再进针少许。

进针

"××，稍有点疼，请您配合一下。"

将真空采血管通过持针器与采血针末端相连

1. 按要求足量采血，以免影响检验结果。
2. 如需采集多项血标本，顺序为：血培养标本采血管→无抗凝剂采血管→抗凝采血管。
3. 抗凝血标本采集后上下轻轻翻转数次，使血液与抗凝剂混匀。

依次采足量血标本

标本置于稳妥处
松止血带

避免血标本过多晃动，造成溶血。

拔针
按压穿刺点

"××，血已经抽好了，请按压一会儿（能配合者）。"

采血针直接放入利器盒，避免二次处理

分离采血针与持针器

再次核对采样单、采血管标签

安置病人，喷手

"××，我来帮您把被子盖好，谢谢您的配合，有什么需要，请按铃叫我，我也会经常来看您的。"

用物终末处理，喷手

取下口罩，记录

对老师的评价、指点表示感谢！

举手

"操作完毕，请老师指教。"

【评分标准】

科室_____ 姓名_____ 得分_____ 评委签名_____ 日期_____

项　目	操作内容	标准分值	扣分说明	扣　分
操作准备（10分）	1. 护士准备：衣、帽、鞋、头发整洁，淡妆，洗手、戴口罩	5	● 一项不合格扣1分	
	2. 治疗车上层：手消毒液、注射小枕、已贴标签的真空采血管、采样单，治疗盘内放止血带、棉签、消毒液、胶布、真空采血针头 3. 治疗车下层：弯盘、利器盒	5	● 少一样扣1分，最多扣4分 ● 物品摆放乱扣1分	
评估患者（10分）	1. 病人的病情、局部皮肤、血管情况 2. 病人的心理状态，合作程度 3. 自然、全面地解释目的及注意事项	10	● 缺一项扣1~2分	
操作要点（70分）	1. 自我介绍，洗/喷手 2. 带采样单至床边，核对床头牌、腕带，双向核对 3. 解释 4. 选择穿刺位置 5. 喷手，回治疗室	10	● 缺一项扣2分	
	6. 核对医嘱、采样单、采血管标签 7. 检查采血管、采血针头质量 8. 需二人核对	10	● 未查对扣5分 ● 其他一项不对扣1分	
	9. 携用物至床旁，核对床头牌、腕带，双向核对 10. 核对采样单、采血管标签 11. 选择静脉，垫注射小枕 12. 扎止血带 13. 消毒皮肤 14. 采血针连接持针器 15. 穿刺 16. 依次采足量血标本 17. 妥善放置标本 18. 拔针，按压片刻 19. 分离采血针与持针器 20. 再次核对采样单、采血管标签 21. 采血过程中注意与病人交流	35	● 核对缺一项扣3分 ● 其他缺一项扣2分 ● 一项不合格扣1分	
	22. 安置病人，喷手	5	● 一项不合格扣2分	
	23. 用物终末处理，喷手，取下口罩，记录	5	● 一项不合格扣1分	
	24. 告知病人采血后注意事项	5	● 未告知扣5分 ● 沟通生硬扣3分	

项　目	操作内容	标准分值	扣分说明	扣　分
终末处理 (5分)	处置区域合适，垃圾分类正确，洗手	5	● 垃圾分类不正确扣3分 ● 其他一项不合格扣1分	
总体评价 (5分)	1. 遵守无菌操作原则 2. 操作过程熟练，动作一次到位 3. 完成时间小于8分钟	5	● 超过5分钟，每增加30秒扣0.5分	

【注意事项】

1. 若病人正在进行静脉输液、输血,不宜在同侧手臂采血。
2. 在采血过程中,应当避免导致溶血的因素。
3. 需要抗凝的血标本,应将血液与抗凝剂混匀。

2. 动脉血气标本采集技术

【用物准备】

1. 治疗车上层:治疗盘内置棉签、消毒液、动脉血气针、化验申请单、手消毒液。
2. 治疗车下层:弯盘、利器盒。

【操作流程】

自我介绍
洗/喷手,举手

> "各位老师好,我是××病区的××,今天操作的项目是动脉血标本的采集技术,用物和自身准备完毕,操作开始。"

核对采血医嘱

1. 化验申请单上应注明病人体温、吸氧浓度。
2. 改变吸氧浓度时,要经过30分钟以上的稳定时间再采血;
3. 机械通气病人取血前30分钟呼吸机设置应保持不变。
4. 若病人饮热水、洗澡、运动,需休息30分钟后再取血,避免影响检查结果。

带化验申请单至床旁
核对床头牌

> "您好,请问您叫什么名字,请给我看一下您的腕带,××,我是您的管床护士××,因为您……(气喘,呼吸困难),为了判断您是否存在气体交换受损,遵医嘱给您抽动脉血做个血气分析。抽动脉血可能比抽静脉血疼一些,请您配合一下,我会尽可能减轻您的疼痛;请让我看一下您的胳膊,请活动一下,……,待会儿就在这里进行抽血,您稍事休息,我去准备物品。"

评估病人,解释
选择合适动脉

1. 选择表浅易于触及、穿刺方便的动脉,避开皮肤瘢痕、破损处。
2. 常用桡动脉、肱动脉、股动脉、足背动脉。

喷手,回治疗室
戴口罩

需两人核对,考试时可请老师帮助核对。

再核对医嘱、化验申请单
检查动脉血气针质量

> "××,您好!请再给我看一下您的腕带。抽血是一项简单的操作,您不要紧张,我会尽量轻一点的。"

携用物至床旁,核对床头牌
核对化验申请单

协助病人取舒适卧位
暴露穿刺部位

> "请您把手伸出来,准备给您穿刺。"

1. 皮肤需消毒2遍;
2. 消毒范围:以穿刺点为中心,直径大于5 cm。

选择动脉
消毒穿刺部位皮肤
消毒操作者左手示指和中指

推血气针针栓到底,再拉回针栓
置活塞于1 ml处

1. 垂直或40°进针。
2. 穿刺成功后动脉血会自动喷出,无需回抽。
3. 见喷射性回血后固定血气针至达到预设血量。

再次摸动脉,
两指固定于动脉搏动最明显处
穿刺采血

> "××,我要进针了,有点疼,请忍一下,手臂不动,一会儿就好。"

190

⇩

拔针
按压穿刺点 ← "血已经抽好了，谢谢您的配合。"

穿刺点按压5~10分钟，直至无出血为止。

⇩

针尖垂直刺入针塞中
搓动采血针防止血凝

如果血气针中有气泡应缓慢推动针栓排出气泡，再将针尖刺入针塞中。

⇩

再次核对化验申请单

⇩

安置病人,喷手 ← "我来帮您把被盖盖好，血已抽好了，请您保持穿刺点的清洁、干燥。您有什么不舒服，请按铃叫我，我会经常来看您的。"

⇩

通知送标本
用物终末处理
喷手

采血后应立即送检，一般从标本采集到完成测定，时间不超过30分钟。

⇩

取下口罩,记录

⇩

举手 ← "操作完毕，请老师指教。"

对老师的评价、指点表示感谢!

科室_____ 姓名_____ 得分_____ 评委签名_____ 日期_____

项　目	操作内容	标准分值	扣分说明	扣　分
操作准备（10分）	1. 护士准备：衣、帽、鞋、头发整洁，淡妆，洗手，戴口罩	5	● 一项不合格扣1分	
	2. 治疗车上层：治疗盘内置棉签、消毒液、动脉血气针、化验申请单、手消毒液 3. 治疗车下层：弯盘、利器盒	5	● 少一样扣1分，最多扣4分 ● 物品摆放乱扣1分	
评估患者（10分）	1. 病人的病情、局部皮肤、血管情况 2. 病人的心理状态，合作程度 3. 自然、全面地解释目的及注意事项	10	● 缺一项扣1~2分	
操作要点（70分）	1. 自我介绍，洗/喷手 2. 带化验申请单至床边，核对床头牌、腕带，双向核对 3. 选择穿刺部位 4. 喷手，回治疗室	10	● 缺一项扣1分	
	5. 需两人核对医嘱、化验申请单 6. 检查动脉血气针质量	10	● 未查对扣5分 ● 其他一项不对扣2分	
	7. 携用物至床旁，核对床头牌、腕带，双向核对 8. 核对化验申请单 9. 选择动脉 10. 消毒穿刺部位 11. 消毒穿刺者的左手示指和中指 12. 推血气针针栓到底，拉回针栓，置活塞于1 ml处 13. 再次摸动脉，两指固定于动脉搏动最明显处 14. 垂直或40°进针 15. 穿刺成功后动脉血会自动喷出，无需回抽 16. 见喷射性回血后固定血气针至达到预设血量 17. 拔针，按压穿刺点5~10分钟 18. 针尖垂直刺入针塞中（血气针中有气泡应缓慢推动针栓排出气泡） 19. 搓动采血针防止血凝 20. 再次核对化验申请单	35	● 漏核对一项扣2分 ● 其他漏一项扣2分 ● 一项不合格扣1分	
	21. 关心安慰病人 22. 安置病人，喷手	10	● 一项不合格扣2分	
	23. 告知病人采血后注意事项	5	● 未告知扣5分， ● 沟通生硬扣3分	

项　目	操作内容	标准分值	扣分说明	扣　分
终末处理 (5分)	1. 用物终末处理，喷手，取下口罩，记录 2. 处置区域合适，垃圾分类正确，洗手	5	● 垃圾分类不正确扣3分 ● 其他一项不合格扣1分	
总体评价 (5分)	1. 遵守无菌操作原则 2. 操作过程熟练，动作一次到位 3. 良好的人文关怀 4. 完成时间小于8分钟	5	● 超过8分钟，每增加30秒扣0.5分	

【注意事项】

1. 消毒面积应较静脉穿刺大,严格执行无菌操作技术,预防感染。

2. 病人穿刺部位应当压迫止血至不出血为止。

3. 若病人饮热水、洗澡、运动,需休息30分钟后再取血,避免影响检查结果。

4. 做血气分析时注射器内勿有空气。

5. 标本应当立即送检,以免影响结果。

6. 有出血倾向的病人慎用。

三十六、末梢毛细血管血糖测量技术

【用物准备】

1. 治疗车上层:治疗盘、75%酒精、棉签、血糖仪、匹配的血糖试纸、穿刺针、血糖单、笔、表、手消毒液。

2. 治疗车下层:弯盘两个。

【操作流程】

自我介绍
喷手、戴口罩,举手

> "各位老师好,我是×病区的护士××,今天操作的项目是末梢毛细血管血糖测量技术,病房环境清洁干净,血糖仪性能完好,处于备用状态,用物准备完毕。"

将用物携至床旁
核对床头牌
解释

> "您好,请问您叫什么名字? ××是吧,我是您的床位护士×××,请让我看看您的腕带。您吃过饭有2小时了,现在给您测一下餐后血糖,只需在您的指尖采一滴血就可以了,您洗手了吗? 好的,就在这个手指上采血,现在请把这只手臂下垂一会儿,让指尖充血。"

选择采血部位

1. 一般选择无名指、中指和小指的指尖两侧;
2. 偏瘫病人在健侧采血;
3. 不在输液侧肢体采血;
4. 避开水肿或感染部位;
5. 注意部位交替轮换,以免形成疤痕。

用75%酒精消毒
待干时,取出一片试纸
将试纸正面朝上插入血糖仪
仪器自动开机
(非免条码血糖仪会出现数字)
显示屏显示滴血信号

1. 此为血糖试纸代码,应与试纸瓶上代码一致。
2. 若不一致需调节使之一致。

使指尖充血

由手指掌指关节掌面轻轻向指尖推压欲采血手指,推过远端指间关节,捏紧。

穿刺

1. 酒精完全挥发方可采血;
2. 将穿刺针贴紧指尖侧面;
3. 根据手指皮肤厚度选择不同型号的一次性穿刺针。

> "××,现在给您扎针了,稍微有一点痛,请您配合一下。"

采血

1. 在严格消毒并待干的状况下,可取第一滴自动溢出的饱满血滴;
2. 若血滴不饱满可再次使用充血技巧后吸血,不可挤压局部,以减少测量误差;
3. 若一次吸血量不足,不可追加滴血,应更换试纸。

用棉签按压采血处至不出血为止

血糖仪检测过程中不可移动试纸。

读出血糖值
记录

记录内容:姓名、日期、时间、血糖值、单位、检测者签名。

> "您××时的血糖是××,这样的血糖值对您来说××。"

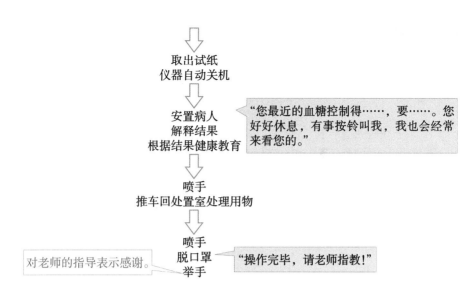

取出试纸
仪器自动关机

安置病人
解释结果
根据结果健康教育

"您最近的血糖控制得……，要……。您好好休息，有事按铃叫我，我也会经常来看您的。"

喷手
推车回处置室处理用物

对老师的指导表示感谢。

喷手
脱口罩
举手

"操作完毕，请老师指教！"

【评分标准】

科室_____ 姓名_____ 得分_____ 评委_____ 签名_____ 日期_____

项　目	操作内容	标准分值	扣分原因	扣　分
操作准备（10分）	1. 护士准备：衣、帽、鞋、头发整洁，淡妆，洗手，戴口罩	5	● 一项不合格扣1分	
	2. 治疗车上层：治疗盘、75%酒精、棉签、血糖仪、匹配的血糖试纸、穿刺针、血糖记录单、笔、表、手消毒液 3. 治疗车下层：弯盘两个	5	● 少一样扣1分 ● 最多扣4分 ● 物品摆放乱扣1分	
评估患者（10分）	病人双手手指皮肤的颜色、温度，有无伤口、疤痕、污染、感染情况	10	● 缺一项扣1分	
操作要点（60分）	1. 核对病人床号、姓名 2. 自我介绍 3. 向病人解释操作目的及方法	5	● 未核对扣2分 ● 未交流扣3分 ● 交流不够扣1~2分	
	4. 采血前指导病人将手臂下垂10～15秒 5. 75%酒精擦拭欲采血手指指尖侧面	10	● 未指导扣2分 ● 未用酒精扣3分 ● 未待干扣5分	
	6. 自试纸瓶中取出一片试纸，手指不可触及试纸测试区 7. 取出试纸后随手将试纸瓶盖紧 8. 试纸正面朝上插入血糖仪 9. 非免条码血糖仪汇报代码与试纸一致 10. 显示屏显示滴血信号	10	● 一项不合格扣2分	
	11. 由手指掌指关节掌面轻轻向指尖推压欲采血手指，推过远端指间关节，捏紧 12. 酒精已挥发 13. 指尖侧面采血	10	● 一项不合格扣3分	
	14. 穿刺后，采用自然流出法取血或轻轻推压手指前端1/3处，让血慢慢溢出	10	● 血滴不饱满扣2分 ● 挤压局部取血扣3分 ● 追加滴血扣5分	
	15. 将一滴饱满的血滴一次性充满试纸测试区或一次吸血成功 16. 棉签按压采血处	10	● 未及时滴血扣2分 ● 未按压手指扣3分	
	17. 从血糖仪上读出血糖值并记录 18. 取出试纸，仪器自动关机	5	● 血糖仪检测过程中移动试纸不得分	

项　目	操作内容	标准分值	扣分原因	扣　分
指导患者（5分）	自然、全面地解释目的及注意事项等	5	● 不解释扣5分 ● 解释不到位扣1~3分	
终末处理（5分）	1. 处置区域合适，垃圾分类正确 2. 喷手，记录	5	● 垃圾分类不合格扣3分 ● 其他不合格扣1分	
总体评价（5分）	操作过程熟练，沟通自然	5		
提问（5分）	注意事项	5		

【注意事项】

1. 血糖试纸：保存在阴凉干燥的地方，不可放在冰箱内或阳光下。每次只取用1张试纸，取出试纸时注意不要触碰试纸条的测试区，并且迅速盖紧瓶盖。一瓶新试纸应在其规定的时间内用完（厂家不同期限不同）。

2. 血糖仪

（1）存放在室温下干燥清洁处，允许工作的温度是10℃～40℃，湿度是20%～80%。如温度过低，应先复温后再使用。避免将仪器置于电磁场(如移动电话、微波炉等)附近。

（2）避免摔打、沾水，清洁血糖仪时，应用软布蘸清水轻轻擦拭，不要用清洁剂或酒精等有机溶剂，以免损坏。

（3）血糖仪长期未用或摔打后，更换新批号的血糖试纸时，电量不足更换电池后均应校正血糖仪再使用。

（4）若不是免条码血糖仪，则需调节血糖仪显示屏上的代码使之与试纸瓶上的代码一致。

3. 运动后应休息30分钟再测血糖；避免病人过度紧张，因其会升高血糖。

4. 血糖异常，应汇报医生，遵医嘱采取措施，必要时复检静脉生化血糖。

5. 血液中红细胞压积、缺氧状态、吸氧等均可影响末梢血糖测定结果，必要时复检静脉生化血糖。

三十七、痰标本采集法

【用物准备】

治疗车上层:贴好条形码的无菌痰盒(痰液收集器)、冷开水、吸痰管、手套、纸巾、检验单、消毒喷手液;下层:弯盘两个。

【操作流程】

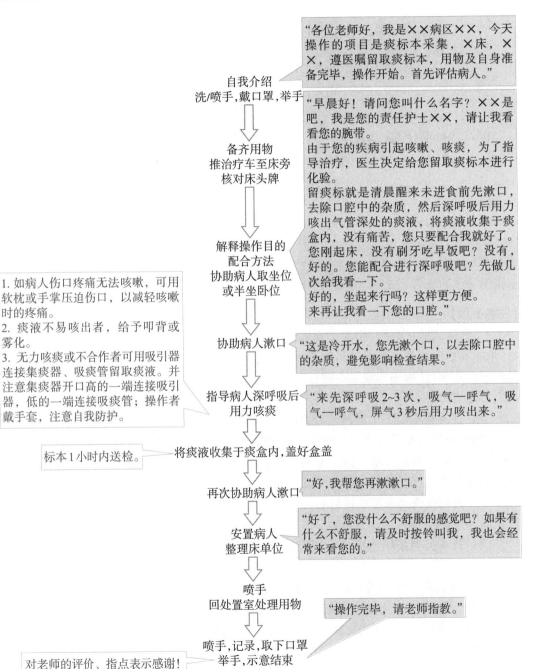

自我介绍
洗/喷手,戴口罩,举手

"各位老师好,我是××病区××,今天操作的项目是痰标本采集,×床,××,遵医嘱留取痰标本,用物及自身准备完毕,操作开始。首先评估病人。"

备齐用物
推治疗车至床旁
核对床头牌

"早晨好!请问您叫什么名字?××是吧,我是您的责任护士××,请让我看看您的腕带。
由于您的疾病引起咳嗽、咳痰,为了指导治疗,医生决定给您留取痰标本进行化验。
留痰标就是清晨醒来未进食前先漱口,去除口腔中的杂质,然后深呼吸后用力咳出气管深处的痰液,将痰液收集于痰盒内,没有痛苦,您只要配合我就好了。
您刚起床,没有刷牙吃早饭吧?没有,好的。您能配合进行深呼吸吧?先做几次给我看一下。
好的,坐起来行吗?这样更方便。
来再让我看一下您的口腔。"

解释操作目的
配合方法
协助病人取坐位
或半坐卧位

1. 如病人伤口疼痛无法咳嗽,可用软枕或手掌压迫伤口,以减轻咳嗽时的疼痛。
2. 痰液不易咳出者,给予叩背或雾化。
3. 无力咳痰或不合作者可用吸引器连接集痰器、吸痰管留取痰液。并注意集痰器开口高的一端连接吸引器,低的一端连接吸痰管;操作者戴手套,注意自我防护。

协助病人漱口

"这是冷开水,您先漱个口,以去除口腔中的杂质,避免影响检查结果。"

指导病人深呼吸后
用力咳痰

"来先深呼吸2~3次,吸气—呼气,吸气—呼气,屏气3秒后用力咳出来。"

标本1小时内送检。

将痰液收集于痰盒内,盖好盒盖

再次协助病人漱口

"好,我帮您再漱漱口。"

安置病人
整理床单位

"好了,您没什么不舒服的感觉吧?如果有什么不舒服,请及时按铃叫我,我也会经常来看您的。"

喷手
回处置室处理用物

"操作完毕,请老师指教。"

喷手,记录,取下口罩
举手,示意结束

对老师的评价、指点表示感谢!

【评分标准】

科室_____ 姓名_____ 得分_____ 评委签名_____ 日期_____

项 目	操作内容	标准分值	扣分原因	扣 分
操作准备 （10分）	1. 护士准备：衣、帽、鞋、头发整洁、淡妆、洗手	2	● 一项不合格扣1分	
	2. 用物准备： （1）病人能自行留痰者：贴好条形码的无菌痰盒、漱口溶液、检验单、纸巾、消毒喷手液； （2）病人无法咳痰或不合作者：痰液收集器、吸痰用物	6	● 准备用物错误扣2分，少一项扣1分	
	3. 检查标本容器有无破损，是否符合检验的目的及要求	2	● 漏查扣1分	
评估患者 （15分）	1. 询问病人的病情及合作能力，了解病人咳痰情况	5	● 缺一项扣1分	
	2. 做好解释，告知病人操作的目的、方法和注意事项	10	● 一项解释不到位扣2~3分	
操作要点 （65分）	1. 根据检验目的，选择合适容器，将条形码贴于标本容器上	10	● 一项不合格扣5分	
	2. 携用物至床旁，核对病人，评估病人，做好解释	8	● 一项不合格扣2~3分	
	3. 清晨，病人未进食，协助病人取合适体位，漱口 4. 无法合作者，协助病人取合适卧位，进行叩背	12	● 一项不合格扣2~3分	
	5. 指导病人深呼吸后，用力咳出气管深处的痰液 6. 无法自行咳痰者按吸痰法吸2~5ml痰液于集痰器内	10	● 一项不合格扣3~5分 ● 集痰器连接错误扣5分	
	7. 将痰液收集于痰盒内，盖好盒盖，避免污染	5	● 不合格扣5分	
	8. 协助病人漱口，取舒适卧位，整理床单元，喷手	10	● 一项不合格扣2~3分	
	9. 返回处置室，用物终末处理，洗手，取下口罩；痰标本及时送检；记录痰液的外观和性状	10	● 一项不合格扣1分	
终末处理 （5分）	1. 处置区域合适，垃圾分类正确 2. 吸引器终末处理正确 3. 洗手，记录	5	● 一项不合格扣1分	

199

项　　目	操作内容	标准分值	扣分原因	扣　分
总体评价（5分）	1. 动作轻巧、熟练、准确，步骤正确 2. 沟通有效，体现人文关怀 3. 病人感觉舒适	5	● 一项不合格扣1~2分	

【注意事项】

1. 常规标本、痰培养标本采集时间一般以清晨较好，最好在使用抗菌药前，且第一口痰为佳，痰标本量不少于1 ml。24小时痰标本应记录总量。

2. 痰液黏稠者可经雾化吸入使痰液易于咳出。不可将唾液、漱口水、鼻涕混入标本中。

3. 对于无法自然咳痰者可用无菌吸痰管抽取气管深部分泌物，注意避免污染。

4. 对可疑烈性呼吸道传染病的病人采集检验标本时必须注意安全防护。

5. 痰标本及时送检，要求1小时内送到检验科。

三十八、咽拭子标本采集法

【用物准备】

1.治疗车上层:贴有病人条形码的无菌咽拭子培养管及检验单、无菌生理盐水、冷开水、酒精灯、火柴、压舌板、手套、手电筒纸巾、检验单、消毒喷手液。

2.治疗车下层:弯盘两个。

【操作流程】

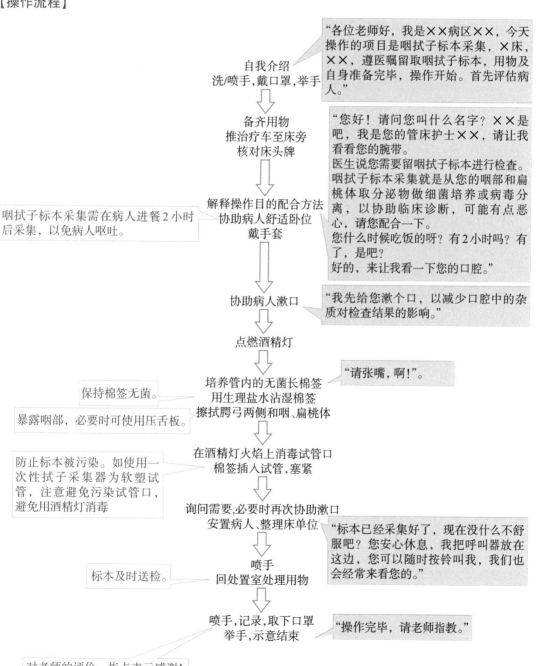

自我介绍
洗/喷手,戴口罩,举手

"各位老师好,我是××病区××,今天操作的项目是咽拭子标本采集,×床,××,遵医嘱留取咽拭子标本,用物及自身准备完毕,操作开始。首先评估病人。"

备齐用物
推治疗车至床旁
核对床头牌

"您好!请问您叫什么名字?××是吧,我是您的管床护士××,请让我看看您的腕带。
医生说您需要留咽拭子标本进行检查。咽拭子标本采集就是从您的咽部和扁桃体取分泌物做细菌培养或病毒分离,以协助临床诊断,可能有点恶心,请您配合一下。
您什么时候吃饭的呀?有2小时吗?有了,是吧?
好的,来让我看一下您的口腔。"

咽拭子标本采集需在病人进餐2小时后采集,以免病人呕吐。

解释操作目的配合方法
协助病人舒适卧位
戴手套

协助病人漱口

"我先给您漱个口,以减少口腔中的杂质对检查结果的影响。"

点燃酒精灯

培养管内的无菌长棉签
用生理盐水沾湿棉签
擦拭腭弓两侧和咽、扁桃体

"请张嘴,啊!"。

保持棉签无菌。

暴露咽部,必要时可使用压舌板。

在酒精灯火焰上消毒试管口
棉签插入试管,塞紧

防止标本被污染。如使用一次性拭子采集器为软塑试管,注意避免污染试管口,避免用酒精灯消毒

询问需要,必要时再次协助漱口
安置病人、整理床单位

"标本已经采集好了,现在没什么不舒服吧?您安心休息,我把呼叫器放在这边,您可以随时按铃叫我,我们也会经常来看您的。"

喷手
回处置室处理用物

标本及时送检。

喷手,记录,取下口罩
举手,示意结束

"操作完毕,请老师指教。"

对老师的评价、指点表示感谢!

【评分标准】

科室_____ 姓名_____ 得分_____ 评委签名_____ 时间_____

项　　目	操作内容	标准分值	扣分原因	扣　分
操作准备（10分）	1. 护士准备：衣、帽、鞋、头发整洁、淡妆、洗手	3	● 一项不合格扣1分	
	2. 治疗车上层：贴有病人条形码的无菌咽拭子培养管及检验单、无菌生理盐水、冷开水、酒精灯、火柴、压舌板、手套、手电筒纸巾、检验单、消毒喷手液； 3. 治疗车下层：弯盘两个。	7	● 少一项扣1分 ● 未检查标本容器有无破损、有效期扣1分	
评估患者（15分）	1. 询问病人的病情及配合能力，检查病人口腔情况	5	● 缺一项扣2.5分	
	2. 做好解释，告知病人操作的目的、方法和注意事项	10	● 不解释不得分 ● 一项解释不到位扣2~3分	
操作要点（60分）	1. 携用物至床旁，核对病人，评估病人，做好解释	10	● 一项不合格扣2分	
	2. 协助病人漱口	5	● 未漱口扣5分	
	3. 点燃酒精灯	5	● 未点酒精灯扣5分	
	4. 嘱病人张口发"啊"音，必要时使用压舌板	5	● 一项不合格扣2分	
	5. 培养管内的无菌长棉签蘸生理盐水 6. 擦拭腭弓两侧和咽、扁桃体上的分泌物	10	● 棉签未沾湿扣3分 ● 棉签被污染扣3分 ● 擦拭部位不对扣3~5分	
	7. 在酒精灯火焰上消毒试管口	5	● 未做扣5分 ● 不合格扣3分	
	8. 棉签插入试管，塞紧	5	● 一项不合格扣5分	
	9. 根据病人需要给予漱口，协助病人取舒适卧位，整理床单元，喷手	10	● 一项不合格扣2分	
	10. 返回处置室，用物终末处理，喷手，取下口罩；标本及时送检；洗手，记录	5	● 一项不合格扣1分	
终末处理（5分）	1. 处置区域合适，垃圾分类正确 2. 洗手，记录	5	● 一项不合格扣1分	
总体评价（5分）	1. 动作轻巧、熟练、准确，步骤正确 2. 沟通有效，体现人文关怀 3. 病人感觉舒适	5	● 一项不合格扣1~2分	

202

项　目	操作内容	标准分值	扣分原因	扣　分
提问（5分）	注意事项	5		

【注意事项】

1. 采集时,为防止呕吐,应避免在病人进食后2小时内进行。动作要轻稳、敏捷,防止引起病人不适。

2. 注意棉签不要触及其他部位,保证所取标本的准确性。

3. 做细菌培养时,须在溃疡面采集分泌物。

4. 采集后要及时送检。

5. 最好在使用抗菌药物治疗前采集标本。

三十九、院内心肺复苏技术

1. 单人心肺复苏

【用物准备】

治疗车（多功能护理车）：纱布2块，手电筒、血压计、听诊器、记录本、笔。

【操作流程】

自我介绍
洗/喷手戴口罩

> "各位老师好，我是××病区的××，今天操作的项目是单人院内心肺复苏，用物及个人准备完毕，操作开始。"

跑至病人床边
轻拍病人肩部并呼唤病人，判断意识

> "×××，你怎么啦？环境安全，硬板床。"

去枕，解衣领

检查是否有脉搏跳动，
同时评估呼吸

1. 一手示指及中指触及病人喉结，向近侧旁移2~3厘米，5~10秒，心中默数1001、1002……1005，不超过10秒。
2. 观察面色和胸廓起伏，判断无或不能正常呼吸（即无呼吸或仅仅是喘息）（不占用时间）。

无脉搏、呼吸，
呼救，记时

> "快来人抢救，推抢救车、除颤仪。抢救开始时间×时×分"

上身去盖被，松裤带，暴露胸部皮肤
立即进行胸外心脏按压30次

> "病人头、颈、躯干在同一直线，双臂置于身体两侧。"

按压部位：双乳头连线中点。
按压姿势：操作者双臂伸直，腕、肘、肩关节在一直线，垂直向下用力，利用上半身及肩臂部肌肉力量，节律均匀；按压时可心中默数：01，02，……10，11……21，22……29，30，不间断，保证每次按压后胸廓回弹，避免在按压间隙倚靠在病人胸部。
按压深度：5 cm ~ 6 cm。
按压速度：每分钟100 ~ 120次
按压时，必须观察病人反应及面色的改变。

如口腔、气道内有分泌物或异物，取一纱布及时清除呼吸道分泌物，有义齿者应取下。

判断有无颈椎损伤
清洁口鼻腔

> "病人无颈椎损伤、无义齿、口腔内无分泌物。"

仰头抬颏法：一手掌根放在病人前额上，用力使头向后仰；另一手的食指及中指置于下颌骨下方，将颏部向前上抬起，同时拇指下拉下颌，使下颌角与耳垂的连线垂直于床面。

开放气道

人工呼吸要点：
（1）用按前额一手的拇指及示指捏闭病人的鼻孔，防止吹入的气体流出。
（2）急救员用自己的嘴唇包封病人的口外部，吹气2口，避免深吸气后再吹气，每次吹气时间需1秒以上，直至胸部有起伏；吹气后应立即开放鼻孔，待病人呼气，同时观察胸廓起伏。
（3）纱布单层放在口唇上，切忌将鼻孔遮住。
（4）心脏按压间断的时间控制在10秒内。

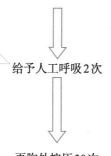

给予人工呼吸2次

再胸外按压30次
……

如此重复5次(30:2)共2分钟

复测脉搏同步观察呼吸(5~10秒)

若呼吸及脉搏未恢复　　评脉搏，同时观察面色和胸廓起伏

继续(30:2)心肺复苏5次　右手示指和中指置于鼻孔前方评估呼吸

取手电筒观察瞳孔

测量血压

将病人身体摆放成复原卧式
头侧向一侧(颈椎损伤者除外)
整理病人衣裤及床单位
看时间

"经抢救，病人面色、口唇、甲床转红润，自主呼吸恢复，颈动脉搏动能触及，瞳孔缩小，对光反应存在，血压为90/60 mmHg，抢救成功，需进一步治疗。结束时间×时×分。"

对老师的评价、指点表示感谢！　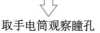洗手，记录，举手　"操作完毕，请老师指教。"

科室＿＿＿＿＿＿ 姓名＿＿＿＿＿＿ 得分＿＿＿＿＿＿ 评委签名＿＿＿＿＿＿ 日期＿＿＿＿＿＿

项　目	操作内容	标准分值	扣分原因	扣　分
操作准备 （5分）	1. 护士准备：衣帽整洁	2	● 衣帽不整扣1分 ● 衣帽不洁扣1分	
	2. 用物准备：治疗车（多功能护理车）：纱布2块，手电筒、血压计、听诊器、记录本、笔。	3	● 未准备扣3分	
评估 （25分）	1. 迅速进入抢救位置 　操作者双膝跪地（或站立床旁）在病人一侧：要求上腿与病人肩平齐，两腿之间相距一拳，膝部与病人一拳距离	5	● 操作者姿势不符合扣2分 ● 动作不迅速扣1分	
	2. 判断意识：呼叫病人，轻拍病人肩部，确认意识丧失 3. 评估环境安全、硬板床 4. 去枕、解衣领 5. 判断动脉搏动：操作者示指和中指指尖触及病人喉结，近侧旁开两指，至胸锁乳突肌前缘凹陷处（判断时间5～10秒，不超过10秒） 6. 同时观察病人是否没有呼吸或不能正常呼吸（即，无呼吸或仅仅是喘息）。 7. 口述病人无自主呼吸、心跳 8. 立即呼救，寻求他人帮助 9. 看表，记时	15	● 未查意识扣1分 ● 未拍、喊病人扣1分 ● 未评估环境安全扣1分 ● 未评估硬板床扣1分 ● 未摸颈动脉搏动扣5分 ● 触及部位不对扣2分 ● 未判断呼吸扣1分 ● 未口述扣1分 ● 未举手呼救扣1分 ● 未记时扣1分	
	10. 去上身盖被及松裤带 11. 暴露胸部皮肤 12. 床放平，将病人放置于复苏卧位	5	● 缺一项扣1分	
操作要点 （55分）	1. 胸外心脏按压： 　（1）部位：目测双乳头连线中点 　（2）手法：一手掌根部放于按压部位，另一手重叠于此手背上，两手指紧紧相扣，只以掌根部接触按压部位，双臂位于病人胸骨的正上方，双肘关节伸直，用上身重量垂直下压 　（3）幅度：使胸骨下陷5～6 cm，迅速放松，保证每次按压后胸廓回弹，反复进行 　（4）按压：放松时间=1:1 　（5）频率：100～120次/分 　（6）按压：呼吸=30:2 　（7）按压时，必须观察病人反应及面色的改变	30	● 按压部位不对扣7分 ● 按压手法不对扣3分 ● 前臂与胸骨不垂直扣5分 ● 用力过轻或过重扣4分 ● 按压频率不对扣3分 ● 按压无效一次扣1分 ● 按压与呼吸比例不对扣5分 ● 未观察反应及脸色的改变扣2分	

项　目	操作内容	标准分值	扣分原因	扣　分
	2. 判断有无颈椎损伤 3. 开放气道（常用仰头抬颏法） 4. 按需清理呼吸道 5. 口对口人工呼吸2次 　（1）急救员用自己的嘴唇包封病人的口外部 　（2）吹气，时间约1秒，直至胸部有明显起伏 　（3）吹气后应立即开放鼻孔，待病人呼气 　（4）同时观察胸廓起伏	20	● 未判断颈椎损伤扣1分 ● 未开放气道扣5分 ● 开放气道不充分扣1分 ● 开放气道手法不对扣1分 ● 未按需清理呼吸道扣1分 ● 未口对口人工呼吸扣5分 ● 未完全包住口部一次扣1分 ● 未捏鼻吹气一次扣1分 ● 未松鼻换气一次扣1分 ● 吹气无效一次扣1分 ● 未观察胸廓起伏扣2分	
	7. 复苏总体要求及评估： 　（1）共5个循环 　（2）以按压开始，吹气结束 　（3）5个循环结束再次检查颈动脉搏动（5～10秒），并同时评估呼吸、面色、口唇、甲床、瞳孔、血压 　（4）①病人颈动脉搏动能触及；②自主呼吸恢复；③面色、口唇、甲床转红润；④瞳孔缩小，对光反应存在；⑤血压为90/60 mmHg。抢救成功，进一步生命支持 　（5）如未恢复，继续上述操作	5	● 少1个循环扣1分 ● 少人工呼吸扣1分 ● 未再次判断呼吸扣1分 ● 未再次判断脉搏扣1分 ● 未口述评估结果扣1分	
终末处理（5分）	1. 若已回复自主性呼吸及脉搏将病人身体摆放成复原卧式，头侧向一侧，整理病人衣裤及床单位 2. 看表 3. 整理用物（按垃圾分类处理用物） 4. 洗手，记录	5	● 一项未做扣1～2分	
总体评价（5分）	1. 抢救及时，程序正确，操作规范 2. 动作熟练、敏捷、准确，有爱伤意识 3. 2分钟内完成5个循环。	5	● 动作不熟练，无爱伤意识视情况扣1～5分 ● 时间超过2分钟，每增加30秒扣0.5分	
提问（5分）	注意事项	5	● 未答对，视情况扣1～5分	

【注意事项】

1. 人工呼吸前需保护气道通畅,吹气时防止气体从口鼻逸出,吹气时间约为1秒,应避免过度通气。

2. 胸外心脏按压部位要准确,压力要适当,过轻则无效,过重易造成损伤。

3. 操作中途换人应在心脏按压、吹气间隙进行,不得使抢救中断时间超过10秒。

4. 避免在按压间隙倚靠在病人胸部。

2. 双人心肺复苏

【用物准备】

纱布两块,简易呼吸囊一套,床旁备氧气装置一套、手电筒、血压汁、听诊器、记录本、笔。

【操作流程】

自我介绍

护士甲:"各位老师好,我是××病区××。"
护士乙"各位老师好,我是××病区××。"
甲"我们今天操作的项目是双人心肺复苏技术,操作开始。"两人齐举手。
甲"××床××,突发心跳呼吸骤停,接到抢救通知,迅速前往急救。"

摆放心肺复苏体位,仰卧位于硬板床或地上,如卧于软床,其肩下需垫硬板。

甲:跑至病人床边,打开床刹车,将床单元拉出后固定

甲:检查病人,轻拍病人肩部及呼唤病人,判断意识 —— "×××,你怎么啦?"

1. 一手示指及中指触及病人喉结,向近侧旁移2~3 cm,5~10秒,心中默数1001、1002……1005,不超过10秒
2. 观察面色和胸廓起伏,判断无或不能正常呼吸(即无呼吸或仅仅是喘息)(不占用时间)

去枕,解衣领,检查是否有脉搏跳动,同时评估呼吸

护士乙听到呼救后携简易呼吸囊跑至病人床边
将简易呼吸器与吸氧装置连接,将氧流量调至8~10 L/min,使储氧袋充满,取下床头栏

甲:"病人无自主呼吸、心跳。快来人抢救,推抢救车、除颤仪。抢救开始时间×时×分。"

有脉搏、呼吸,严密监测;有脉搏、无呼吸,给予人工呼吸

无脉搏、呼吸,呼救,记时

"病人无颈椎损伤、无义齿、口腔内无分泌物。"

判断有无颈椎损伤清洁口鼻腔

如口腔、气道内有分泌物或异物,取一纱布清除;有义齿者应取下。

甲:"病人头、颈、躯干在同一直线,双臂置于身体两侧。"

上身去盖被,松裤带,暴露胸部皮肤立即胸外心脏按压(共150次)

托下颌法:抢救者双肘置病人头部两侧,双手示、中、无名指放在病人下颌角后方,向上或向后抬起下颌,使下颌角与耳垂的连线垂直于床面。

托下颌法开放气道

按压部位:双乳头连线中点。
按压姿势:操作者双臂伸直,腕、肘、肩关节在一直线,双肩与病人胸骨上成90°,垂直向下用力,利用上半身及肩臂部肌肉力量,节奏均匀;按压时可心中默数:一下,两下,……九下,十下,11……99,100,一下,两下……49,50,150次连续按压不间断,保证每次按压后胸廓回弹,避免在按压间隙倚靠在病人胸部。
按压深度:5cm-6cm。
按压速度:100~120次/分
按压时,必须观察病人反应及面色的改变。

左手托下颌保持气道通畅,右手握住球体中部将面罩扣住口鼻,用左手拇指和食指紧紧按住,其他手指则勾住下颌,即"CE"手法

挤压深度:球体中部下陷1/2~2/3,以拇指示指不相碰为宜。
挤压频率:成人:10次/分,儿童:14-20次/分,吸呼比为1:(1.5~2)。
观察:①病人胸廓起伏是否与人工呼吸一致;②经由面罩透明部分观察病人嘴唇与面部颜色的变化。

甲:胸外按压至150次(1分15秒~1分30秒)
乙:用呼吸囊进行人工呼吸(每6秒一次,或每分钟10次)

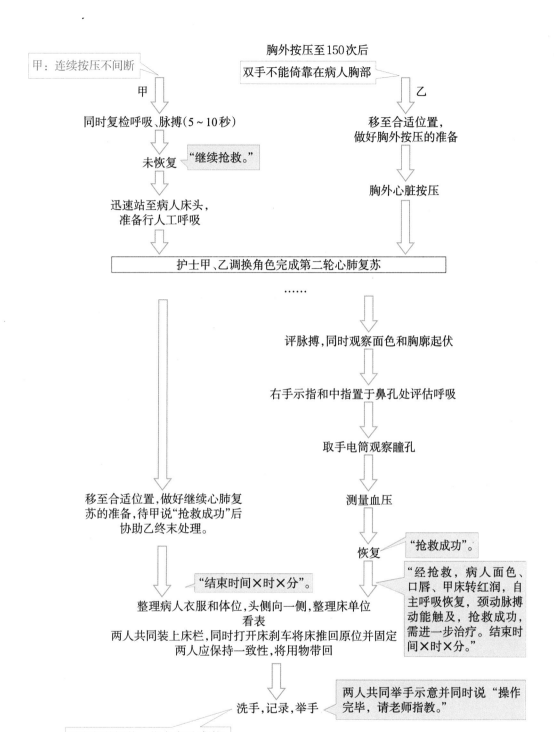

胸外按压至150次后

甲：连续按压不间断

双手不能倚靠在病人胸部

甲　　　　　　　　　　　　乙

同时复检呼吸、脉搏(5～10秒)　　　　移至合适位置，
　　　　　　　　　　　　　　　　　做好胸外按压的准备

未恢复　"继续抢救。"

　　　　　　　　　　　　　胸外心脏按压

迅速站至病人床头，
准备行人工呼吸

护士甲、乙调换角色完成第二轮心肺复苏

……

评脉搏，同时观察面色和胸廓起伏

右手示指和中指置于鼻孔处评估呼吸

取手电筒观察瞳孔

移至合适位置，做好继续心肺复
苏的准备，待甲说"抢救成功"后
协助乙终末处理。

测量血压

恢复　"抢救成功"。

"经抢救，病人面色、
口唇、甲床转红润，自
主呼吸恢复，颈动脉搏
动能触及，抢救成功，
需进一步治疗。结束时
间×时×分。"

"结束时间×时×分"。

整理病人衣服和体位，头侧向一侧，整理床单位
看表
两人共同装上床栏，同时打开床刹车将床推回原位并固定
两人应保持一致性，将用物带回

两人共同举手示意并同时说"操作
完毕，请老师指教。"

洗手，记录，举手

对老师的评价、指点表示感谢！

科室_____ 姓名（甲）_____ 得分_____ 评委签名_____ 日期_____

姓名（乙）_____ 得分_____

项　　目	操作内容	标准分值	扣分原因	甲扣分	乙扣分
操作准备（5分）	1. 护士准备：衣帽整洁	2	● 衣帽不整扣1分 ● 衣帽不洁扣1分		
	2. 用物准备： （1）治疗车（多功能护理车）、纱布2块、手电筒、血压计、听诊器、记录本、笔 （2）简易呼吸囊一套，床旁备氧气装置一套 （3）无氧气装置时，应去除简易呼吸囊的储气囊	3	● 缺一项扣1分 ● 无氧源不去除储气囊扣3分		
评估（20分）	甲： 1. 判断意识：呼叫病人，轻拍病人肩部，确认意识丧失 2. 评估环境安全、硬板床 3. 去枕，解衣领 4. 判断动脉搏动：操作者示指和中指指尖触及病人喉结，近侧旁开两指，至胸锁乳突肌前缘凹陷处（判断时间5~10秒，不超过10秒） 5. 同时观察病人是否没有呼吸或不能正常呼吸（即，无呼吸或仅仅是喘息） 6. 口述病人无自主呼吸、心跳 7. 立即呼救，寻求他人帮助 8. 看表、记时	15	● 未查意识扣1分 ● 未拍、喊肩部扣1分 ● 未评估环境安全扣1分 ● 未评估硬板床扣1分 ● 未摸颈动脉搏动扣5分 ● 触及部位不对扣1分 ● 判断时间不足5秒或大于10秒，扣1分 ● 未判断呼吸扣1分 ● 未口述扣1分 ● 未举手呼救扣1分 ● 未记时扣1分		
	甲： 1. 去上身盖被及松裤带 2. 暴露胸部皮肤 3. 床放平，将病人放置于复苏卧位	5	● 缺一项扣1分		
	乙： 1. 听到呼救后携简易呼吸囊迅速至病人床边 2. 将简易呼吸器与吸连接氧源，将氧流量调至8~10 L/min，使储氧袋充满（无氧气装置时，应去除简易呼吸囊的储气囊） 3. 取下床头栏 4. 判断颈椎有无损伤 5. 开放气道（常用托下颌法） 6. 按需清理呼吸道	20	● 未连接或连接不对扣5分 ● 氧流量不对扣2分 ● 储气囊不充盈扣2分 ● 无氧源不知去除储气囊扣2分 ● 未判断颈椎损伤扣2分 ● 未开放气道扣4分 ● 开放气道不充分扣1分 ● 未按需清理呼吸道扣1分 ● 其他缺一项扣1分		

项　目	操作内容	标准分值	扣分原因	甲扣分	乙扣分
操作要点（65分）	甲：连续胸外心脏按压150次，要点如下： 1. 部位：目测两乳头连线中点 2. 手法：一手掌根部放于按压部位，另一手重叠于此手背上，两手指紧紧相扣，只以掌根部接触按压部位，双臂位于病人胸骨的正上方，双肘关节伸直，用上身重量垂直下压 3. 幅度：使胸骨下陷5～6 cm，迅速放松，保证每次按压后胸廓回弹 4. 按压：放松时间=1∶1 5. 频率：至少100～120次/min 6. 按压时，必须同时观察病人反应及面色的改变 7. 连续按压150次不间断（1分15秒～1分30秒）	30	● 按压部位不对，扣5分 ● 按压手法不对，扣2分 ● 前臂与胸骨不垂直，扣5分 ● 肘关节不直，扣2分 ● 幅度不对，扣2分 ● 按压频率不对，扣2分 ● 按压无效，扣1分/次 ● 冲击式按压，扣4分 ● 未观察反应及面色改变，扣2分 ● 按压间断，扣5分		
	乙：用呼吸囊进行人工呼吸（每6秒一次，或每分钟10次），要点如下： 1. 托下颌法开放气道：操作者双手托下颌骨下方，将颏部向前上抬起，使下颌角与耳垂的连线垂直于床面 2. 左手托下颌维持，右手将面罩扣住口鼻，再左手"CE"手法固定面罩，右手五指同时挤压球囊中部，使球体下陷1/2～2/3，吸∶呼=1∶（1.5～2）；连续2次 3. 挤压过程中观察：①病人胸部上升与下降是否随着压缩球体而起伏；②经由面罩透明部分观察病人嘴唇与面部颜色的变化	20	● 未开放气道，扣10分 ● 开放气道手法不对，扣2分 ● 开放气道不充分，扣2分 ● "CE"手法不对，扣2分 ● 挤压深度不对，扣2分 ● 挤压速率不对，扣1分 ● 未观察病人，扣1分		
	甲：150次胸外心脏按压结束再次检查颈动脉搏动（5～10秒），并同时评估呼吸、面色、口唇、甲床5个循环结束再次	5	● 未复查呼吸、脉搏，扣2分 ● 不正确，扣1分		
	乙：在甲再评估的同时，做好继续心脏按压的准备，双手不能倚靠在病人胸部	2	● 准备不到位，扣1分 ● 双手倚靠胸部，扣1分		
	乙：胸外心脏按压150次，要点同上	30	● 扣分要点同上，请在上方打分		
	甲：用呼吸囊进行人工呼吸（每6秒一次，或每分钟10次）	20	● 扣分要点同上，请在上方打分		
	乙：150次胸外心脏按压结束再次检查颈动脉搏动（5～10秒），并同时评估呼吸、面色、口唇、甲床、瞳孔、血压	5	● 未复查呼吸、脉搏，扣2分 ● 其他一项不正确，扣1分		
	甲：在乙再评估的同时，做好继续心脏按压的准备，双手不能倚靠在病人胸部	2	● 准备不到位，扣1分 ● 双手倚靠胸部，扣1分		

211

项　目	操作内容	标准分值	扣分原因	甲扣分	乙扣分
	1. 乙口述抢救成功指标：自主呼吸、心跳恢复，瞳孔由大变小、对光反射存在，血压为90/60 mmHg 2. 两人共同整理病人衣服、体位、头侧向一侧，整理床单位 3. 甲看表，述抢救结束时间	6	● 未口述评估结果，扣2分 ● 头未侧向一侧，扣2分 ● 未整理床单元，扣1分 ● 未看表，扣1分		
	甲乙：口述洗手，记录，举手	2	● 未洗手、记录，扣2分		
评价 （5分）	动作熟练、敏捷、准确，有爱伤意识	5	● 动作不熟练、敏捷、准确，扣2分 ● 无爱伤意识，扣3分		
提问 （5分）	注意事项	5	● 未答对，视情况，扣1~5分		

【注意事项】

1. 总体要求：动作迅速准确,胸外心脏按压和人工呼吸频率正确,用时符合要求。

2. 人工呼吸前需保持气道通畅,吹气时防止气体从口鼻逸出,吹气时间约为1秒,应避免过度通气。

3. 胸外心脏按压部位要准确,压力要适当,过轻则无效,过重易造成损伤。

4. 操作中途换人应在心脏按压、吹气间隙进行,不得使抢救中断时间超过10秒。

5. 避免在按压间隙倚靠在病人胸部。

四十、心电监测技术

【用物准备】

1. 治疗车上层:心电监护仪(全套)、导联线、电极片、监护记录单、弯盘(一块干纱布、一块湿纱布),皮肤清洁砂纸,电插板(必要时使用)。

2. 治疗车下层:弯盘。

【操作流程】

自我介绍
洗/喷手,戴口罩
举手

"各位老师好,我是××病区××,今天操作的项目是心电监测技术,×床,××,(女,68岁,胆囊切除术后),遵医嘱心电监护。
监护仪性能良好处于备用状态,用物及自身准备完毕,操作开始。"

1. 评估手指有无破溃、涂指甲油或灰指甲。
2. 评估手臂皮肤有无破溃,有无受过外伤及手术。
3. 评估胸前区皮肤,观察有无破溃疤痕,是否清洁,如干燥用皮肤清洁砂纸擦拭,如有污物、汗液,可直接用纱布擦拭,如干净,擦拭过程可以省略。目的是清除人体皮肤上的角质层和汗渍,防止电极片接触不良。

将用物携至床旁
核对床头牌
解释
评估及处理

"请问您叫什么名字,请给我看一下您的腕带,××,我是管床护士××,您……,医生说给您用监护仪来观察脉搏、血压、呼吸、血氧饱和度,监护可以随时了解您的病情变化。请您配合一下。
让我看一下您胸前皮肤,手臂动一下,手臂有没有受过外伤,手指没有灰指甲吧。"

置监护仪于床头柜上
连接电源,打开开关

1. 感应区对准指甲盖,选择粗细适宜的手指。
2. 如血氧监测很长一段时间,可更换另一个手指。

"给您测一下血氧饱和度。"

将 SpO₂ 传感器套在病人手指上

1. 需频繁测量血压时,定时松解袖带或更换测量部位。
2. 手臂和心脏平齐。
3. 不在输液或有伤口侧测量血压,否则会造成血液回流或伤口出血。

"您血氧饱和度100%。再测一下血压。"

肘上2指绑血压计袖带,松紧程度应以能够插入1~2指为宜,感应位置在肘上
按测量键,设定测量间隔时间

三电极
负极(红):右锁骨中点下缘;
正极(黄):左腋前线第四肋间;
接地电极(黑):剑突下偏右。
五电极
右上(RA):胸骨右缘锁骨中线第一肋间;
左上(LA):胸骨左缘锁骨中线第一肋间;
右下(RL):右锁骨中线剑突水平;
左下(LL):左锁骨中线剑突水平;
胸导(C):胸骨左缘第四肋间。
安放电极时,留出一定范围心前区,以备除颤。

暴露胸部
粘贴电极片

"您血压128/88 mmHg。现在贴的是电极片,心电图显示您是窦性心率,80次/分。"

(必要时放置电极片处用75%乙醇清洁)
连接心电导联线,选择波形清晰的导联(Ⅱ导),调节振幅

根据医嘱或病人病情设定报警上下限
打开报警系统

报警系统一直处于打开状态，出现报警及时处理。

"监护仪已给您接好了，身上的电极不要随便取下，贴电极片的地方可能会觉得痒，您不要抓挠，可以跟我们说给予更换。
每次测量血压时您的手臂可能会感觉到，不必紧张。
仪器上的按钮不要随意按。
监护仪附近避免使用手机，以免造成干扰。
仪器可能给您活动带来不便，我会常来看您，帮您解决，有事可按呼叫铃喊我。"

调至主屏
安置病人
喷手
记录数值

推车回处置室处理用物
喷手,记录护理记录单

……

1. 治疗车上层：弯盘一只，湿纱布一块，干纱布一块，消毒喷手液。
2. 治疗车下层：弯盘一只。

推治疗车至床旁
核对病人
测血压
关机

"××，您好，您心电监护显示生命体征都在正常范围内，刚测量的血压是××根据医嘱，停用心电监护仪。"

停监护时无特别顺序，但注意导联线不要太乱，首先整理病人衣物和床单元，再整理导联线。

撤除导联线及电极、袖带

动作轻柔，顾及病人感受及注意保暖。

生理盐水纱布清洁皮肤
安置病人

"监护仪已停了，您安心休息，我会常来看您的，有事也可按呼叫铃喊我。"

监护仪导联线用含氯消毒液擦拭，屏幕用清洁纱布擦拭，充电备用。

喷手,推车回处置室处理用物

喷手,取下口罩
记录护理记录单
记录贵重仪器使用登记本

对老师的评价、指点表示感谢！

举手

"操作完毕（举手），请老师指教。"

【评分标准】

科室_____ 姓名_____ 得分_____ 评委签名_____ 日期_____

项　目	操作内容	标准分值	扣分原因	扣　分
操作准备（10分）	1. 护士准备：衣、帽、鞋、头发整洁，淡妆，洗手、戴口罩	5	● 一项不合格扣1分	
	2. 用物准备： （1）治疗车上层：心电监护仪（全套）、导联线、电极片、监护记录单、弯盘（一块干纱布、一块湿纱布）、皮肤清洁砂纸，电插板（必要时使用）； （2）治疗车下层：弯盘	5	● 少一样扣1分，最多扣4分 ● 物品摆放乱扣1分	
评估患者（5分）	1. 手臂皮肤有无破溃，有无受过外伤及手术 2. 看胸前区皮肤，观察有无破溃疤痕，是否清洁 3. 避免挑选破溃、涂指甲油或灰指甲的手指	5	● 缺一项扣2分 ● 一项不达标扣1分	
操作要点（70分）	1. 自我介绍，洗/喷手，戴口罩、举手 2. 将用物携至床旁，核对床头牌 3. 自然、全面地解释目的及注意事项	5	● 缺一项扣1分	
	4. 监护仪放床头柜、连接电源，打开开关	5	● 缺一项扣1分	
	5. 将 SpO_2 传感器套在病人手指上	5	● 未评估指甲扣2分 ● 感应位置不对扣2分	
	6. 绑血压计袖带：位于肘上2指，松紧程度以能够插入1~2指为宜，感应位置在肘上方 7. 按测量键 8. 设定测量间隔时间	10	● 一项不合格扣1分	
	9. 暴露胸部，正确粘贴电极片（必要时放置电极片处用75%乙醇清洁），连接心电导联线 10. 选择波形清晰的导联（Ⅱ导） 11. 调节振幅	10	● 电极位置不正确一处扣2分 ● 导联线连接错误一处扣2分 ● 其他一项不合格扣1分	
	12. 根据医嘱或病人病情设定 R、HR、Bp、SpO_2 报警上下限，选择心电监护导联 13. 打开报警系统 14. 调至主屏 15. 安置病人 16. 告知病人使用监护过程中的注意事项，给予健康指导 17. 喷手、记录数值	17	● 报警设定一项不合格扣2分 ● 不打开报警系统扣5分 ● 未告知注意事项扣3分 ● 沟通生硬扣2分 ● 其他一项不合格扣1分	

215

项　目	操作内容	标准分值	扣分原因	扣　分
	18. 推车回处置室处理用物 19. 喷手，记录护理记录单	3	● 一项不合格扣2分	
	20. 撤心电监护 21. 用物：治疗车、车上弯盘一只（内置湿纱布、干纱布各一块） 22. 核对病人，与病人交流 23. 关机，撤除血压袖带、指脉氧指套、导联线、电极 24. 喷手，推车回处置室处理用物	5	● 一项不合格扣1分	
	25. 纱布清洁皮肤，安置病人 26. 喷手，取下口罩 27. 记录护理记录单	5	● 一项不合格扣1分	
终末处理（5分）	1. 监护仪导联线用含氯消毒液擦拭，屏幕用清洁纱布擦拭 2. 记贵重仪器使用登记本 3. 充电备用 4. 洗手	5	● 垃圾分类不正确扣3分 ● 其他一项不合格扣1分	
总体评价（5分）	1. 操作熟练，动作一次到位 2. 病人床单元整齐 3. 完成时间小于12分钟	5		
提问（5分）	注意事项	5	● 视情况扣1~5分	

【注意事项】

1. 电极连接

（1）三电极

①　负极(红)：右锁骨中点下缘；

②　正极(黄)：左腋前线第四肋间；

③　接地电极(黑)：剑突下偏右。

（2）五电极

①　右上(RA)：胸骨右缘锁骨中线第一肋间；

②　左上(LA)：胸骨左缘锁骨中线第一肋间；

③　右下(RL)：右锁骨中线剑突水平；

④　左下(LL)：左锁骨中线剑突水平；

⑤　胸导(C)：胸骨左缘第四肋间。

（3）安放电极时，留出一定范围心前区，以备除颤。

2. 报警系统始终打开，出现报警及时处理。

3. 需频繁测量血压时，定期松解袖带或更换测量部位。手臂和心脏平齐。避免在输液或有伤口的手臂测量血压，否则会造成血液回流或伤口出血。

216

四十一、简易呼吸囊辅助呼吸技术

【用物准备】

连接面罩及储气袋的简易呼吸囊一个。

【操作流程】

自我介绍
洗/喷手,举手

> "各位老师好,我是××病区××,今天操作的项目是简易呼吸囊辅助呼吸,×床,××,在吸氧、心电监护的状况下,血氧饱和度降到86%,遵医嘱立即给予简易呼吸囊辅助通气。用物及自身准备完毕,操作开始。"

跑步将用物携至病房
核对床头牌
看监护仪,检查监护装置
交流
拉床,站立床头

> 确认异常,并排除是监护不到位所致。

连接氧源,调节氧流量在8~10 L/min,使储气袋充盈
呼吸球囊置于床头柜上

> 若无氧源,去除储气袋。

去床头栏,病人去枕平卧
用双手托颌法开放气道

> 检查口鼻腔有无分泌物及假牙,必要时予以清除。

一手固定病人下颌不动,另一手取简易呼吸囊

> "CE"手法:
> (1) 食指与拇指构成"C",固定并扣紧面罩;
> (2) 其余三指勾住下颌骨,保持气道开放状态。

一手"CE"手法固定面罩

> 1. 挤压球体时应抓住球体中部,五指同时挤压球囊,使球体下陷1/2~2/3;
> 2. 潮气量500 ~ 600 ml;
> 3. 频率:成人12~16次/分,儿童14~20次/分;
> 4. 按压与放松比为1:(1.5~2);
> 5. 若有自主呼吸,同步按压。

另一手挤压球体

> 1. 胸部起伏情况,是否随着按压规律起伏;
> 2. 口唇颜色改善情况;
> 3. 氧饱和度是否上升。

观察病情

确认病情平稳
停止简易呼吸囊的使用

> "病人经使用简易呼吸囊辅助呼吸,口唇发绀好转,氧饱和度上升至98%,遵医嘱改为鼻导管吸氧。"

接上鼻导管,根据病情调节氧流量
病人垫枕头,上床头栏
安置病人

> "××,怎么样?现在舒服多了吧?您脸色好多了,指脉氧也上来了,您不要紧张,好好休息,我会经常来看您的!"

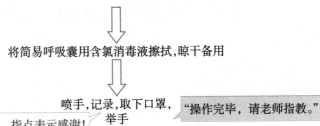

将简易呼吸囊用含氯消毒液擦拭,晾干备用

喷手,记录,取下口罩, "操作完毕,请老师指教。"
举手

对老师的评价、指点表示感谢!

【评分标准】

科室_____ 姓名_____ 得分_____ 评委签名_____ 日期_____

项 目	操作内容	标准分值	扣分原因	扣 分
操作准备（15分）	1. 护士准备：衣、帽、鞋、头发整洁，淡妆，洗手	5	● 除口罩外一项不合格扣1分	
	2. 用物准备：连接面罩及储气袋的简易呼吸囊一个	10	● 少一样扣3分，最多扣9分	
	3. 床边：氧源、吸氧装置全套		● 物品摆放乱扣1分	
操作要点（70分）	1. 跑步将用物携至病房 2. 核对床头牌，看监护仪，呼叫病人或交流 3. 拉床，站立床头	6	● 未查对不得分 ● 一项不对扣2分	
	4. 连接氧源，氧流量在8~10 L/min，使储气袋充盈（若无氧源，去除储气袋） 5. 呼吸囊置于床头柜上	10	● 储气袋未充盈或未去除储气袋扣5分 ● 其他一项不对扣2分	
	6. 去床头栏，病人去枕平卧 7. 用双手托颌法开放气道 8. 检查口鼻腔有无分泌物及假牙，必要时予以清除	6	● 一项不合格扣1分	
	9. 一手固定病人下颌不变 10. 另一手取简易呼吸囊	4	● 一项不合格扣2分	
	11. 一手"CE"手法固定面罩 12. 食指与拇指构成"C"，固定并扣紧面罩 13. 其余三指勾住下颌骨，保持气道开放状态	10	● 一项不合格扣3分	
	14. 另一手挤压球体 15. 挤压球体时应注意： （1）抓住球体中部，五指同时挤压球囊，使球体下陷1/2~2/3； （2）潮气量500~600 ml； （3）频率：成人12~16次/分，儿童14~20次/分； （4）按压与放松比为1:1.5~2 16. 若有自主呼吸，同步按压	20	● 一项不合格扣4分	
	17. 过程中病情观察： （1）胸部起伏情况； （2）口唇颜色改善； （3）氧饱和度情况	9	● 一项不合格扣3分	
	18. 确认病情平稳，停止简易呼吸囊的使用 19. 接上鼻导管，根据病情调整氧流量 20. 病人垫枕头，上床头栏 21. 安置病人，健康教育或交流	5	● 一项不合格扣1分	

项　目	操作内容	标准分值	扣分原因	扣　分
终末处理（5分）	1. 处置区域合适，垃圾分类正确 2. 妥善处理用物 3. 洗手，记录	5	● 垃圾分类不正确扣3分 ● 其他一项不合格扣1分	
总体评价（5分）	动作迅速、准确、有效	5	● 一项不合格扣3分	
提问（5分）	注意事项	5	● 视情况扣1~5分	

【注意事项】

　　1. 在有氧源的情况下应使储气袋充分充盈,无氧源的情况下应去除储气袋,保证有效供氧。

　　2. 固定面罩防止漏气,以免影响抢救效果。

　　3. 按压球囊方法正确,观察病人及时、准确。

四十二、呼吸机使用技术

【用物准备】

1. 床边：呼吸机、简易呼吸囊、听诊器、吸引器、吸氧装置，手电筒1个、消手液1瓶。
2. 治疗车上层：呼吸机管路1套、人工鼻或湿化罐1个（湿化罐需备无菌蒸馏水1瓶）、模拟肺1个、气囊测压表1个。
3. 治疗车下层：弯盘。

【操作流程】

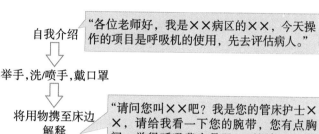

自我介绍　　　　"各位老师好，我是××病区的××，今天操作的项目是呼吸机的使用，先去评估病人。"

举手，洗/喷手，戴口罩

将用物携至床边
解释

"请问您叫××吧？我是您的管床护士××，请给我看一下您的腕带，您有点胸闷，觉得呼吸费力是吧？不用担心，医生为您插了气管插管，马上用呼吸机帮助您呼吸，这样您呼吸会舒服一些。"

检查气管插管接口是否与呼吸机管路接口相吻合
调整人工气道、气囊压力

确认人工气道位置良好，并且气囊压力在25~30 cmH₂O之间。

连接电源、氧源、压缩空气

确保氧气压力和压缩空气压力在规定范围。

依次连接呼吸机管路
人工鼻（或湿化罐）
模拟肺
妥善固定管路

用单根短管路将呼吸机送气口与湿化罐连接，将四根管路连接成一呼吸回路，分别与湿化罐、呼吸机出气口、模拟肺相连。

开启呼吸机，按检测程序进行检测

如检测通过
遵医嘱调节呼吸机参数

通气模式、潮气量、呼吸频率、吸入氧浓度、触发灵敏度、报警范围等。

观察呼吸机连接模拟肺时工作状况是否正常
（2分钟）

"现在机器已经准备好了，试用过性能是良好的，马上就为您接上使用了，请不要紧张，我们会在您床边陪着您的，直至调整到最适合您的设置，让您感觉轻松舒适的。"

如机器运转正常，再次向病人解释

再次确认，人工气道呼吸机各参数

取下模拟肺，将呼吸机与人工气道相连

听诊两侧呼吸音,检查通气效果,监测有关参数

观察人工气道是否漏气:
(1)监测 HR、BP、RR、SpO_2、神志等;
(2)如有报警,与医生沟通,必要时调整报警上、下限;
(3)30分钟抽动脉血气,调整呼吸机参数。

观察病人情况及机器运转情况

……

（撤机）

遵医嘱检查病人是否符合脱机指征

1. 询问病人有无不适;
2. 观察病人的脉搏、血氧饱和度、呼吸同步情况;
3. 吸痰或按医嘱应用镇静剂;
4. 30分钟后查血气分析,遵医嘱调整有关参数并记录。

向病人解释

"××,您好,现在您的病情已经明显好转,医生认为您可以不需要呼吸机了,马上我们试试看脱掉机器自己呼吸好吗?不要怕,我会在您身边看着,如果您不舒服,我马上再为您接上。"

喷手,准备好合适的吸氧装置

将吸氧装置与病人人工气道相连接,观察30分钟后检查血气分析

撤机前应充分吸痰,妥善处理病人气道。吸引顺序:气道→口腔→鼻腔。

撤去呼吸机,调至待机状态

"您停用呼吸机有段时间了,感觉还好吧?我们观察的结果都还满意,您暂时不需要这个机器的帮助了,我就先把机器关闭了,好吗?"

心率、心律、RR、BP、SpO_2、意识、瞳孔变化。

观察病情,确认病情平稳

关闭呼吸机,依次切断压缩空气、氧源和电源

安置病人
健康教育

"现在您的呼吸机已经完全撤除了,要多练习深呼吸,有痰要咳出来,有什么不舒服就及时告诉我好吗?我会尽量帮您解决,您安心休息。"

将呼吸机管路丢弃在黄色垃圾袋中,呼吸机终末处理

喷手,记录

喷手,取下口罩,举手

"操作完毕,请老师指教。"

对老师的指教表示感谢!

【评分标准】

科室_____ 姓名_____ 得分_____ 评委签名_____ 日期_____

项目	操作内容	标准分值	扣分原因	扣分
操作准备（10分）	护士准备：衣、帽、鞋、头发整洁，淡妆	5	● 一项不合格扣1分	
	【评估用物】 治疗车上层：手电筒1个、气囊测压表1个、消手液1瓶 治疗车下层：弯盘 【操作用物】 治疗车上层：一次性呼吸机管路1套、人工鼻或湿化罐1个（湿化罐需备无菌蒸馏水1瓶）、模拟肺1个、气囊测压表1个 治疗车下层：弯盘 【床边用物准备】呼吸机、听诊器、简易呼吸囊、吸引器、吸氧装置、氧源、压缩空气、电源	5	● 少一样扣1分	
	自我介绍，戴口罩，洗手，举手示意			
评估患者（10分）	1. 携评估用物至床旁，核对床头牌、床号、姓名、腕带	2	● 一项不合格扣0.5分	
	2. 评估病人生命体征（心率、心律、呼吸、血压、血氧饱和度）、意识、瞳孔变化 3. 有无禁忌证 4. 人工气道类型、型号、位置、固定是否牢固、气囊压力 5. 自然、全面地解释目的及注意事项，取得配合	8	● 一项扣2分	
操作要点（65分）	1. 携用物至床边，核对病人床号、姓名、腕带 2. 连接电源、氧源、压缩空气 3. 选用湿化罐者先打开湿化罐，加湿化液至水位线 4. 打开呼吸机管路外包装，安装呼吸机管道：用单根短管路将呼吸机送气口与湿化罐连接，将四根管路连接成一呼吸回路，分别与湿化罐、呼吸机出气口相连 5. 呼吸机管路与模拟肺相连接 6. 将连接好的管路置于专用呼吸机管路固定架上	15	● 未核对病人扣2分 ● 少一项扣2分 ● 管路安装错误扣10分	

项　目	操作内容	标准分值	扣分原因	扣　分
	7. 开启呼吸机，按检测程序进行检测(通气模式、潮气量、呼吸频率、吸入氧浓度、触发灵敏度等) 8. 检测通过，遵医嘱调节呼吸机参数 9. 观察呼吸机连接模拟肺时工作状况是否正常，观察时间为2分钟 10. 再次向病人解释，确认呼吸机运转正常，人工气道位置良好，并且气囊压力在25~30 cmH₂O之间 11. 消手，取下模拟肺，将呼吸机与人工气道相连 12. 听诊两侧呼吸音，观察呼吸运动是否一致，检查通气效果，监测有关参数 13. 设定有关参数的报警限，打开报警系统 14. 消手，记录有关参数 15. 机械通气30分钟后检查动脉血气分析，根据结果调整呼吸机参数设置	35	● 每缺1项扣5分 ● 流程顺序错误另扣5分	
	16. 核对病人并向病人解释 17. 遵医嘱评估病人是否符合脱机指征 18. 消手，准备合适的吸氧装置 19. 将吸氧装置与病人人工气道相连，观察30分钟后检查及血气分析，结果满意后准备撤机 20. 撤机前应充分吸痰，顺序：气道—口腔—鼻腔，妥善处理病人声门下分泌物 21. 撤去呼吸机，调至待机状态 22. 观察生命体征（心率、心律、呼吸、血压、血氧饱和度），确认病情平稳 23. 关闭呼吸机，依次切断压缩空气、氧源和电源 24. 安置病人，指导有效咳嗽及呼吸功能锻炼 25. 将呼吸机管路丢弃在黄色垃圾袋中，湿化罐送至供应室消毒 26. 消手，取下口罩，记录 27. 举手示意操作结束	15	● 每缺1项扣1分 ● 带★流程缺失扣5分	
终末处理（5分）	处置区域合适，垃圾分类正确，洗手	5	● 垃圾分类不正确扣3分 ● 其他一项不合格扣1分	

224

项 目	操作内容	标准分值	扣分原因	扣 分
指导患者（5分）	告知病人在操作过程中的配合事项	5	● 沟通生硬扣2分	
总体评价（5分）	1. 遵守无菌操作原则，擦洗方法及顺序正确 2. 操作过程熟练，动作一次到位 3. 与病人沟通自然，语言通俗易懂	5		

【注意事项】

1. 呼吸机使用相对禁忌证：

（1）未引流的张力性气胸或气胸；

（2）大咯血或严重误吸引起的窒息性呼吸衰竭；

（3）伴肺大疱的呼吸衰竭；

（4）严重心衰继发性的呼吸衰竭。

2. 呼吸机电源插于UPS上，使用过程中，注意各管道和电源的连接情况，观察有无松动、漏气、脱落现象。

3. 严密观察病人生命体征变化并做好记录，严格无菌操作。

4. 呼吸机管路连接正确，开关呼吸机顺序正确。

5. 及时观察处理各种报警。

6. 异常报警及时通知医生，无法处理的报警应立即使病人脱机，给予吸氧或人工辅助通气。

四十三、人工气道气囊压力调整技术

【用物准备】

治疗车(多功能护理车):气囊压力表,三通,消毒用品。

【操作流程】

自我介绍
洗/喷手,戴口罩
举手

> "各位老师好,我是××病区××,今天操作的项目是人工气道气囊压力监测。×床,××,女,××岁,气管切开术后,现在是气囊套管,需要测气囊压力。病人神志清楚,个人与物品准备完毕,操作开始。"

1. 用手按住鲁尔连接口。
2. 捏充气球茎,使压力值达到120 cmH$_2$O,并保持2~3秒,压力不变;若压力值下降,送厂家维修。

检查压力表性能

携用物至床旁

> "您好!我是您的管床护士××,为了避免气管黏膜的损伤以及发生误吸导致的下呼吸道感染,您的人工气道气囊压力需要保持在25~30 cmH$_2$O,离上次的调整已经4小时了,现在需要给您监测一下气囊压力,这个过程是没有痛苦,您方便吗?"

测压管一端接鲁尔接口,一端接三通。

连接测压管,连接三通,
三通三向关闭

捏充气球茎,使压力表
的指针指到30 cmH$_2$O

连接三通与气囊

打开三通,使气囊与测
压管相通

> "××,您好,没有不舒服吧?"

呼气末观察压力表数值:
1. 若测得气囊压力表的指针大于30 cmH$_2$O,按压释放阀,使压力表的指针指到30 cmH$_2$O。
2. 若测得气囊压力表的指针小于30 cmH$_2$O,捏充气球茎,使压力表的指针指到30 cmH$_2$O。

测气囊的压力

> "××,您好,气囊压力已经调整好了,您感觉还好吧?您的气囊压力是××,我们每4小时测一次,并会随时关注,您好好休息吧,我会常来看您的。"

处理用物

洗/喷手,取下口罩,记录

举手

> "操作完毕,请老师指教。"

【评分标准】

科室_____ 姓名_____ 得分_____ 评委签名_____ 时间_____

项 目	操作内容	标准分值	扣分原因	扣 分
操作准备 （10分）	1. 护士准备：衣、帽、鞋、头发整洁，淡妆，洗手、戴口罩	5	● 一项不合格扣1分	
	2. 用物准备：治疗车（多功能护理车）：气囊压力表、充气连接管、三通、治疗盘（弯盘、消毒棉签）	5	● 少一样扣1分，最多扣4分 ● 物品摆放乱扣1分	
评估患者 （10分）	1. 病人是否需要调整人工气道气囊压力	5	● 不评估扣5分 ● 指征不正确扣2分	
	2. 自然、全面地解释目的及注意事项	5	● 一项不达标扣1分	
操作要点 （60分）	1. 自我介绍、洗/喷手、戴口罩、举手 2. 将用物携至床旁、核对床头牌、解释	5	● 缺一项扣1分	
	3. 关闭三通，调节压力至30 cmH₂O	10	● 缺一项扣4分	
	4. 消毒三通与气囊连接处	5	● 未消毒扣5分 ● 消毒不规范扣2分	
	5. 连接三通与气囊 6. 打开三通 7. 读取压力值	15	● 一项不合格扣5分	
	8. 调节气囊压力 9. 分离三通与气囊 10. 压力表放回治疗车上	15	● 调节压力错误扣10分 ● 其他一项不合格扣2分	
	11. 安置病人 12. 给予健康教育 13. 喷手、记录数值	5	● 一项不合格扣2分	
	14. 推车回处置室处理用物 15. 喷手，记录护理记录单	5	● 一项不合格扣2分	
指导患者 （10分）	16. 告知病人测气囊压的目的	5	● 未告知扣4分 ● 沟通生硬扣2分	
	17. 告知病人使用过程中的注意事项	5	● 未告知扣4分 ● 沟通生硬扣2分	
终末处理 （5分）	18. 气囊压力表擦拭 19. 垃圾分类处理 20. 洗手	5	● 气囊压力表不擦拭扣3分 ● 垃圾分类不正确扣2分 ● 其他一项不合格扣1分	

项 目	操作内容	标准分值	扣分原因	扣 分
总体评价（5分）	21. 操作过程熟练，动作一次到位 22. 完成时间小于5分钟	5		

【注意事项】

1. 避免在病人咳嗽过程中测压。

2. 调节气囊压力过程中,避免充气过大,以防意外损坏气囊;避免放气过多,致囊内压力不足,导致误吸。

3. 必要时,先吸痰,再测压,以防误吸。

四十四、除颤技术

【用物准备】

1. 治疗车上层:除颤仪、导电胶、心电监测导联线及电极、抢救车、纱布。
2. 治疗车下层:弯盘。

【操作流程】

自我介绍
洗/喷手
举手

> "各位老师好，我是××病区××，今天操作的项目是除颤技术，×床，××，女，68岁，冠心病，突发意识丧失，心电监护示室颤，遵医嘱给予非同步电除颤，除颤仪性能良好，24小时处于备用状态，用物及自身准备完毕，操作开始。"

⬇

将用物携至床旁,迅速核对床头牌
打开开关(必要时连接电源)

> 无心电监护者：选择导联模式至Paddles（此状态下放置电极板可以监测到心电波形）。

⬇

观察心电图,判断病人心律失常的类型 —— "病人室颤。"

⬇

病人去枕平卧于硬板床、暴露胸部 —— "病人胸部皮肤完整无破损。"

⬇

> 单相波360 J；双相波150~200 J。

选择合适的能量

⬇

确保导电性及防灼伤充电(电极板涂导电胶或除颤部位放置湿纱布)

> 1. 涂导电胶：电极板涂足量导电胶：一手持两个电极板，另一手在两个电极板上分别涂内外2圈足量导电胶。
> 2. 湿纱布：大于电极板的湿纱布放于除颤部位。

⬇

将电极板分别置于
胸骨右缘第二肋间、心尖部
再次观察心电图型

> "你让开,我让开,我要除颤了。"

⬇

双手用力压下电极板,直至左手电极板接触显示良好灯亮

⬇

再次环顾四周确认无人员与病床直接接触后
两手同时按下两个电极板上的放电键

⬇

连续2分钟CPR

⬇

观察病人心电图改变

⬇   ⬇

室颤/室扑持续出现   窦性心律恢复

重复以上步骤 ⟶ 将能量开关回复至零位
纱布清洁皮肤,安置病人

⬇

监测心率、心律,并遵医嘱用药

⬇

喷手,记录(护理记录和除颤仪使用登记本)

> 清洁电极板，放回卡槽，除颤仪接电源充电备用。

⬇

终末处理 —— "操作完毕,请老师指教。"

> 对老师的评价、指点表示感谢!

⬇

喷手,举手

229

【评分标准】

科室＿＿＿＿　姓名＿＿＿＿　得分＿＿＿＿　评委签名＿＿＿＿　日期＿＿＿＿

项　目	操作内容	标准分值	扣分原因	扣　分
操作准备 （10分）	1. 护士准备：衣、帽、鞋、头发整洁，淡妆，洗手	5	● 一项不合格扣1分	
	2. 用物准备： （1）治疗车上层：性能良好的除颤仪、导电胶、心电监测导联线及电极、抢救车、纱布； （2）治疗车下层：弯盘	5	● 少一样扣1分，最多扣4分 ● 物品摆放乱扣1分	
评估患者 （10分）	1. 病人身体状况，心律失常类型、意识状态 2. 除颤仪的性能及蓄电池充电情况	10	● 缺一项扣2分	
操作要点 （70分）	1. 将用物携至床旁，核对床头牌 2. 打开电源 3. 病人去枕平卧于硬板床 4. 暴露病人胸部 5. 观察并判断病人心律失常的类型	10	● 未查对不得分 ● 缺一项扣1分 ● 未判断心律失常类型扣5分 ● 其他一项不对扣1分	
	6. 选择合适的能量：单相波360 J，双相波150~200 J 7. 一手持导电胶，一手持两个电极，电极板均匀涂抹导电胶 8. 充电	10	● 一项不合格扣1分 ● 能量选择错误扣5分	
	9. 放置电极板于合适位置并轻轻旋转			
	10. 观察心电图 11. 双手用力压下电极板，观察接触显示灯 12. 请大家让开并环顾四周 13. 两手同时按下两个电极板上的放电键 14. 2分钟CPR 15. 观察病人心电图改变 16. 如果室颤/室扑持续出现，继续重复步骤	25	● 电极板位置不正确扣10分 ● 不会放电扣10分 ● 不立即CPR扣5分 ● 其他一项不合格扣2分	
	17. 操作完毕，将能量开关回复至零位 18. 纱布清洁皮肤，安置病人 19. 监测心率、心律 20. 适当交流，心理关怀，告知需继续监护 21. 遵医嘱用药	15	● 一项不合格扣2分	
	22. 喷手，记录 23. 终末处理清洁电极板 24. 记录除颤仪使用登记本 25. 除颤仪插电源备用 26. 喷手，示意操作结束	10	● 一项不合格扣1分	

项　目	操作内容	标准分值	扣分原因	扣　分
终末处理（5分）	处置区域合适，垃圾分类正确，洗手	5	● 垃圾分类不正确扣3分 ● 其他一项不合格扣1分	
总体评价（5分）	1. 病人的心律失常得到及时发现和有效控制 2. 根据病人个体情况正确调节能量 3. 病人安全，无皮肤灼伤等并发症发生	5	● 一项不合格扣1分	

【注意事项】

1. 保证除颤仪性能良好，定时检查性能。

2. 导电胶涂抹要均匀，防止皮肤灼伤。

3. 放电除颤时，注意病人和其他人、物绝缘。

4. 儿童能量选择：使用 2 J/kg 的首剂量。对于后续电击，能量级别应至少为 4 J/kg，并可以考虑使用更高能量级别，但不超过 10 J/kg 或成人最大剂量。

5. 对于有心电监护的病人，从心室颤动到给予电击的时间不应超过 3 分钟，并且应在等待除颤器就绪时进行心肺复苏。

6. 对于能明确区分QRS和T波的室速，应进行同步电复律；无法区分者，采用非同步电除颤。

7. 装有植入式起搏器、心律转复除颤器者避免将电极片或电极板直接放在植入装置上。应将电极片放在距离装置至少 8 cm 以外的位置，可选择前、后位置。

四十五、除颤仪检测技术

【用物准备】

治疗车(多功能护理车):除颤仪、除颤仪使用登记本。

【操作流程】

自我介绍
洗/喷手
举手

"各位老师好,我是××病区××,今天操作的项目是除颤仪检测技术。为保证除颤仪性能良好,24小时处于备用状态,需每日对除颤仪进行检测,用物及自身准备完毕,操作开始。"

拔下电源插头,将除颤仪能量选择键置于"手动通",
仪器自检正常

仪器自检逐项通过,无报警音或报警的红灯。

插上电源插头,"交流电源"和"电池充电"灯亮起

选择100 J能量,
按下充电按钮,观察充电时间小于10秒

确保电极板置于卡槽内
左右手先后按下电极板上的放电键

除颤仪不放电

除颤仪显示屏右下角能量显示仍为100 J。

双手同时按下两个电极板上的放电键

除颤仪迅速放电

除颤仪显示屏上能量显示消失。

除颤仪打印报告(包括时间、波形、能量等)

将除颤仪能量选择键置于"断"

喷手,记录,贴打印报告

"操作完毕,请老师指教。"

对老师的评价、指点表示感谢!

喷手、举手

【评分标准】

科室_____ 姓名_____ 得分_____ 评委签名_____ 日期_____

项 目	操作内容	标准分值	扣分原因	扣 分
操作准备（10分）	1. 护士准备：衣、帽、鞋、头发整洁，淡妆，洗手	5	● 一项不合格扣1分	
	2. 用物准备：除颤仪、除颤仪使用登记本	5	● 少一样扣2分，最多扣4分 ● 物品摆放乱扣1分	
操作要点（80分）	1. 拔下电源插头 2. 打开除颤仪能量选择键置于"手动通" 3. 观察仪器自检情况 4. 插上电源插头 5. 观察"交流电源"和"电池充电"指示灯	20	● 一项不合格扣3分	
	6. 选择能量100 J 7. 按下充电按钮 8. 观察充电时间小于10秒	10	● 一项不合格扣1分 ● 能量选择错误扣5分 ● 未观察充电时间扣3分	
	9. 确保电极板置于卡槽内 10. 左手单独按下左边电极板上的放电键 11. 右手单独按下右边电极板上的放电键 12. 观察除颤仪能量显示情况 13. 两手同时按下两个电极板上的放电键 14. 观察除颤仪放电情况：迅速放电	30	● 电极板未在卡槽内扣10分 ● 不会放电扣10分 ● 其他一项不合格扣2分	
	15. 除颤仪打印报告 16. 查看报告(包括时间、波形、能量等) 17. 将除颤仪能量选择键置于"断"	10	● 一项不合格扣2分	
	18. 喷手 19. 记录除颤仪使用登记本 20. 喷手，示意操作结束	10	● 一项不合格扣1分	
终末处理（5分）	处置区域合适，垃圾分类正确，洗手	5	● 垃圾分类不正确扣3分 ● 其他一项不合格扣1分	
总体评价（5分）	1. 操作流程熟练 2. 观察及时到位	5	● 一项不合格扣1分	

【注意事项】

1. 除颤仪每日检测一次，以保证随时处于完好状态。

2. 操作全过程中，两个电极板一定确保位于卡槽内，不得在空中放电。

3. 备用的除颤仪应始终处于与交流电有效连接状态。

四十六、电动洗胃机洗胃技术

【用物准备】

1. 洗胃机。

2. 治疗车上层：洗胃溶液（25~38℃，按需备种类和量），洗胃连接管，橡胶单，听诊器，免洗手消毒液，标本杯，治疗盘内放置胃管、咬口器、石蜡油纱布、治疗巾、纱布、压舌板、手电筒、水温计、50 ml注射器、布胶布、弯盘、手套、（必要时备开口器、舌钳等）。

3. 治疗车下层：弯盘一只。

【操作流程】

自我介绍
洗手，戴口罩
举手

> "各位老师好，我是××病区××，今天操作的项目是洗胃，×床，××，因××（20分钟前误服安定10片，现病人神志清楚，能配合治疗），遵医嘱给予××（温开水）洗胃。用物及自身准备完毕，洗胃机处于备用状态，操作开始。"

1. 了解病人病情，取得病人合作。
2. 对中毒病人，了解病人服用毒物的名称、剂量及时间等。
3. 评估有无洗胃禁忌证。
4. 评估病人口鼻腔皮肤及黏膜有无损伤、炎症或者其他情况。

将用物携至床旁
核对床尾卡
评估
解释
协助病人取左侧卧位

> "您好，我是管床护士××，请问您叫什么名字，××，请给我看一下您的腕带，您刚刚误服了安定10片，刘医生已经看过了，现在要给您进行洗胃治疗，洗胃就是插一根胃管到胃里，把还没有吸收的药物灌洗出来，减少对您的损害，我会注意一定会轻轻的，插到咽喉部的时候需要您往下咽，来，我们先做一次吞咽动作看看，好，就这样。您有没有假牙？有没有胃病？让我看看鼻子和口腔，好，黏膜都是完整的。"

将洗胃液倒入洗胃桶内，测水温
连接电源，打开洗胃机电源开关，连接管道

摸剑突，胸前围橡胶单及治疗巾
放弯盘，备胶布
戴手套，放咬口器
润滑胃管前端

1. 插管长度：发际至剑突再加10 cm。
2. 验证胃管是否在胃：
   （1）将胃管开口端置于水中，如有大量气体逸出，证明误入气管。
   （2）用注射器抽吸出胃液。
   （3）用注射器注入适量空气，用听诊器在胃部听气过水声。
3. 一般用抽吸法，可同时留取标本。

测量长度，插管
验证胃管在胃内
固定

> "我轻轻的送，您往下咽，就像刚才做的那样，好，已经插好了。"

抽吸胃内容物，到抽不出为止
必要时留取标本

打开洗胃机开关，选择洗胃液量（300~500 ml），先完成一个循环并清零
正确连接胃管，洗胃

1. 严密监测生命体征。
2. 观察进出液量，保证进出液量平衡。
3. 观察洗出液的颜色、性状和气味。
4. 如病人出现异常，应立即停止并进行处理。
5. 注意洗胃机的运转情况。

灌洗胃液300~500 ml再吸出
观察
……
洗至洗出液澄清、无异味

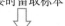

> "没什么不舒服吧，再坚持一会，很快就洗好了，我们合作的很好。"

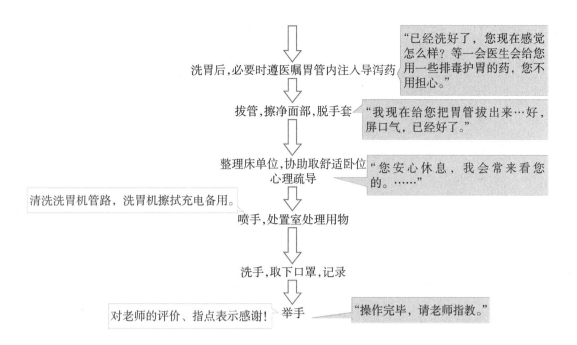

洗胃后,必要时遵医嘱胃管内注人导泻药

"已经洗好了，您现在感觉怎么样？等一会医生会给您用一些排毒护胃的药，您不用担心。"

拔管,擦净面部,脱手套

"我现在给您把胃管拔出来…好,屏口气，已经好了。"

整理床单位,协助取舒适卧位
心理疏导

"您安心休息，我会常来看您的。……"

清洗洗胃机管路，洗胃机擦拭充电备用。

喷手,处置室处理用物

洗手,取下口罩,记录

对老师的评价、指点表示感谢!

举手

"操作完毕，请老师指教。"

【评分标准】

科室_____ 姓名_____ 得分_____ 评委签名_____ 日期_____

项　目	操作内容	标准分值	扣分原因	扣　分
操作准备（10分）	1. 护士准备：衣、帽、鞋、头发整洁，淡妆，洗手、戴口罩	5	● 一项不合格扣1分	
	2. 用物准备 (1) 洗胃机； (2) 治疗车上层：洗胃溶液(25~38℃，按需备种类和量)，洗胃连接管，橡胶单，听诊器，免洗手消毒液，标本杯，治疗盘内放置胃管、咬口器、石蜡油纱布、治疗巾、纱布、压舌板、手电筒、水温计、50 ml注射器、布胶布、弯盘、手套、(必要时备开口器、舌钳等)； (3) 治疗车下层：弯盘一只	5	● 缺一项扣1分	
评估患者（15分）	1. 了解病人病情，取得病人合作 2. 观察病人的生命体征、意识状态及瞳孔变化 3. 了解病人服用毒物的名称、剂量及时间等（中毒病人） 4. 评估有无洗胃禁忌证 5. 评估病人口鼻腔皮肤及黏膜有无损伤、炎症或者其他情况 6. 有无洗胃禁忌证，有无义齿 7. 口鼻腔黏膜情况及口中异味 8. 病人对洗胃的心理状态及合作程度 9. 洗胃机各部件的性能是否良好	10	● 缺一项扣1分	
	10. 自然、全面地解释目的及注意事项	5	● 一项不达标扣一分	
操作要点（65分）	1. 自我介绍，洗/喷手，戴口罩，举手 2. 将用物携至床旁，核对床头牌 3. 解释 4. 评估病人有无洗胃禁忌证，取左侧卧位	5	● 一项不合格扣1分	
	5. 将洗胃液倒入洗胃桶内，测水温 6. 连接电源，打开洗胃机电源开关 7. 连接管道，检查洗胃机	5	● 未检查洗胃机扣3分 ● 管道连接不正确扣3分 ● 其他一项不合格扣1分	
	8. 摸剑突，胸前围橡胶单及治疗巾，放弯盘，备胶布，戴手套，放口含嘴 9. 润滑胃管前端，测量长度 10. 插管，验证胃管在胃内 11. 固定 12. 抽吸胃内容物，必要时留标本	20	● 插管动作不轻柔扣3分 ● 未验证扣5分 ● 其他一项不合格扣1分	

项　目	操作内容	标准分值	扣分原因	扣　分
	13. 打开洗胃机开关，选择洗胃液量，先完成一个循环并清零 14. 正确连接胃管 15. 灌洗胃液300~500 ml再吸出 16. 如此反复直至洗出液澄清、无异味 17. 洗胃过程中观察病人，严密监测生命体征，观察进出液量，保证进出液量平衡，观察洗出液的颜色、性状和气味 18. 注意洗胃机的运转情况 19. 洗胃后，必要时遵医嘱胃管内注入导泻液 20. 拔管，擦净面部，脱手套	30	● 胃管连接不正确扣5分 ● 未观察病情扣3分 ● 其他一项不合格扣1分	
	21. 整理床单位，协助取舒适卧位 22. 心理疏导、安慰 23. 喷手，终末处理，记录	5	● 一项不合格扣1分	
终末处理 （5分）	1. 清洗洗胃机管路，洗胃机擦拭充电备用 2. 垃圾分类正确，洗手 3. 记录护理及贵重仪器使用登记本	5	● 一项不合格扣1分	
总体评价 （5分）	1. 操作熟练、轻柔，病人配合 2. 未出现并发症 3. 交流恰当，体现人文关怀	5		

【注意事项】

1. 插管时，避免误入气管。

2. 当中毒物质不明时，洗胃液选择温开水或等渗盐水；吸或抽出的胃内容物送检；毒物性质明确后采用高效解毒剂洗胃。

3. 幽门梗阻病人洗胃宜在饭后4~6小时或空腹进行；并记录胃内潴留量。吞服强腐蚀性毒物者禁忌洗胃，可给予药物或物理性拮抗剂，如牛奶、豆浆、蛋清、米汤等。

4. 洗胃过程中，密切观察病人面色、脉搏、呼吸、血压及洗出液的性质、颜色、气味、量。发现异常，立即停止，进行处理。

5. 洗胃禁忌证：强腐蚀性毒物中毒、肝硬化伴食管胃底静脉曲张、近期内有上消化道出血及穿孔病人、上消化道溃疡、胃癌等。

6. 洗胃并发症：急性胃扩张、胃穿孔、水电解质紊乱、酸碱平衡失调、窒息、反射性心脏骤停等。

四十七、换药技术

【用物准备】

　　1.治疗车上层:无菌换药包一个(内含碗/盘2个、器械、有齿镊及无齿镊各1把、消毒棉球)、创面用药、敷料、手套、快速洗手液。

　　2.治疗车下层:污物处置盒2个。

【环境准备】

　　调节换药室或病房内的温度、调节换药室或病房内的照明

【操作流程】

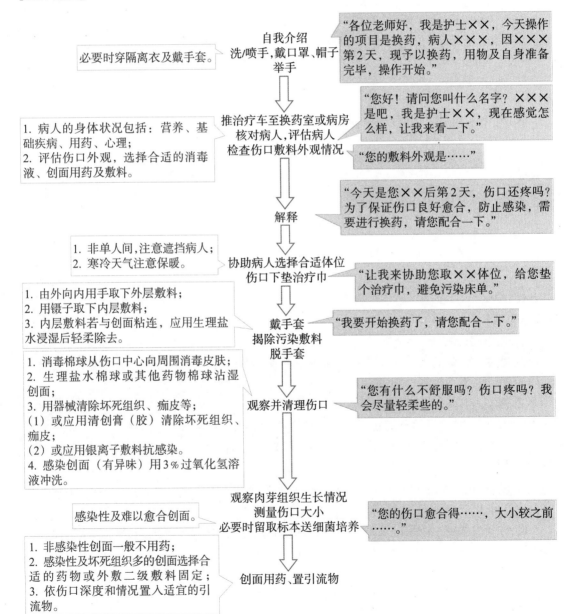

1. 根据伤口分泌物，加盖纱布6～8层以上或选择合适的伤口敷料；
2. 需用胶布或绷带包扎固定者，不可固定太紧，包扎肢体时应从身体远端到近端。

包扎伤口

"药已经为您换好了，我们现在开始包扎了。
请您保持伤口敷料清洁干燥，敷料潮湿时我们会及时更换。
如您感觉不适，请及时告知。"

护送病人回病室或撤去病室内遮挡物，开窗通风。

安置病人
喷手

"您安心休息，我会常来看您的，有事请按呼叫铃喊我。"

终末处理

手消毒、记录

对老师的评价、指点表示感谢！

举手

操作完毕，请老师指教。

科室_____ 姓名_____ 得分_____ 评委签名_____ 日期_____

项　目	操作内容	标准分值	扣分原因	扣　分
操作准备（10分）	1. 护士准备：衣、帽、鞋、头发整洁，淡妆，洗手，戴口罩，戴手套及穿隔离衣（必要时）	5	● 一项不合格扣1分	
	2. 环境：调节换药室或病房内的温度、照明 3. 用物准备 （1）治疗车上层：无菌换药包一个（内含：碗/盘2个、器械、有齿镊及无齿镊各1把、消毒棉球）、创面用药、敷料、手套、快速洗手液； （2）治疗车下层：污物处置盒2个	5	● 少一样扣1分，最多扣4分 ● 物品摆放乱扣1分	
评估患者（10分）	1. 病人的身体状况（营养、基础疾病、用药、心理） 2. 评估伤口外观，选择合适的消毒液、创面用药及敷料	6	● 缺一项扣1分	
	3. 自然、全面地解释目的及注意事项	4	● 一项不达标扣2分	
操作要点（70分）	1. 自我介绍，洗/喷手，戴口罩（必要时戴手套及穿隔离衣），举手 2. 将用物携至换药室或床旁，核对床头牌，解释 3. 非单人间，注意遮挡病人	5	● 一项不合格扣1分	
	4. 协助病人选择合适体位 5. 伤口下垫治疗巾，注意保暖	10	● 体位不合适扣3分 ● 暴露过多扣3分 ● 未垫治疗巾扣4分	
	6. 检查伤口敷料外观情况 7. 戴手套，由外向内用手取下外层敷料 8. 脱手套 9. 内层敷料用镊子取下	10	● 一项不合格扣2分	
	10. 消毒棉球从伤口中心向周围消毒皮肤 11. 生理盐水棉球或其他药物棉球沾湿创面 12. 用器械清除坏死组织、痂皮等 13. 感染创面(有异味)用3%过氧化氢溶液冲洗 14. 必要时留取标本送细菌培养 15. 观察肉芽组织生长情况，测量伤口大小	20	● 消毒及处理方法不正确每项扣3分 ● 手法粗暴，造成病人疼痛扣10分 ● 未观察肉芽组织生长情况扣3分 ● 未测量伤口大小扣2分	
	16. 必要时创面用药，置入适宜的引流物 17. 根据伤口分泌物，加盖纱布6~8层以上或选择合适的伤口敷料 18. 胶布固定或绷带包扎，不可固定太紧，包扎肢体时应从身体远端到近端	20	● 创面处理不恰当扣4分 ● 纱布或伤口敷料选择不恰当扣5分 ● 固定或包扎不牢扣5分	

项　目	操作内容	标准分值	扣分原因	扣　分
	19. 安置病人，告知注意事项 20. 撤去病室内遮挡物，开窗通风 21. 喷手，推车回处置室处理用物 22. 喷手，记录	5	● 一项不合格扣1分	
终末处理 （5分）	处置区域合适，垃圾分类正确，洗手	5	● 垃圾分类不正确扣3分 ● 其他一项不合格扣1分	
总体评价 （5分）	1. 操作过程熟练、轻柔，动作一次到位 2. 操作达到预期目的 3. 交流恰当，体现人文关怀	5	● 操作生硬、粗暴扣3分 ● 未达到预期目的扣2分	

【注意事项】

1. 两把镊子不可混用，一把夹无菌敷料，另一把接触创面敷料。

2. 引流物切勿堵塞创口外口，保持创口底小口大，不形成死腔或假道。

3. 操作过程中应具有爱伤观念，动作轻柔、熟练，注意病人保暖，保护隐私。

4. 发现伤口异常情况应及时上报医师，进行处理。

四十八、翻身法

1. 轴线翻身技术

【用物准备】

治疗车(多功能护理车):枕头1个,R形垫1~2个。

【操作流程】

注:
此为无颈椎损伤两位操作者翻身法。
以下第一位操作者简称为A,第二位操作者简称为B。

用物准备
枕头1个

A:"各位老师好,我是××病区××。"
B:"我是××病区××,今天操作的项目是轴线翻身法,×床,××,男,45岁,显微内镜下椎间盘切除术后6小时,现在协助病人轴线翻身,自身准备完毕,操作开始。"

自我介绍
喷手,举手

A:"请问您叫什么名字,请给我看一下您的腕带,××,我是您的管床护士××,您现在已经术后6小时,生命体征都在正常范围,伤口渗血很少,您现在伤口疼痛厉害吗?……不是很疼痛是吧?那就可以翻身了,早翻身可以让您更舒适,而且不会发生压疮,您不用紧张,我和××一起来帮您,您只要按我们的要求配合就可以,没什么痛苦。"
B:"你好,我是护士××,那我们开始吧!"

A核对床头牌
A、B站于病人同侧
解释

A:将双手分别插至病人的肩部、腰部下方。
B:将双手分别插于病人腰部、大腿下方。
A、B:依靠肘部及腰部力量同时托起病人,平移至近侧,托起时保持病人的肩、腰、髋在同一水平。

A、B依次移去枕头
A松开被尾

B:"来,把双腿屈起来。"
A:"好,再把您的两只手交叉在胸前,就这样,您做的非常正确!我先把您平移到我们这一侧,这样翻身后就不至于睡在床的边缘增加坠床的危险。"

向近侧平移

A:"好,现在我们帮您翻身。"

A:将双手分别置于病人的肩部、腰部。
B:将双手置于病人腰部、臀部
AB:同时翻转病人面向对侧侧卧位,始终保持病人的肩、腰、髋在同一水平。
注意:
1. 翻身角度应<60°。
2. 为病人保暖并防止坠床。

翻身

A:"好了,没有增加您的疼痛吧?翻个身是不是舒服多了?你的双手可以随意摆放,我再在您的背部放一个枕头,这样您就舒服了!"
B:"好,您的双腿怎么舒适就怎么摆放,如果您双腿自然弯曲起来,我再帮您在两腿之间放一个枕头就更舒适了!"

A:将一R形垫置于病人背部支持身体。
B:将一软枕放于两膝之间使双膝呈自然弯曲。

调整体位

整理床单位

A:"我们已经帮您翻好身了,有几点需要给您交代:由于您才术后6小时,所以仍以平卧位为主,以压迫伤口防止出血,一般1~2小时翻身一次,每次侧卧位15分钟左右,最好不过半小时。"
B:"是的,另外在以后的康复阶段,无论您自己翻身还是您家人协助翻身,一定要保持肩部、腰部、髋部在同一水平上,避免脊柱扭曲。"

整理完毕

A:"××,您安心休息,我们会常来看您的。"

准确记录翻身时间。

喷手、记录

对老师的评价、指点表示感谢!

喷手、举手

B:"操作完毕,请老师指教。"

242

科室_____ 姓名（甲）_____ 得分_____ 评委签名_____ 日期_____

姓名（乙）_____ 得分_____

项　目	操作内容	标准分值	扣分原因	甲扣分	乙扣分
操作准备（10分）	1. 护士准备：衣、帽、鞋、头发整洁，淡妆，洗手	5	● 一项不合格扣1分		
	2. 用物准备：治疗车（多功能护理车）、枕头1个，R形垫1~2个	5	● 未准备扣5分，少一个扣2分		
护理评估（20分）	1. 了解病人病情、意识状态及配合能力	5	● 根据与病人沟通情况酌情扣分		
	2. 检查病人损伤部位、伤口情况和管路情况	5	● 一项未检查扣2分		
	3. 告知病人翻身的目的和方法，以取得病人的配合	10	● 未告知不得分，余酌情扣分		
操作要点（60分）	1. 核对病人，帮助病人移去枕头，松开被尾	5	● 未查对不得分 ● 其他一项未做到扣2分		
	2. 两名操作者站于病人同侧 3. 协助病人将双手交叉于胸前	10	● 站立位置不符合要求不得分 ● 未协助病人摆放体位扣2分		
	4. 平移 　A：将双手分别插至病人的肩部、腰部下方 　B：将双手分别插于病人腰部、大腿下方 　AB：依靠肘部及腰部力量同时托起病人，平移至近侧，托起时保持病人的肩、腰、髋在同一水平	10	● 二人双手位置及用力不正确扣3分 ● 二人动作不熟练、不协调扣5分 ● 未与病人自然沟通扣2分 ● 有拖拉拽动作扣3分		
	5. 翻身 　A：将双手分别置于病人的肩部、腰部 　B：将双手置于病人腰部、臀部 　AB：同时翻转病人面向对侧侧卧位，始终保持病人的肩、腰、髋在同一水平 6. 注意： 脊柱术后翻身角度应＜60°，避免由于脊柱负重过大而引起关节突骨折 注意保暖及防止坠床	20	● 二人双手位置及用力不正确扣3分 ● 二人动作不熟练、不协调扣5分 ● 未与病人自然沟通扣2分 ● 有拖拉拽动作扣3分 ● 其他一项不符合要求扣2分		
	7. 调整体位 　A：将一R形垫置于病人背部支持身体 　B：将一软枕放于两膝之间使双膝呈自然弯曲状	10	● 体位不舒适扣3分 ● 其他一项不符合要求扣2分		
	8. 整理床单元，向病人进行康复指导	3	● 未整理床单元扣3分		
	9. 洗手，记录，举手	2	● 未洗手、记录扣2分		

项　目	操作内容	标准分值	扣分原因	甲扣分	乙扣分
总体评价（10分）	1. 动作熟练、规范，无缺项 2. 与病人沟通自然，语言通俗易懂	10	● 一项不合格扣3分		

【注意事项】

1. 轴线翻身法适用于颅骨牵引、脊椎损伤、脊椎手术及髋关节术后的病人,翻身时始终保持病人的肩、腰、髋在同一水平,翻身时角度应＜60°,避免由于脊柱负重过大而引起关节突骨折。

2. 髋关节置换术后翻身时,患肢髋关节不能屈曲,膝关节屈曲＜40°。

3. 颈椎损伤,应由三位操作者翻身,第一位操作者固定头部,沿纵轴向上略加牵引,使头、颈随躯干一起缓慢移动,第二、第三位操作者同以上操作方法,使病人头、颈肩、腰、髋保持在同一水平,同时翻转成侧卧位。

2.单人翻身叩背技术

【用物准备】

治疗车(或多功能护理车)：快速手消毒液、枕头1个、R形垫1个、根据病情准备用物，如水杯、吸管、弯盘、卫生纸等。

【操作流程】

自我介绍
洗/喷手
戴口罩

"各位老师好，我是××病区的××，今天操作的项目是单人协助病人翻身叩背技术，用物及个人准备完毕，操作开始。"

至病房
解释

"您好，我是您的管床护士××，因为您……，为了……，需要我协助您翻身叩背，以促进痰液排出，保持呼吸道通畅。我会动作很轻柔，请放心。等会儿翻身时请您配合一下。"

关闭门窗，拉隔帘，调节室温至(24±2)℃
固定床脚刹车
放平床头

1. 无痛或轻度疼痛者方可翻身叩背；
2. 中度、重度疼痛病人给予镇痛措施至无痛或轻度疼痛再予以翻身叩背。

评估病人病情、疼痛等

病情允许且无痛或轻度疼痛病人予以翻身叩背

1. 检查伤口敷料：
   ① 如潮湿更换后再行翻身；
   ② 如可能存在活动性出血禁止叩背。
2. 妥善处理好各种管路：引流管固定于床边者，松开固定夹，调整好放置于合适位置。
3. 如果是腹部和胸部伤口，指导病人用双手捂住伤口。

查看病人伤口敷料、管路
肢体活动能力

"请让我看一下您的伤口敷料及管道情况，好的，伤口敷料是清洁干燥的，请您活动四肢让我看看，好的，马上给您翻身了。"

移枕头、松床尾

1. 一手托住病人的肩部，一手托住其腰部，先将上半身移向对侧；
2. 同法一手托住病人的臀部，另一手上臂托住其腘窝处，前臂托其对侧大腿，将病人的下半身移向对侧。

将病人移向对侧

1. 病人屈膝；
2. 护士一手扶肩，一手扶臀部；
3. 轻轻将病人转动，同时注意观察病人面色有无异常。

协助病人翻身
使其面向护士

"××，我开始翻身了，请您配合，首先把双手放置腹部，两腿屈曲。"

检查病人背部及臀部皮肤
观察病人有无不适

调整病人头部与枕部位置，
摆放好四肢，使卧位舒适，
两腿间夹软枕

"××，我帮您把枕头位置调整好，四肢这样放舒服吗？两腿之间再给您夹个软枕。"

1. 检查伤口敷料有无脱落。
2. 检查管路有无受压，引流是否通畅。

查看伤口敷料，整理管路

叩背方法：
1. 护士手指并拢，掌心凹成杯状，手腕部自然放松。
2. 由下至上，由外至内连续有节奏地拍打病人背部（避免拍击切口），持续3~5分钟，频率120~180次/分。
3. 叩背同时鼓励病人咳嗽排痰。
4. 叩背位置：第十肋以上部位，避开脊柱和肾区。

有效叩背排痰

"××，现在我(们)给您叩背使痰液震动易于咳出，在这过程中如果有什么不舒服请您告诉我。××做一下深呼吸咳嗽排痰，好的，咳得很好。"

协助病人排痰、漱口

观察病人有无不适
根据病情安置病人卧位

"××，翻身叩背已经做好了，我在您的背部放一个体位垫，身体重心可以向后靠，身体放松。好的。您有什么不舒服，请按铃叫我，我也会经常来看您的。"

喷手
用物终末处理

喷手，取下口罩，
打开门窗
记录护理记录单

举手 "操作完毕，请老师指教。"

【评分标准】（单人）

科室_____ 姓名_____ 得分_____ 评委签名_____ 日期_____

项目	操作内容	标准分值	扣分原因	扣分
操作准备（10分）	1. 护士准备：衣、帽、鞋、头发整洁，淡妆，洗手	5	● 一项不合格扣1分	
	2. 用物准备：治疗车（或多功能护理车）、快速手消毒液、枕头1个、R形垫1个、根据病情准备用物，如水杯、吸管、弯盘、卫生纸等	5	● 未准备扣5分，少一个扣1分	
护理评估（20分）	1. 了解病人病情、意识状态及配合能力	5	● 根据与病人沟通情况酌情扣分	
	2. 评估病人疼痛情况、四肢活动度，检查病人损伤部位、伤口情况和管路情况	5	● 一项未检查扣2分	
	3. 告知病人翻身的目的和方法，以取得病人的配合	10	● 未告知不得分，余酌情扣分	
操作要点（60分）	1. 核对病人，帮助病人移枕头，松开被尾	2	● 未查对不得分 ● 其他一项未做到扣1分	
	2. 平移：先将病人上半身移向对侧，其次将病人下半身移向对侧。	10	● 站立位置不符合要求不得分 ● 未协助病人摆放体位扣2分	
	3. 翻身：病人双手放置腹部，双下肢屈曲，护士一手扶肩，一手扶臀部，将病人轻轻转动，使其面对护士。 注意：保暖及防止坠床。	10	● 双手位置及用力不正确扣3分 ● 动作不熟练、不协调扣5分 ● 未与病人自然沟通扣2分 ● 有拖拉拽动作扣3分	
	1. 检查病人背部及臀部皮肤，观察病人有无不适	5	● 未查对不得分 ● 其他一项未做到扣1分	
	2. 调整体位：将软枕放于两膝之间使双膝呈自然弯曲状。	5	● 体位不舒适扣3分 ● 其他一项不符合要求扣2分	
	3. 检查伤口敷料有无脱落，检查管路有无受压，引流是否通畅	5	● 未查对不得分 ● 其他一项未做到扣1分	

项目	操作内容	标准分值	扣分原因	扣分
	4. 叩背方法： （1）护士手指并拢，掌心凹成杯状，手腕部自然放松 （2）由下至上，由外至内连续有节奏地叩击病人背部（避免叩击切口），持续3~5分钟，频率120~180次/分 （3）叩背同时鼓励病人咳嗽排痰 （4）叩背的位置：第十肋以上部位，避开脊柱和肾区	15	● 叩背手法不对扣5分 ● 叩背位置不对扣5分 ● 其他一项不符合要求扣2分	
	5. 观察病人有无不适，根据病情安置病人卧位，将R形垫置于病人背部	3	● 体位不舒适扣2分 ● 未检查病人扣2分 ● 未使用体位垫扣1分	
	6. 整理床单元，向病人进行康复指导	3	● 未整理床单3分	
	7. 洗手，记录，举手	2	● 未洗手、记录扣2分	
总体评价（10分）	1. 动作熟练、规范、无缺项， 2. 与病人沟通自然，语言通俗易懂	10	● 一项不合格扣3分	

【注意事项】

1. 颅骨牵引、脊椎损伤、脊椎手术的病人在翻身时需使用轴线翻身法，翻身时始终保持病人的肩、腰、髋在同一水平，翻身时角度应＜60°，避免由于脊柱负重过大而引起关节突骨折。

2. 髋关节置换术后翻身时，患肢髋关节屈曲＜90°。

3. 颈椎损伤，应由三位操作者翻身，第一位操作者固定头部，沿纵轴向上略加牵引，使头、颈随躯干一起缓慢移动，第二、第三位操作者同以上操作方法，使病人头、颈肩、腰、髋保持在同一水平，同时翻转成侧卧位。

4. 石膏固定或伤口较大的病人，翻身后应将患处放于适当位置，防止受压。

5. 颅脑手术后，一般只能卧于健侧或平卧，翻身时注意头部不能翻转过剧，以防引起脑疝，压迫脑干，导致突然死亡。

6. 叩背时，要注意由下至上、由外至内连续有节奏地叩击病人背部（避免拍击切口），持续3~5分钟，频率120~180次/分。

7. 如果病人是腹部和胸部伤口，指导病人用双手捂住伤口；如病人存在活动性出血禁止叩背。

3. 双人翻身叩背技术

【用物准备】

治疗车(或多功能护理车):快速手消毒液、水杯、吸管、(根据病情准备枕头、R形垫、卫生纸等)。

【操作流程】

自我介绍
洗/喷手
戴口罩

> 护士甲:"各位老师好,我是××病区的××。"
> 护士乙:"各位老师好,我是××病区的××。"
> 甲:"我们今天的操作项目是双人协助病人翻身叩背技术,用物及个人准备完毕,操作开始。"两人齐举手。

护士甲:至
病房解释

> "您好,我是您的管床护士××,因为您……,为了……,需要协助您翻身叩背,以促进痰液排出,保持呼吸道通畅。我们会很轻柔,请您放心。等会翻身时请您配合一下。"

护士乙:关闭门窗,拉隔帘,调节室温至(24±2)℃
固定床脚刹车
放平床头

护士甲:评估病人疼痛

> 1. 无痛或轻度疼痛者方可翻身叩背;
> 2. 中度、重度疼痛病人给予镇痛措施至无痛或轻度疼痛再予以翻身叩背。

无痛或轻度疼痛病人予以翻身叩背

> 1. 检查伤口敷料:
>   ① 如潮湿更换后再行翻身;
>   ② 如可能存在活动性出血禁止叩背。
> 2. 妥善处理好各种管路:引流管固定于床边者,松开固定夹,调整好放置于合适位置。
> 3. 如果是腹部和胸部伤口,指导病人用双手捂住伤口。

查看病人伤口敷料、管路
肢体活动能力

> 甲:"请让我看一下您的伤口敷料及管道情况,好的,伤口敷料是清洁干燥的,等会儿我们给您翻身,请您活动四肢让我看看,好的,马上给您翻身了。"

移动枕头、松床尾

> 1. 护士甲:一手托肩颈部,另一手托腰背部;
> 2. 护士乙:一手托腰,另一手的上臂托大腿;
> 3. 使用手及前臂的力量同时将病人轻轻抬起,移向对侧。

两名护士站立于同侧
将病人移向对侧

> 1. 护士甲:托扶病人的肩、腰部;
> 2. 护士乙:托扶臀部、膝部;
> 3. 轻轻将病人转动,同时注意观察病人面色有无异常。

协助病人翻身
使其面向护士

> 甲:"××,我们开始翻身了,请您配合,首先把双手放置腹部,双下肢屈曲。"

249

护士乙:检查病人背部及臀部皮肤,观察病人有无不适

护士甲:调整病人头部与枕部位置,
摆放好四肢,使卧位舒适,
两腿间夹软枕

甲:"我帮您把枕头位置调整好,四肢这样放舒服吗?两腿之间再给您夹个软枕。"

1. 检查伤口敷料有无脱落。
2. 检查管路有无受压,引流是否通畅。

护士甲:查看伤口敷料,整理管路

查看伤口敷料,整理管路

甲:"我帮您把枕头位置调整好,四肢这样放舒服吗?两腿之间再给您夹个软枕。"

叩背方法:
1. 护士手指并拢,掌心凹成杯状,手腕部自然放松;
2. 由下至上,由外至内连续有节奏地叩击病人背部(避免叩击切口),持续3~5分钟,频率120~180次/分;
3. 叩背同时鼓励病人咳嗽排痰;
4. 叩背位置:第十肋以上部位,避开脊柱和肾区。

护士乙:有效叩背排痰

乙:"现在给您叩背使痰液震动易于咳出,在这过程中如果有什么不舒服请您告诉我们。做一下深呼吸咳嗽排痰,好的,咳得很好。"

护士甲:观察病人有无不适
根据病情调整床头高度等

甲:"翻身叩背已经做好了,我在您的背部放一个体位垫,身体重心可以向后靠,身体放松。好的。您有什么不舒服,请按铃叫我,我也会经常来看您的。"

喷手
用物终末处理

喷手,取下口罩,
打开门窗
记录护理记录单

举手 "操作完毕,请老师指教。"

【评分标准】（双人）

科室_____ 姓名（甲）_____ 得分_____ 评委签名_____ 日期_____
　　　　　　 姓名（乙）_____ 得分_____

项目	操作内容	标准分值	扣分原因	甲扣分	乙扣分
操作准备（10分）	1. 护士准备：衣、帽、鞋、头发整洁，淡妆，洗手	5	● 一项不合格扣1分		
	2. 用物准备：治疗车（或多功能护理车）、快速手消毒液、水杯、吸管（根据病情准备枕头、R形垫、卫生纸等）	5	● 未准备扣5分 ● 少一个扣2分		
护理评估（20分）	1. 了解病人病情、意识状态及配合能力	5	● 根据与病人沟通情况酌情扣分		
	甲： 1. 评估病人疼痛情况，检查病人损伤部位、伤口情况和管路情况	5	● 一项未检查扣2分		
	甲： 2. 告知病人翻身的目的和方法，以取得病人配合	10	● 未告知不得分，余酌情扣分		
	乙： 1. 关闭门窗 2. 拉隔帘 3. 调节室温至(24±2)℃ 4. 固定床脚刹车	15	● 未关闭门窗扣1分 ● 未拉隔帘扣1分 ● 未调节室温扣2分 ● 调节室温未达标准扣1分 ● 未固定床脚刹车扣1~2分		
操作要点（60分）	甲： 1. 核对病人，帮助病人移去枕头，松开被尾 2. 协助病人将双手交叉于腹部 3. 甲乙操作者站于病人同侧 4. 将双手分别插至病人的肩颈部、上背部 5. 依靠肘部及腰部力量同时托起病人，移向对侧，托起时保持病人的肩、腰、髋在同一水平 6. 双手分别托扶病人的肩、腰部	25	● 未查对不得分 ● 未协助病人摆放体位扣2分 ● 两人不在同侧扣3分 ● 双手位置及用力不正确扣5分 ● 动作不熟练、不协调扣5分 ● 未与病人自然沟通扣2分 ● 有拖拉拽动作扣5分 ● 其它一项未做到扣3分		
	乙： 1. 护士甲乙操作者站于病人同侧 2. 将双手分别插于病人腰部、大腿及腘窝 3. 依靠肘部及腰部力量同时托起病人，移向对侧，托起时保持病人的肩、腰、髋在同一水平 4. 双手分别托扶臀部、膝部	25	● 两人不在同侧扣3分 ● 双手位置及用力不正确扣5分 ● 动作不熟练、不协调扣5分 ● 未与病人自然沟通扣2分 ● 有拖拉拽动作扣5分		
	甲乙： 1. 同时翻转病人使其面向自己，始终保持病人的肩、腰、髋在同一水平 2. 注意： (1) 角度应＜60°，避免由于脊柱负重过大而引起关节突骨折 (2) 保暖及防止坠床	10	● 两人动作不熟练、不协调扣5分 ● 未与病人自然沟通扣2分 ● 有拖拉拽动作扣3分 ● 其它一项不符合要求扣2分		

项目	操作内容	标准分值	扣分原因	甲扣分	乙扣分
操作要点（60分）	乙： 1. 检查病人背部及臀部皮肤，观察病人有无不适调整体位 2. 枕放于两膝之间使双膝呈自然弯曲状	8	● 未查看皮肤扣3分 ● 其它一项不符合要求扣2分		
	甲： 1. 调整病人头部与枕部位置，摆放好四肢，使卧位舒适，两腿夹软枕 2. 伤口敷料有无脱落，检查管路有无受压，引流是否通畅	10	● 未检查伤口敷料扣2分 ● 未查看管路扣2分 ● 其它一项未做到扣1分		
	乙：手法： 1. 护士手指并拢，掌心凹成杯状，手腕部自然放松 2. 由下至上，由外至内连续有节奏地拍打病人背部（避免拍击切口），持续3~5分钟，频率120~180次/分 3. 叩背同时鼓励病人咳嗽排痰 4. 叩背位置：第十肋以上部位，避开脊柱和肾区	15	● 叩背手法不对扣5分 ● 叩背位置不对扣5分 ● 其它一项不符合要求扣2分		
	甲： 1. 观察病人有无不适，根据病情调整床头高度等，将R形垫置于病人背部 2. 整理床单元，向病人进行康复指导	13	● 体位不舒适扣2分 ● 未检查病人扣2分 ● 未使用体位垫扣1分 ● 未整理床单3分		
	甲乙：口述洗手，记录，举手	2	● 未洗手、记录扣2分		
总体评价（10分）	1. 动作熟练、规范、无缺项， 2. 与病人沟通自然，语言通俗易懂	10	● 一项不合格扣3分		

【注意事项】

1. 颅骨牵引、脊椎损伤、脊椎手术及髋关节术后的病人在翻身时需使用轴线翻身法，翻身时始终保持病人的肩、腰、髋在同一水平，翻身时角度应＜60°，避免由于脊柱负重过大而引起关节突骨折。

2. 髋关节置换术后翻身时，患肢髋关节不能屈曲，膝关节屈曲＜40°。

3. 颈椎损伤，应由三位操作者翻身，第一位操作者固定头部，沿纵轴向上略加牵引，使头、颈随躯干一起缓慢移动，第二、第三位操作者同以上操作方法，使病人头、颈肩、腰、髋保持在同一水平，同时翻转成侧卧位。

4. 叩背时，要注意由下至上，由外至内连续有节奏地叩击病人背部（避免拍击切口），持续3~5分钟，频率120~180次/分。

5. 如果病人是腹部和胸部伤口，指导病人用双手捂住伤口；如病人存在活动性出血禁止叩背。

6. 双人及以上人员操作时动作需协调一致。

四十九、"T"管引流护理技术

【用物准备】

1. 治疗车上层:治疗盘内置引流袋、碘伏棉签、血管钳、手套、一次性治疗巾、弯盘、标识;
2. 治疗车下层:垃圾处置盒2个。

【操作流程】

自我介绍
洗/喷手,戴口罩,举手

> "各位老师好,我是××病区××,今天操作的项目是"T"管引流护理。×床,××,因胆总管切开取石术后T管引流需更换引流袋,用物及自身准备完毕,操作开始。首先评估病人。"

备齐用物
推治疗车至床旁
核对床头牌
查看引流袋

> 根据病人情况普通引流袋每周更换2次,抗返流引流袋每周更换1次。

> "您好!请问您叫什么名字?××是吧,我是您的管床护士××,请让我看看您的腕带。"

解释操作目的
配合方法
检查T管情况

> 1. 检查T管在位及通畅情况、T管口敷料情况。
> 2. 观察引流液颜色、性质、量。

> "您手术后有一根T管引流,引流胆汁防止胆漏及胆道狭窄。让我看一下您的引流管。为了防止感染现在我准备给您更换引流袋,更换时请您配合一下,暂时不要随意翻身。"

铺治疗巾
取出并检查引流袋
将引流袋固定于床旁低位

> 1. 检查引流袋包装、有效期、调节开关;
> 2. 拧紧引流袋出口处;
> 3. 引流袋至少低于T管引流出口。

> "给您更换引流袋,请您配合一下,我动作会轻点。"

血管钳夹闭T管

分离T管与引流袋
消毒T管口

> 1. 消毒连接处(从连接处螺旋向两端消毒)
> 2. 分离引流管与引流袋时,动作轻柔,避免牵拉,防止引流管滑脱;
> 3. 从连接口向近端螺旋消毒引流管。

> "我现在给您更换引流袋了,您配合一下不要翻身,坚持一下,马上就好了。"

连接T管与新引流袋

松开血管钳
观察引流情况

> 1. 引流管保持通畅,避免折叠、扭曲、受压;
> 2. 观察胆汁颜色、性质。

> "现在引流袋已经给您更换好了,您在翻身活动的时候避免T管牵拉、折叠、扭曲。下床活动时引流袋低于引流口,避免胆汁反流引起感染。有事您可以按铃叫我,我也会随时过来看你的。"

安置病人、脱手套

回处置室处理用物
喷手、记录

喷手,取下口罩
举手

> 对老师的评价、指点表示感谢!

> "操作完毕,请老师指教。"

【评分标准】

科室_____ 姓名_____ 得分_____ 评委签名_____ 日期_____

项　目	操作内容	标准分值	扣分原因	扣　分
操作准备（10分）	1. 护士准备：衣、帽、鞋、头发整洁，淡妆，洗手、戴口罩	5	● 一项不合格扣1分	
	2. 治疗车上层：治疗盘、引流袋、碘伏棉签、血管钳、手套、一次性治疗巾、弯盘、标识	5	● 少一样扣1分，最多扣4分 ● 物品摆放乱扣1分	
	3. 治疗车下层：垃圾处置盒2个			
评估患者（10分）	1. 病人心理状态、合作程度 2. T管引流情况、局部伤口敷料情况	5	● 缺一项扣1分	
	3. 自然、全面地解释目的及注意事项	5	● 一项不达标扣1分	
操作要点（60分）	1. 自我介绍，洗/喷手，戴口罩，举手 2. 将用物携至床旁，核对床头牌，解释	5	● 一项部合格扣1分	
	3. 检查引流袋包装、有效期、调节开关 4. 标识更换时间	5	● 一项不达标扣1分	
	5. 更换引流袋 （1）铺治疗巾，放置弯盘； （2）血管钳夹闭"T"管； （3）消毒引流管口； （4）分离"T"管与引流袋； （5）再次消毒"T"管口； （6）连接"T"管与新引流袋； （7）松开血管钳观察引流情况； （8）将引流袋挂于床旁下挂钩上	40	● 一项不合格扣5分	
	6. 安置病人 7. 喷手，推车回处置室处理用物 8. 喷手，脱口罩，记录 9. 举手，示意操作结束	10	● 一项不合格扣2分	
指导患者（10分）	1. 操作中告知病人配合事项，自然、亲切	5	● 未告知扣5分 ● 沟通生硬扣3分	
	2. 告知"T"管的注意事项	5	● 未告知扣8分 ● 沟通生硬扣2分	
终末处理（5分）	处置区域合适，垃圾分类正确，洗手	5	● 垃圾分类不正确扣3分 ● 其他一项不合格扣1分	

项　目	操作内容	标准分值	扣分原因	扣　分
总体评价（5分）	1. 病人理解操作目的，主动配合 2. 操作过程熟练，动作轻柔 3. 更换过程保持T管在位，注意无菌操作	1 2 2		

【注意事项】

1. 消毒"T"管口时注意从接头处向近端螺旋消毒5 cm，注意无菌操作；分离"T"管与引流袋时防止牵拉"T"管导致滑脱。

2. "T"管与引流袋连接紧密，妥善固定，避免引流管牵拉、折叠、扭曲，保持"T"管通畅，观察记录胆汁颜色、性质、量。

3. 普通引流袋每周更换2次，抗反流引流袋每周更换1次。严格执行无菌操作，保持引流袋低于引流口，防止胆汁反流引起感染。

4. 掌握拔管指征：若引流出胆汁逐渐减少，色泽正常，在术后10天左右，试行夹管1~2天，夹管期间观察有无发热、腹痛、黄疸等症状，若无不适，分离引流袋，夹闭"T"管。术后6~8周拔除"T"管，拔管后卧床休息半小时。

5. "T"管拔除后，观察伤口渗出情况，体温变化、皮肤巩膜黄染、呕吐、腹痛、腹胀等情况。

五十、造口护理技术

【用物准备】

    1.治疗车上层:一件式/两件式造口袋(闭口袋或开口袋)一只、剪刀、造口测量尺、温水、手套、擦手纸或柔软小毛巾、皮肤保护剂或防漏膏,看护垫。

    2.治疗车下层:污物处置盒2个。

【操作流程】

自我介绍
洗/喷手

> "各位老师好,我是××病区××,今天操作的项目是造口护理。×床,××,因××术后,需要更换造口袋,首先去评估病人。"

核对床尾卡
立于病人造口侧
解释

> "您好!请问您叫什么名字?××是吧,我是您的责任护士××,请让我看下腕带。噢!让我看一下您的造口袋,造口袋已经粘贴×天了,有点松脱了,为了防止大(小)便渗漏引起皮肤不适,我帮您更换一下造口袋,会更加舒服一些。"

1. 评估病人的体力恢复情况;病人对造口接受程度及造口护理知识了解程度;病人自理程度(视力及手的灵活程度)。
2. 评估造口类型及造口袋型号。
3. 评估病人有无腹胀腹痛,腹部切口渗液情况。

评估

喷手,回换药室准备用物

喷手,戴口罩,举手

> "用物及自身准备完毕,操作开始。"

> "××,您好!物品已准备好了,马上给您换袋。"

1. 非单人间,注意遮挡病人。
2. 关闭门窗,调节室温,注意保暖。

携用物至病房
核对床尾卡
立于病人造口侧,解释

协助病人取舒适卧位
解开腹部衣物,露出造口部位
在同侧铺看护垫
戴手套
移除造口袋

> "我先将造口袋给您取下来。"

1. 观察大(小)便的色、质、量。
2. 由上而下剥离造口袋,一手按压皮肤,一手撕下造口袋底盘,动作不宜过快,避免拉伤皮肤。

> "放松点,我帮您进行造口护理,您和家人先看我如何做,出院后您需要自己进行造口护理,我会逐步教会你们的。
> 我先帮您清洗,只需用温水,不需要用消毒液。先用柔软手纸初步清洁,再用温水清洁造口及周围皮肤,抹洗顺序应由外向内。
> 观察造口颜色及大小,一般为牛肉红,如遇发黑、出血、造口狭窄请及时到医院来,我们会帮您处理,教会您如何扩肛。"

清洁及观察
造口及周围皮肤

1. 勿用粗糙质硬的纸巾(毛巾)。
2. 动作要轻柔。

擦干
脱手套

> "我用干纸巾(毛巾)帮您擦干造口及周围皮肤。纸巾(毛巾)一定要柔软,切忌粗糙,否则易引起造口黏膜的破损出血。"

根据造口实际形状采取不同的测量方法。

测量造口大小

> "现在我帮您测量一下造口大小。"

根据测量大小裁剪造口底盘粘胶中心孔，边缘裁剪圆滑，与造口黏膜之间保持1~2 mm空隙。

修剪造口底盘

"请根据测量大小裁剪造口底盘粘胶中心孔，边缘一定要圆滑，与造口黏膜之间保持1~2 mm空隙，防止损伤造口黏膜。您的造口呈××形状，大约××。"

1. 撕去粘贴面上的纸，按照造口位置由下而上粘贴造口底盘，嘱病人腹部鼓起，自内向外用手按压底盘1~3分钟；
2. 若为两件式，再将造口袋扣于底盘，并固定；
3. 必要时可涂抹皮肤保护剂、防漏膏等；
4. 根据情况在造口袋上部安装碳片。

粘贴

"今天您的造口周围皮肤是好的，如果皮肤有红肿、疼痛可涂抹皮肤保护剂或防漏膏等，我会帮您的。撕去粘贴面上的纸，按照造口位置由下而上粘贴造口底盘，自内向外用手按压底盘1~3分钟。若为两件式，再将造口袋扣于底盘，并固定。"

如果是开口袋，夹闭造口袋下端开口。

夹袋

喷手
安置病人
整理床单元
处理用物

"造口袋更换好了，等您体力恢复试着由您自己更换，我辅助您，直到完全学会。为使造口袋与皮肤粘贴的更好，请卧床休息20~30分钟。"

撤去病室内遮挡物，开窗通风。

"您安心休息，我会常来看您的，有事请按呼叫铃喊我。"

洗手、脱口罩、记录

对老师的评价、指点表示感谢！

举手

"操作完毕，请老师指教。"

【评分标准】

科室_____ 姓名_____ 得分_____ 评委签名_____ 日期_____

项 目	操作内容	标准分值	扣分原因	扣 分
操作准备（10分）	1. 护士准备：衣、帽、鞋、头发整洁，淡妆，洗手、戴口罩	5	● 一项不合格扣1分	
	2. 用物准备： (1) 治疗车上层：一件式/两件式造口袋（闭口袋或开口袋）1只、剪刀、造口测量尺、温水、手套、抹手纸或柔软小毛巾、碳片、皮肤保护剂或防漏膏，看护垫； (2) 治疗车下层：污物处置盒2个	5	● 少一样扣1分，最多扣4分 ● 物品摆放乱扣1分	
评估患者（5分）	1. 病人的体力恢复情况 2. 病人对造口接受程度及造口护理知识了解程度 3. 病人自理程度（视力及手的灵活程度） 4. 观察造口类型及造口袋型号 5. 评估病人有无腹胀腹痛，腹部切口渗液情况 6. 自然、全面地解释换袋目的及过程，取得病人理解配合	5	● 一项不达标扣1分	
操作要点（65分）	1. 携用物至病人床旁，核对床号、姓名 2. 关闭门窗，调节室温，注意保暖 3. 非单人间，注意遮挡病人 4. 摆体位：半卧位或坐位 5. 铺看护垫，戴手套	10	● 缺一项扣2分	
	6. 由上而下剥离造口袋，一手按压皮肤，一手撕下造口袋底盘，动作不宜过快，避免拉伤皮肤 7. 观察大（小）便的色、质、量	10	● 剥离方法错扣4分 ● 动作太快扣2分 ● 拉伤皮肤扣8分 ● 未观察内容物扣2分	
	8. 先用柔软手纸初步清洁 9. 再用温水清洁造口及周围皮肤，抹洗顺序应由外向内 10. 以干的纸巾（毛巾）彻底擦干造口及周围皮肤 11. 脱手套 12. 观察周围皮肤及造口的情况 13. 必要时可涂防漏膏、保护膜	15	● 一项不合格扣2分	
	14. 用造口尺测量造口的大小、形状	5	● 未测量扣5分 ● 测量不准确扣2分	

258

项　目	操作内容	标准分值	扣分原因	扣　分
	15. 根据测量大小裁剪造口袋粘胶中心孔，一般比造口黏膜大1~2 mm 16. 注意边缘裁剪圆滑	10	● 剪孔过大或过小扣5分 ● 边缘不圆滑扣5分	
	17. 撕去粘贴面上的纸，按照造口位置由下而上粘贴造口底盘，自内向外用手按压底盘1~3分钟 18. 若为两件式，再将造口袋扣于底盘，并固定 19. 如果是开口袋，夹闭造口袋下端开口	10	● 粘贴顺序错扣2分 ● 粘贴不牢扣2分 ● 未夹好便袋夹扣1分	
	20. 喷手，协助病人取舒适卧位，整理床单元 21. 撤去病室内遮挡物，开窗通风 22. 终末处理，洗手，记录	10	● 一项不合格扣2分	
指导患者（10分）	1. 解释利用造口袋进行造口管理的重要性，强调病人学会操作的必要性 2. 介绍造口特点，引导参与造口自我管理	5	● 未告知扣5分 ● 沟通生硬扣3分	
终末处理（5分）	处置区域合适，垃圾分类正确，洗手	5	● 垃圾分类不正确扣3分 ● 其他一项不合格扣1分	
总体评价（5分）	1. 遵守操作原则 2. 操作过程熟练，动作一次到位 3. 换袋目的及过程解释自然、全面，便于病人理解配合	5	● 一项不合格酌情扣3~5分	

【注意事项】

1. 护理过程中注意向病人详细讲解操作步骤。

2. 更换造口袋时应当防止袋内容物排出污染伤口。注意造口与伤口距离，保护伤口，防止污染伤口。

3. 撕离造口袋时注意保护皮肤，防止皮肤损伤。

4. 贴造口袋前一定要保证造口周围皮肤干燥。

5. 造口袋裁剪时与实际造口方向相反，不规则造口要注意裁剪方向。

6. 造口袋底盘与造口黏膜之间保持适当空隙(1~2 mm)。缝隙过大，大(小)便刺激皮肤易引起皮炎；过小，底盘边缘与黏膜摩擦引起不适甚至出血。

7. 教会病人观察造口周围皮肤的血液循环情况及造口大小。

8. 如使用造口辅助用品，应当在使用前认真阅读产品说明书，如使用防漏膏，应当按压底盘15~20分钟。

五十一、膀胱冲洗护理技术

1. 膀胱间断冲洗

【用物准备】

1. 评估用物

① 治疗车上层:治疗盘内置非无菌手套、手消毒液;② 治疗车下层:弯盘。

2. 操作用物

① 治疗车上层:治疗盘内置无菌治疗碗及弯盘各一,生理盐水 500 ml,50 ml 注射器(或专用冲洗器)一副,0.5%碘伏,棉签、纱布数块,手套一副;一次性垫单一条;② 治疗车下层:利器盒,弯盘;③ 必要时备屏风。

【操作流程】

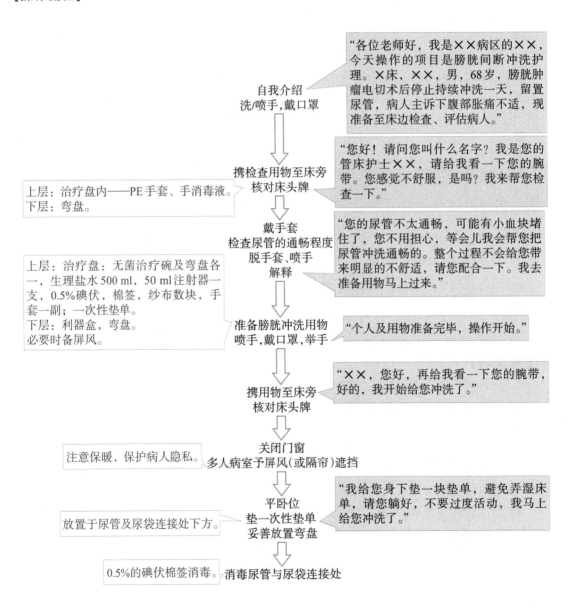

自我介绍
洗/喷手,戴口罩

"各位老师好,我是××病区的××,今天操作的项目是膀胱间断冲洗护理。×床,××,男,68岁,膀胱肿瘤电切术后停止持续冲洗一天,留置尿管,病人主诉下腹部胀痛不适,现准备至床边检查、评估病人。"

携检查用物至床旁
核对床头牌

上层:治疗盘内——PE手套、手消毒液。
下层:弯盘。

"您好!请问您叫什么名字?我是您的管床护士××,请给我看一下您的腕带。您感觉不舒服,是吗?我来帮您检查一下。"

戴手套
检查尿管的通畅程度
脱手套、喷手
解释

上层:治疗盘:无菌治疗碗及弯盘各一,生理盐水 500 ml,50 ml 注射器一支,0.5%碘伏,棉签,纱布数块,手套一副;一次性垫单。
下层:利器盒,弯盘。
必要时备屏风。

"您的尿管不太通畅,可能有小血块堵住了,您不用担心,等会儿我会帮您把尿管冲洗通畅的。整个过程不会给您带来明显的不舒适,请您配合一下。我去准备用物马上过来。"

准备膀胱冲洗用物
喷手,戴口罩,举手

"个人及用物准备完毕,操作开始。"

携用物至床旁
核对床头牌

"××,您好,再给我看一下您的腕带,好的,我开始给您冲洗了。"

关闭门窗
多人病室予屏风(或隔帘)遮挡

注意保暖,保护病人隐私。

平卧位
垫一次性垫单
妥善放置弯盘

放置于尿管及尿袋连接处下方。

"我给您身下垫一块垫单,避免弄湿床单,请您躺好,不要过度活动,我马上给您冲洗了。"

0.5%的碘伏棉签消毒。

消毒尿管与尿袋连接处

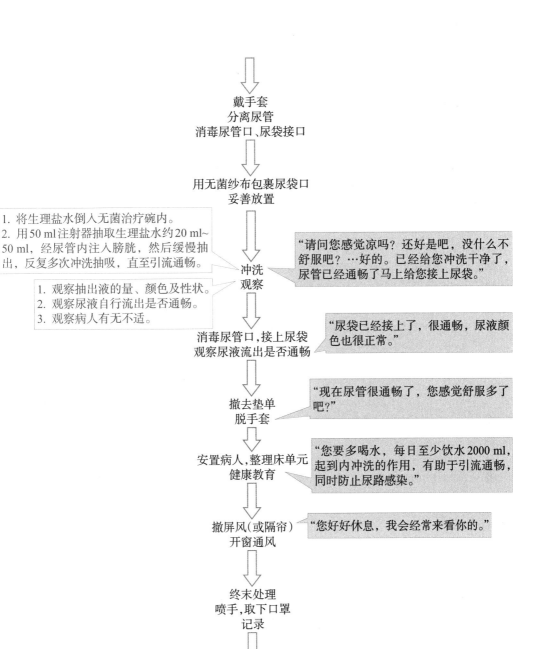

戴手套
分离尿管
消毒尿管口、尿袋接口

用无菌纱布包裹尿袋口
妥善放置

1. 将生理盐水倒入无菌治疗碗内。
2. 用50 ml注射器抽取生理盐水约20 ml~50 ml，经尿管内注入膀胱，然后缓慢抽出，反复多次冲洗抽吸，直至引流通畅。

冲洗
观察

"请问您感觉凉吗？还好是吧，没什么不舒服吧？…好的。已经给您冲洗干净了，尿管已经通畅了马上给您接上尿袋。"

1. 观察抽出液的量、颜色及性状。
2. 观察尿液自行流出是否通畅。
3. 观察病人有无不适。

消毒尿管口，接上尿袋
观察尿液流出是否通畅

"尿袋已经接上了，很通畅，尿液颜色也很正常。"

撤去垫单
脱手套

"现在尿管很通畅了，您感觉舒服多了吧？"

安置病人，整理床单元
健康教育

"您要多喝水，每日至少饮水2000 ml，起到内冲洗的作用，有助于引流通畅，同时防止尿路感染。"

撤屏风(或隔帘)
开窗通风

"您好好休息，我会经常来看你的。"

终末处理
喷手，取下口罩
记录

举手

"操作完毕，请老师指教。"

对老师的评价、指点表示感谢!

【评分标准】

科室_____ 姓名_____ 得分_____ 评委签名_____ 日期_____

项　目	操作内容	标准分值	扣分原因	扣　分
操作准备（10分）	1. 护士准备：衣、帽、鞋、头发整洁，淡妆，洗手、戴口罩	5	● 一项不合格扣1分	
	2. 评估用物 （1）治疗车上层：治疗盘内置非无菌手套、手消毒液； （2）治疗车下层：弯盘 3. 操作用物 （1）治疗车上层：治疗盘内置无菌治疗碗及弯盘各一，生理盐水500 ml，50 ml注射器（或专用冲洗器）一付，0.5%碘伏，棉签、纱布数块，手套一副；一次性垫单一条； （2）治疗车下层：利器盒，弯盘； （3）必要时备屏风。	5	● 少一样扣1分，最多扣4分 ● 物品摆放乱扣1分	
评估患者（10分）	1. 携评估用物至床旁，核对病人	5	● 缺一项扣1分	
	2. 自然、全面地解释膀胱冲洗的目的及注意事项 3. 关闭门窗、调节室温、屏风遮挡（非单人病房） 4. 评估病人 （1）病人的心理，能否配合； （2）戴手套，评估病人尿管通畅度 5. 脱手套，处理评估用物，喷手	5	● 一项不达标扣1分	
操作要点（70分）	1. 个人及用物准备，示意操作开始	5	● 缺一项扣1分	
	2. 携用物至病人床旁，核对病人 3. 协助安置体位，垫一次性垫单 4. 妥善放置弯盘 5. 消毒尿管与尿袋连接处 6. 戴手套 7. 分离尿管，消毒尿管口、尿袋口 8. 用无菌纱布包裹尿袋口，妥善放置	20	● 一项不达标扣2分	
	9. 将生理盐水倒入无菌治疗碗内 10. 用50 ml注射器（或专用冲洗器）抽取生理盐水约20~50 ml，经尿管内注入膀胱，然后缓慢抽出，反复多次冲洗抽吸，直至尿液澄清 11. 观察 （1）抽出液的量、颜色及性状； （2）尿液自行流出是否通畅； （3）病人有无不适 12. 消毒尿管口，连接尿袋 13. 观察尿液流出是否通畅	25	● 冲洗抽吸力度不合适，病人感觉不舒适扣10分 ● 尿液流出不通畅扣10分 ● 其他一项不合格扣2分	

项 目	操作内容	标准分值	扣分原因	扣 分
	14. 撤去垫单 15. 脱手套			
	16. 安置病人，整理床单元 17. 健康指导 18. 撤屏风（或隔帘），开窗通风 19. 终末处理，喷手，取下口罩 20. 记录	20	● 一项不合格扣2分	
终末处理 （5分）	处置区域合适，垃圾分类正确，洗手	5	● 垃圾分类不正确扣3分 ● 其他一项不合格扣1分	
总体评价 （5分）	1. 遵守无菌操作原则 2. 操作过程熟练，动作轻柔	3 2		

【注意事项】

1. 严格执行无菌操作,防止医源性感染。

2. 抽吸不得用力过猛,吸出液体不可回注。

3. 观察冲入和抽出液体量是否均衡。

4. 冲洗过程中观察抽出液体的量、颜色及性状。

5. 冲洗过程中注意观察和询问病人有无不适。

2.膀胱持续冲洗

【用物准备】

1. 治疗车上层:治疗盘内置0.5%碘伏、棉签,等渗冲洗液,冲洗管,弯盘,手消毒液。
2. 治疗车下层:污物处置盒2个。
3. 必要时备屏风。

【操作流程】

自我介绍
洗/喷手,戴口罩

> "各位老师好,我是××病区的××,今天操作的项目是膀胱持续冲洗护理。×床,××,男,68岁,因××,遵医嘱给予膀胱持续冲洗,用物及自身准备完毕,操作开始。"

携用物至床旁
核对床头牌、腕带
解释

> "您好!请问您叫什么名字?我是您的管床护士××,请给我看一下您的腕带。为了避免血块形成,保持尿道通畅,现需进行持续膀胱冲洗。整个过程不会给您带来明显的不舒适,请您配合一下。"

检查尿液的性状及尿管通畅情况

喷手
关闭门窗
多人病室屏风(或隔帘)遮挡

> 注意保暖,保护病人隐私。

核对、消毒冲洗液瓶(袋)口
关闭冲洗管调节器
连接等渗冲洗液

> 1. 核对冲洗液名称、剂量、有效期;
> 2. 检查冲洗管有效期,外包装有无漏气。

等渗冲洗液挂于输液架上
去除冲洗管上护帽,排气,盖上护帽
冲洗管挂于输液架上

> 冲洗液液面距床面至少60 cm。

弯盘置于尿管与尿袋连接处下方

> "我现在给您接上冲洗管路,请您不要大幅度变换体位,以免影响冲洗效果,甚至导致管路滑脱。"

> 1. 如为二腔导尿管,选用Y形管,一头连接冲洗管,另两头分别连接导尿管和尿袋。冲洗方法:夹闭尿袋,打开冲洗管冲洗,当病人有膀胱胀感时,夹闭冲洗管,打开尿袋引流,如此反复。
> 2. 三腔气囊导尿管,除气囊腔外,余两腔中间腔接引流袋,另一腔接冲洗液(管道连接遵循细进粗出的原则)。

分离尿管与尿袋连接处,取下原有尿袋,
妥善放置,消毒连接口,连接冲洗管

> "冲洗液已经连接上了,非常通畅,冲洗的速度已给您调节好了,您及家属不能自行调整,如有不适请及时告诉我,我也会经常来看您的。"

打开调节器,调节冲洗速度

> 根据引流液颜色调节冲洗速度:
> (1)颜色清亮选择速度约80滴/分;
> (2)淡红色选择速度约100滴/分;
> (3)颜色鲜红滴数放开。并严密观察引流液颜色并及时汇报医生。

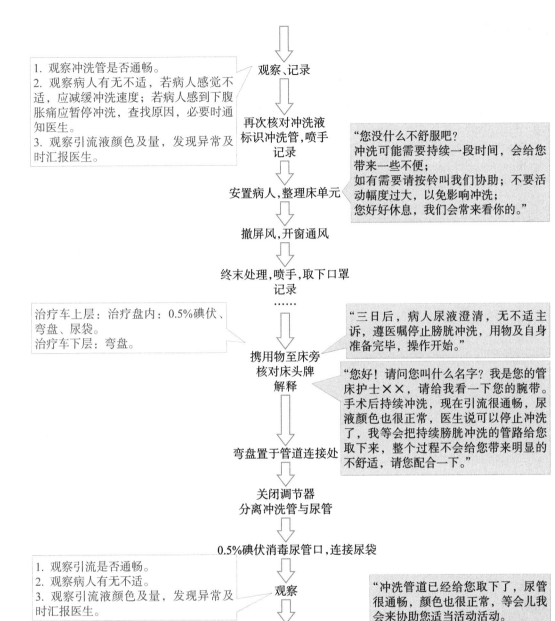

观察、记录

1. 观察冲洗管是否通畅。
2. 观察病人有无不适，若病人感觉不适，应减缓冲洗速度；若病人感到下腹胀痛应暂停冲洗，查找原因，必要时通知医生。
3. 观察引流液颜色及量，发现异常及时汇报医生。

再次核对冲洗液
标识冲洗管,喷手
记录

"您没什么不舒服吧?
冲洗可能需要持续一段时间，会给您带来一些不便；
如有需要请按铃叫我们协助；不要活动幅度过大，以免影响冲洗；
您好好休息，我们会常来看你的。"

安置病人,整理床单元

撤屏风,开窗通风

终末处理,喷手,取下口罩
记录
……

治疗车上层：治疗盘内：0.5%碘伏、弯盘、尿袋。
治疗车下层：弯盘。

"三日后，病人尿液澄清，无不适主诉，遵医嘱停止膀胱冲洗，用物及自身准备完毕，操作开始。"

携用物至床旁
核对床头牌
解释

"您好! 请问您叫什么名字? 我是您的管床护士××，请给我看一下您的腕带。手术后持续冲洗，现在引流很通畅，尿液颜色也很正常，医生说可以停止冲洗了，我等会把持续膀胱冲洗的管路给您取下来，整个过程不会给您带来明显的不舒适，请您配合一下。"

弯盘置于管道连接处

关闭调节器
分离冲洗管与尿管

0.5%碘伏消毒尿管口,连接尿袋

1. 观察引流是否通畅。
2. 观察病人有无不适。
3. 观察引流液颜色及量，发现异常及时汇报医生。

观察

"冲洗管道已经给您取下了，尿管很通畅，颜色也很正常，等会儿我会来协助您适当活动活动。
平时要多饮水，每日至少2000 ml。
您好好休息，有需要及时按铃。"

喷手,安置病人,整理床单元

喷手,记录

举手

"操作完毕，请老师指教。"

对老师的评价、指点表示感谢!

科室_____ 姓名_____ 得分_____ 评委签名_____ 日期_____

项　目	操作内容	标准分值	扣分原因	扣　分
操作准备 (10分)	1. 护士准备：衣、帽、鞋、头发整洁，淡妆，洗手、戴口罩	5	● 一项不合格扣1分	
	2. 用物准备 (1) 治疗车上层：治疗盘内置0.5%碘伏、棉签，等渗冲洗液，冲洗管，弯盘，手消毒液； (2) 治疗车下层：弯盘； (3) 必要时备屏风	5	● 少一样扣1分，最多扣4分 ● 物品摆放乱扣1分	
评估患者 (10分)	1. 携用物至床旁，核对病人	4	● 缺一项扣1分	
	2. 自然、全面地解释膀胱冲洗的目的及注意事项 3. 评估病人 (1) 病人病情、自理能力及合作情况等； (2) 病人尿液的性状，有无尿痛、憋尿感及尿管通畅情况	6	● 一项不达标扣1分	
操作要点 (70分)	1. 核对冲洗液名称、剂量、有效期 2. 检查冲洗管有效期，有无漏气 3. 示意操作开始	5	● 缺一项扣1分	
	4. 携用物至病人床旁，核对病人 5. 解释 6. 关闭门窗，调节室温，屏风遮挡（非单人病房） 7. 喷手	5	● 解释不到位扣2分 ● 其他一项不达标扣1分	
	8. 关闭调节器 9. 连接冲洗管与冲洗液 10. 冲洗液挂于输液架上；液面距离床面至少60 cm 11. 去除冲洗管上护帽，排气，盖上护帽 12. 冲洗管挂于输液架上	10	● 一项不合格扣2分	
	13. 弯盘置于尿管与尿袋连接处下方 14. 检查尿管，选择冲洗连接口并消毒，连接冲洗管 15. 打开调节器，调节冲洗速度 16. 观察 (1) 冲洗是否通畅； (2) 尿管引流是否通畅； (3) 病人有无不适； (4) 引流液的颜色、性状 17. 交待注意事项	15	● 冲洗管连接错误扣5分 ● 观察内容不全扣4分 ● 注意事项交待不全扣4分 ● 冲洗速度不合适扣4分 ● 其他一项不合格扣2分	

项　目	操作内容	标准分值	扣分原因	扣　分
	18. 标识冲洗管 19. 再次核对冲洗液 20. 记录 21. 喷手	5	● 一项不合格扣1分	
	22. 安置病人，协助病人取舒适卧位 23. 健康指导 24. 整理床单元 25. 撤屏风，开窗通风	5	● 一项不合格扣1分	
	26. 终末处理 27. 喷手，取下口罩 28. 记录	5	● 一项不合格扣1分	
	29. 停止冲洗 （1）携用物至病人床旁，核对病人； （2）解释； （3）弯盘置于管道连接处； （4）关闭冲洗管； （5）分离冲洗管与尿管； （6）消毒尿管口，连接尿袋； （7）观察尿管引流是否通畅； （8）喷手； （9）安置病人，协助病人取舒适卧位； （10）健康指导； （11）整理床单元； （12）喷手，取下口罩； （13）记录	20	● 一项不合格扣1分 ● 无健康教育扣5分 ● 沟通生硬扣3分	
终末处理（5分）	处置区域合适，垃圾分类正确	5	● 一项不合格扣1分	
总体评价（5分）	1. 遵守无菌操作原则 2. 操作过程熟练，动作轻柔 3. 交流恰当，体现人文关怀	5		

【注意事项】

1. 严格执行无菌操作，防止医源性感染。

2. 冲洗时若病人感觉不适，应减缓冲洗速度及量，必要时停止冲洗，密切观察，若病人感到剧痛或引流液中有鲜血时，应停止冲洗，通知医生处理。

3. 冲洗时，冲洗液瓶内液面距床面约60 cm，以便产生一定的压力，利于液体流入，冲洗速度根据流出液的颜色进行调节。一般为80~100滴/分；如果滴入药液，须在膀胱内保留15~30分钟后再引流出体外，或根据需要延长保留时间。

4. 寒冷气候，冲洗液应加温至35℃左右，以防冷水刺激膀胱，引起膀胱痉挛。

5. 冲洗过程中注意观察引流管是否通畅。

五十二、脑室引流管护理技术

【用物准备】

    1. 治疗车上层:治疗盘内:无菌纱布、无菌棉签、0.5%碘伏、胶布、一次性无菌垫、无菌引流袋1个、止血管钳1把。

    2. 治疗车下层:污物处理盒2个。

    3. 躁动病人备约束带。

【操作流程】

评估内容:
(1) 病人意识、瞳孔、生命体征及有无头痛、呕吐等;
(2) 引流管内液面有无波动,引流液的颜色、性状、量;
(3) 引流管的高度;
(4) 伤口敷料有无渗出。

自我介绍
洗手、戴口罩

"各位老师好,我是××病区的××,今天操作的项目是脑室引流管护理。个人和物品准备完毕,操作开始。"

携用物至床旁
核对病人床头牌、腕带
评估
解释

"您好,我是您的责任护士××,请问您叫什么名字?让我看一下您的腕带好吗?××,是吧,昨天您刚做过脑部手术,现在我要帮您把伤口的引流袋更换一下。您不要紧张,只要头部保持一种姿势,不要晃动就可以了。您现在有什么不舒服吗?头痛吗?"

1. 清醒病人取仰卧位。
2. 昏迷和躁动不安的病人给予约束带约束。

取仰卧位

"现在我帮您取仰卧位,您的头不要移动,请配合我。"

1. 止血钳夹闭脑室引流管口近头端5~6 cm处。
2. 离心法消毒:以引流管开口处为中心,往上下外缘消毒。

打开脑室引流管口处敷料
止血管钳夹闭脑室引流管
消毒脑室引流管的开口端

检查无菌引流袋的有效期、包装有无破损、开口是否处于关闭状态。

取出无菌引流袋,夹闭调节器
去除前端保护帽
连接脑室引流管开口端
无菌纱布包裹连接处

1. 高度:脑室引流袋入口处应高于侧脑室(即平卧时耳屏平面,侧卧时正中矢状面平面)10~15 cm。
2. 长度:以病人左侧或右侧卧位时不紧绷为宜。

妥善固定引流管(袋)
更换无菌垫巾

"引流袋已经帮您更换了,现在我要帮您更换一下头下垫巾,请您配合。"

缓慢开放调节器

1. 观察引流是否通畅,引流管内液面有无波动,观察引流液的颜色、性状、量。
2. 病人意识、瞳孔、生命体征等。

观察
贴好标识

如要摇高床头,需遵医嘱对应调整引流管高度。

取合适卧位
健康教育

"引流袋已经更换好了,您的生命体征都是正常的,现在有什么不舒服吗?下面我要跟您及家属交代一下注意事项:
(1) 引流管很重要,一定要保持畅通,您在翻身时动作幅度要小,引流管不能牵扯,不可压住管子,也不能使引流管折叠。
(2) 不要抓挠伤口,家属不要随意改变引流管的高度及位置。
(3) 如出现头痛、呕吐等情况,请及时告诉我,我也会经常来看你的。好好休息吧。"

喷手,终末处理

洗手、记录

对老师的评价、指点表示感谢!

举手

"操作完毕,请老师指教。"

【评分标准】

科室_____ 姓名_____ 得分_____ 评委签名_____ 日期_____

项 目	操作内容	标准分值	扣分原因	扣 分
操作准备（10分）	护士准备：衣、帽、鞋、头发整洁，淡妆，洗手、戴口罩	5	● 一项不合格扣1分	
	物品准备 （1）治疗车上层：治疗盘内置无菌纱布、无菌棉签、0.5%碘伏、胶布、无菌垫巾1块、无菌引流袋1个、止血管钳1把； （2）治疗车下层：污物处置盒2个； （3）躁动病人备约束带	5	● 少一样扣1分 ● 最多扣4分 ● 物品摆放乱扣1分	
评估患者（15分）	自然、全面地解释目的及注意事项	5	● 一项不达标扣1分	
	1. 病人意识、瞳孔、生命体征及头痛、呕吐等 2. 引流管内液面有无波动，引流液的颜色、性状、量 3. 伤口敷料有无渗出	10	● 缺一项扣1分	
操作要点（65分）	1. 自我介绍，洗/喷手，戴口罩 2. 用物携至床旁、核对病人、解释	5	● 缺一项扣1分	
	3. 协助清醒病人取仰卧位，对于昏迷和躁动不安的病人给予保护性约束	5	● 缺一项扣1分	
	4. 打开脑室引流管口处敷料 5. 止血钳夹闭脑室引流管口前5~6 cm 6. 消毒脑室引流管的开口端	10	● 未消毒扣5分 ● 消毒不够扣5分 ● 一项不达标扣2~5分	
	7. 检查一次性无菌引流袋的有效期，包装有无破损；取出引流袋 8. 夹闭调节开关，去除前端保护帽 9. 连接脑室引流管开口端，无菌纱布包裹连接处	10	● 一项不达标视情况扣2~6分	
	10. 妥善固定引流管（袋） （1）高度：脑室引流袋入口处应高于侧脑室（即平卧时耳屏平面，侧卧时正中矢状面平面）10~15 cm； （2）长度：以病人左或右侧卧位时不紧绷为宜	10	● 一项不达标扣5分	
	11. 更换无菌垫巾 12. 打开调节开关	5	● 未更换扣2分 ● 未打开调节开关扣5分	
	13. 观察 （1）引流管内液面有无波动，引流液的颜色、性状、量； （2）病人意识、瞳孔、生命体征等 14. 贴好标识：注明名称、日期	10	● 缺一项扣1分	

项　目	操作内容	标准分值	扣分原因	扣　分
	15. 取舒适卧位 (1) 引流期间,保持病人平卧位; (2) 如要摇高床头,需遵医嘱对应调整引流管高度	5	● 体位不正确扣5分	
	16. 告知病人及家属相关注意事项	5	● 沟通生硬扣3分 ● 未告知扣5分	
终末处理 (5分)	1. 处置区域合适,垃圾分类正确 2. 洗手,记录	5	● 垃圾分类不正确扣3分 ● 一项不合格扣1分	
总体评价 (5分)	1. 操作熟练,轻柔,严格无菌操作 2. 更换引流管过程中病人无不适,引流管固定良好 3. 床单元整洁	5	● 酌情扣分	

【注意事项】

1. 引流管位置妥当,脑室引流袋入口处应高于侧脑室(即平卧时耳屏平面,侧卧时正中矢状面平面)10~15 cm;搬动病人时先夹毕引流管,待病人安置稳定后再打开引流管,观察引流是否通畅。翻身时避免引流管牵拉、滑脱、扭曲、受压。适当限制病人头部活动范围。精神症状、意识障碍者应适当约束。

2. 更换引流袋时严格遵守无菌操作,应先夹闭引流管再更换以免脑脊液逆流。病人头枕无菌治疗巾,引流袋和无菌治疗巾每日更换。

3. 引流量及速度:术后早期可适当抬高引流管高度,防止引流过快使颅内压骤然降低,待颅内压平稳后再降低引流管高度。24小时引流量以不超过500 ml为宜。引流不畅时,告知医师。

4. 引流期间,注意观察引流管内的液面有无随病人呼吸、脉搏上下波动,记录脑脊液的颜色及性状,正常脑脊液为无色透明、无沉淀。术后早期脑脊液可略呈血性,以后转为橙黄色。注意意识、瞳孔、生命体征的变化,特别是体温的变化,早期发现有无颅内感染。

5. 拔管护理:脑室引流管一般放置3~4天,拔管前一天应行头颅CT检查,并试行抬高引流管或夹闭引流管24小时,若病人出现头痛、呕吐等颅内压增高的症状,应及时报告医生,立即放低引流袋或开放夹闭的引流管。拔除引流管后注意观察伤口敷料有无潮湿,有无脑脊液外渗,并及时汇报。

五十三、胸腔闭式引流管护理技术

【用物准备】

1. 评估用物

(1) 治疗车上层:治疗盘内备血氧饱和度监测仪1台、胸管钳1把、血管钳1把。

(2) 治疗车下层:弯盘。

2. 操作用物

(1) 治疗车上层:治疗盘内置血管钳2把、无菌纱布数块、治疗巾1块、无菌手套1副、碘伏棉签、标识、0.9%生理盐水500 ml、开瓶器、一次性无菌胸腔闭式引流瓶装置。

(2) 治疗车下层:污物处置盒2个。

【操作流程】

| 脉氧仪1台、胸管钳1把、血管钳1把。 |

自我介绍

"各位老师好,我是××病区××,今天操作的项目是胸腔闭式引流管护理。×床,××,男,××岁,因××术后放置胸腔闭式引流管,现在对病人的胸腔闭式引流管进行护理,先评估病人。"

携评估用物至床旁
核对病人床头牌、腕带

"您好!请问您叫什么名字?××是吧,我是您的责任护士××,请让我看看您的腕带。"

| 1. 评估病人生命体征及病情变化。
2. 评估胸管引流液的颜色、性质、量。
3. 观察长管内水柱波动,咳嗽时有无气体逸出。
4. 观察伤口敷料有无渗出液,有无皮下气肿。 |

评估病人
解释目的

"您今天已经××天了,感觉怎么样?有无胸闷、心悸等不适。我来帮您检查一下,血氧100%,心率88次/分,都很正常。您的伤口敷料是清洁的,胸管引流通畅,今天的引流量××ml,您咳嗽一下,嗯,没有气体逸出。现在胸瓶内胸液较多,需要更换,您稍事休息,我去准备用物。"

| 1. 水柱波动消失、肉眼可见明显血块应挤压。
2. 单手、双手挤压胸管应距离管口10~15 cm处挤压。单手挤压时需一手反折胸管的远端,另一手进行挤压;双手挤压时需用血管钳夹闭胸管远端,双手同时进行挤压。胸管钳法应由近及远。
3. 如连接负压装置,需保持负压适宜。 |

按需挤压胸管

处理评估用物
喷手、戴口罩

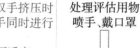

治疗室准备好适宜的无菌胸腔闭式引流装置

| 1. 胸腔闭式引流装置:单瓶、双瓶和三瓶三种,目前广泛应用一次性装置。
2. 按无菌操作取无菌生理盐水。
3. 单瓶和双瓶:加液至水封瓶零位线;引流瓶长管没入水下3~4 cm。
4. 三瓶:加液至水封瓶零位线,调压瓶液面高于水封瓶液面4~8 cm。 |

将用物携至病员床旁
核对床头牌、腕带

"您好,××,现在我要给您更换一个新的胸瓶,更换时没什么不舒服,您配合我就可以了。"

| 1. 病人平卧位或半卧位置管侧手臂放前胸。
2. 勿牵拉胸管,防止引起疼痛。 |

调整卧位
胸管下垫治疗巾

"马上要给您换胸瓶了,请您将×侧手臂放在胸前。"

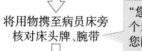

两把长血管钳双重交叉夹闭胸管近心端

| 1. 操作时避免污染胸管接头内面。
2. 固定好出皮肤处胸管,防止从胸腔内拽出。 |

戴无菌手套
分离胸管与胸瓶连接管接头处

碘伏棉签消毒引流管连接口
连接胸管
检查各管连接是否正确、密闭
固定胸瓶

胸瓶低于胸腔60~100 cm。

1. 观察病人有无不适及引流情况。
2. 观察水柱波动情况，正常水柱上下波
动4~6 cm。
3. 嘱病人咳嗽，观察有无气体逸出。
4. 观察引流液颜色、量、性状。
5. 分别标识胸瓶更换日期（每周更换一
次）及统计引流液量时间。
6. 三瓶需将调压瓶连接负压，并调至最
佳负压（负压瓶内水泡连续逸出）。

松开两把血管钳
观察
粘贴标识

根据病情尽可能采取半卧位。

安置病人
协助病人取合适卧位
整理床单元
健康教育

"胸瓶已经帮您更换好了，没有什么不
舒服吧，请您继续注意以下几点：
（1）您要经常做深呼吸和有效咳嗽，经
常变换体位，可采取坐位、半卧位或者
侧卧位，这样有利于胸管内液体的
排出。
（2）一定不要随意打开瓶盖，下床活动
时胸瓶须低于膝关节，走路时要小心，
胸瓶不要晃动及倾斜，不要将引流管
脱出。
（3）一旦发生引流管滑脱现象，立即传
呼护士。
（4）另外，等您病情平稳了，拔除胸管
时，您要深吸气，屏住呼吸，否则会造
成疼痛或者气胸。
我会经常来给您指导的，现在您好好休
息吧！"

喷手
回处置室终末处理

喷手,取下口罩,记录

对老师的评价、指点表示感谢！

举手

"操作完毕，请老师指教。"

272

科室_____ 姓名_____ 得分_____ 评委签名_____ 日期_____

项　目	操作内容	标准	扣分原因	扣　分
操作准备（10分）	1. 护士准备：衣、帽、鞋、头发整洁，淡妆，洗手、戴口罩	5	● 一项不合格扣1分	
	2. 评估用物 （1）治疗车上层：治疗盘内备血氧饱和度监测仪1台、胸管钳1把、血管钳1把； （2）治疗车下层：弯盘 3. 操作用物 （1）治疗车上层：治疗盘内置血管钳2把、无菌纱布数块、治疗巾1块、无菌手套1副、碘伏棉签、标识、0.9%生理盐水500 ml、开瓶器、一次性无菌胸腔闭式引流瓶装置； （2）治疗车下层：污物处置盒2个	5	● 少一样扣1分，最多扣3分 ● 物品摆放乱扣1分	
评估患者（15分）	1. 自然、全面地解释目的及注意事项，取得配合	3	● 未沟通扣3分 ● 沟通生硬扣1分	
	2. 评估病人生命体征及病情变化 3. 评估胸管引流液的颜色、性质、量 4. 观察长管内水柱波动，咳嗽时有无气体逸出 5. 观察伤口敷料有无渗出液，有无皮下气肿 6. 按需挤压胸管 7. 用物处理，喷手	12	● 一项未评估扣2分 ● 挤压胸管方法不正确扣2分	
操作要点（65分）	1. 喷手，戴口罩，举手 2. 准备更换胸瓶用物 3. 治疗室准备好无菌胸腔闭式引流瓶装置	12	● 未按照无菌操作取溶液扣5分 ● 水柱高度不适宜扣2分 ● 引流管连接不紧密扣3分	
	4. 携用物至床旁，解释	5		
	5. 降低床头，取半卧位即可 6. 协助病人把患侧手臂放至前胸 7. 胸管下垫治疗巾	5	● 一项不合格扣1分 ● 牵拉引流管引起疼痛扣3分	
	8. 两把血管钳双重交叉夹闭胸腔闭式引流管	5	● 夹闭不正确扣3分	
	9. 戴手套 10. 分离胸管与胸瓶连接管接头处	3	● 无菌操作不严扣3分 ● 未固定出皮肤处引流管扣3分	
	11. 碘伏消毒引流管连接口 12. 更换清洁胸瓶 13. 连接胸管 14. 固定胸瓶，胸瓶低于胸腔60～100 cm	10	● 未消毒扣3分 ● 连接不严密扣5分 ● 胸瓶固定不妥扣2分	
	15. 松开两把血管钳 16. 观察 17. 贴标识（注明名称、有效期）	10	● 松开血管钳后未观察扣5分 ● 其他不合格扣2分	

项　　目	操作内容	标准分值	扣分原因	扣　分
	18. 安置病人，协助病人取舒适半卧位 19. 健康指导，告知正确咳嗽、深呼吸、变换体位的方法 20. 保持胸瓶处于密闭状态	10	● 体位不符合要求扣3分 ● 未指导、告知扣5分 ● 其他不合格扣2分	
	21. 喷手，回处置室处理用物	5	● 一项不合格扣1分	
终末处理 (5分)	处置区域合适，垃圾分类正确，洗手	5	● 垃圾分类不正确扣3分 ● 其他一项不合格扣1分	
总体评价 (5分)	1. 病人理解更换胸管的目的，主动配合 2. 遵守无菌操作要求 3. 操作熟练、轻柔，动作一次到位 4. 引流管护理达到预期目的，病人安全	5	● 一项未达标扣1～2分	

【注意事项】

1. 严格执行无菌操作,防止感染。

2. 水封瓶内必须用无菌等渗盐水,其长管必须在液面下3～4 cm。

3. 置放胸管的病人若术后血压平稳应取半卧位,以利于引流。

4. 水封瓶应位于胸部以下,不得高于床沿,距出口胸管皮肤处60～100 cm,病人下床活动时胸瓶低于膝关节,不可倒转,维持引流系统密闭,接头牢固固定。

5. 保持引流管长度适宜,翻身活动时防止受压、打折、扭曲、脱出。

6. 出血量多于100 ml/h,呈鲜红色,有血凝块,同时伴有脉搏增快,提示有活动性出血的可能,及时通知医生。

7. 脱管处理:

(1)引流接头松脱:立即用血管钳夹闭胸管近心端,消毒接头后重新接紧引流管,打开血管钳,鼓励病人咳嗽、深呼吸,尽可能从胸管排出积气。

(2)胸管脱落:立即用手捏紧伤口,随即用凡士林纱布和无菌纱块覆盖插管处,使其密闭,协助医生进一步处理。

8. 保持引流管通畅,注意观察引流液的量、颜色、性质,并作好记录。如引流液量增多,及时通知医师。

9. 更换引流瓶时,应用止血钳夹闭引流管防止空气进入。注意保证引流管与引流瓶连接的牢固紧密,切勿漏气。操作时严格无菌操作。

10. 搬动病人时,应注意保持引流瓶低于胸膜腔。

11. 拔除引流管后24小时内要密切观察病人有无胸闷、憋气、呼吸困难、气胸、皮下气肿等。观察局部有无渗血、渗液,如有变化,要及时报告医师处理。

12. 使用中的胸瓶有效期为一周,脓胸病人须每日更换。

五十四、产时会阴消毒技术

【用物准备】

1. 治疗车上层:无菌消毒缸内置碘伏棉球、会阴消毒包(治疗巾一块、纱布一块、棉球4个、卵圆钳一把)、温开水一壶(39℃~41℃)、无菌持物钳、一次性产妇垫一张。
2. 治疗车下层:消毒便盆。

【操作流程】

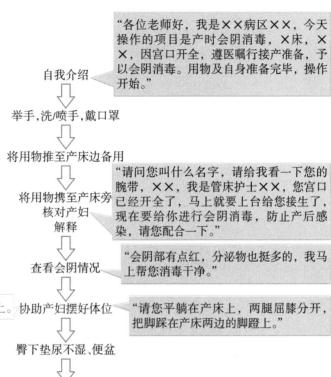

自我介绍

> "各位老师好,我是××病区××,今天操作的项目是产时会阴消毒,×床,××,因宫口开全,遵医嘱行接产准备,予以会阴消毒。用物及自身准备完毕,操作开始。"

举手,洗/喷手,戴口罩

将用物推至产床边备用

将用物携至产床旁核对产妇解释

> "请问您叫什么名字,请给我看一下您的腕带,××,我是管床护士××,您宫口已经开全了,马上就要上台给您接生了,现在要给你进行会阴消毒,防止产后感染,请您配合一下。"

查看会阴情况

> "会阴部有点红,分泌物也挺多的,我马上帮您消毒干净。"

两腿屈膝分开,脚踩在产床两边的脚蹬上。

协助产妇摆好体位

> "请您平躺在产床上,两腿屈膝分开,把脚踩在产床两边的脚蹬上。"

臀下垫尿不湿、便盆

打开会阴消毒包,用温开水清洁会阴部,再用干棉球将水擦干

1. 擦洗顺序:大阴唇、小阴唇、阴阜、大腿内1/3、会阴、肛门周围;
2. 擦净所有分泌物;
3. 擦洗时防止冲洗液流入阴道,阴道口用消毒纱布盖住,擦洗结束撤去;
4. 大腿内侧分别置1个干棉球,防止冲洗液浸湿产妇衣裤;
5. 注意环境温度,避免产妇受凉。

会阴擦洗

> "××,现在开始给您会阴擦洗消毒,请您配合一下。"

1. 消毒3次,消毒顺序同上。
2. 消毒范围渐小,第3次仅消毒阴道口至肛门。
3. 指导产妇勿变更体位,勿用手触摸消毒部位。

0.5%碘伏会阴消毒

> "会阴已消毒,请勿变更体位,勿用手触摸消毒部位,你就要做母亲了,要坚强,加油哦,疼痛明显时请屏气,做排便动作,有利于顺产。我们会一直在您身边,别紧张。"

撤去便盆

垫无菌治疗巾

对老师的评价、指点表示感谢!

喷手,取下口罩,举手

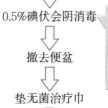

> "操作完毕,请老师指教。"

科室_____ 姓名（甲）_____ 得分_____ 评委签名_____ 日期_____

项 目	操作内容	标准分值	扣分原因	扣 分
操作准备（10分）	1. 护士准备：衣、帽、鞋、头发整洁，淡妆，洗手、戴口罩	3	● 一项不合格扣1分	
	2. 用物准备 （1）治疗车上层：无菌消毒缸内置碘伏棉球、会阴消毒包（治疗巾一块、纱布一块、棉球4个、卵圆钳一把）、温开水一壶、无菌持物钳、一次性产妇垫； （2）治疗车下层：消毒便盆	7	● 少一样扣1分，最多扣5分 ● 物品摆放乱扣1分	
评估产妇（10分）	1. 孕周及产程开始情况，阴道流血、流液情况 2. 会阴情况：检查有无肿胀和炎症 3. 心理状态、合作程度	5	● 缺一项扣1分	
	4. 自然、全面地解释目的及注意事项	5	● 一项不达标扣1分	
操作要点（70分）	1. 自我介绍，洗/喷手，戴口罩，举手 2. 将用物携至产床旁，核对产妇 3. 解释	4	● 一项不合格扣1分 ● 解释不到位扣3分	
	4. 检查会阴 5. 协助产妇取膀胱截石位，两腿屈曲分开 6. 臀部垫便盆	6	● 一项不合格扣1分 ● 检查不正确者扣3分	
	7. 会阴冲洗 （1）擦洗顺序：大阴唇、小阴唇、阴阜、大腿上内1/3、会阴、肛门周围； （2）擦净所有分泌物； （3）擦洗时防止冲洗液流入阴道，阴道口用消毒纱布盖住，擦洗结束撤去； （4）大腿内侧分别置1个干棉球，防止冲洗液浸湿产妇衣物； （5）注意环境温度，避免产妇受凉，操作中避免划伤产妇皮肤； （6）注意水温，防止过冷、过烫； （7）擦洗后撤去大腿内侧棉球，用干棉球将擦洗部位擦干	25	● 一项不合格扣2分 ● 动作粗鲁、不清洁扣4分	
	8. 会阴消毒 （1）遵循无菌消毒原则； （2）消毒顺序同冲洗顺序； （3）消毒棉球不能来回擦，消毒部位不能留有空隙； （4）第一次消毒范围最大，第二次消毒范围小于	25	● 一项不合格扣5分	

项　目	操作内容	标准分值	扣分说明	扣　分
	第一次，第三次仅消毒阴道口及肛门			
	9. 安置产妇 10. 健康指导 11. 撤去便盆 12. 臀部垫无菌治疗巾	10	● 一项不合格扣2分	
终末处理（5分）	处置区域合适，垃圾分类正确，洗手	5	● 垃圾分类不正确扣3分 ● 其他一项不合格扣1分	
总体评价（5分）	1. 产妇理解会阴消毒的目的，主动配合 2. 操作熟练、轻柔，动作一次到位 3. 操作达到预期的目的，产妇安全 4. 交流恰当，体现人文关怀	5	● 酌情扣分	

【注意事项】

1. 消毒原则:由内向外、自下而上。

2. 操作过程中注意遮挡病人,给予保暖,避免受凉。

3. 进行第二遍外阴消毒时,消毒范围不能超过第一遍范围。

4. 操作中注意无菌原则。

五十五、听诊胎心音技术

【用物准备】

1. 治疗车上层:超声多普勒胎心监测仪或胎心听筒、医用超声耦合剂、记录单、弯盘(一块干纱布、一块湿纱布)、皮肤清洁砂纸、电擦板(必要时)。

2. 治疗车下层:弯盘。

3. 屏风(必要时)。

---

1. 评估皮肤是否有破溃、是否清洁。
2. 评估孕妇的自理能力、合作程度及耐受力。
3. 评估孕妇孕周大小及胎方位、胎动情况。
4. 用四步触诊法判断胎心音的位置:
　(1)第一步:检查者面向孕妇,两手置于子宫底部,摸清宫底高度,判断宫底胎儿部分。
　(2)第二步:检查者面向孕妇,两手置于腹部左右侧,交臂向下按压,仔细分辨胎背及胎儿四肢位置(平坦面为胎背,凹凸面为四肢)。
　(3)第三步:检查者右手拇指与其余四指分开,置于耻骨联合上方握住胎先露部,进一步查清胎先露部位。
　(4)第四步:检查者面对孕妇足端,两手分别置于先露部两侧,向骨盆入口方向深按,核对入盆程度。

自我介绍
洗/喷手,戴口罩
举手

"各位老师好,我是爱婴病房护士××,今天操作的项目是听诊胎心音,×床,××,妊娠39周、LOA、入院待产常规听取胎心音、孕妇已静卧30分钟(胎心音监测仪性能良好处于备用状态),用物及自身准备完毕,操作开始。"

↓

将用物携至床旁
核对床头牌
解释

"请问您叫什么,请给我看一下您的腕带,××,我是管床护士××,现遵医嘱给您听一次胎心音,主要是为了了解胎儿在子宫内的情况,看看胎心是否在正常范围内,请您配合我平躺。"(关闭门窗,屏风遮挡)

评估
四步触诊法判断胎心音位置

"让我看一下您的皮肤,皮肤是清洁的;宝宝的头在这里,胎背在这里,这是宝宝的四肢哦!宝宝的胎动怎么样?"

选择听取胎心音的位置(胎背)涂抹,并告知孕妇有点凉,请配合一下。

将耦合剂涂于孕妇皮肤上
涂抹均匀

胎心听筒置于胎心音位置

↓

打开开关
将监测仪探头置于涂抹耦合剂的位置

听诊胎心音,听到如钟表的"滴答"双音后,计数一分钟。并获得数值。正常值110~160次/分,波动在正常范围之内。

轻轻下压,紧贴皮肤,听取胎心1分钟

↓

关闭开关
帮助孕妇擦拭皮肤

"胎心已经听好了,是××次/分,在正常范围内,您好好休息。平时数好胎动,每日3次、每次一小时,正常为3~5次/h(1分钟之内连续动算一次),如<3次/h或>10次/h,请及时与医护人员取得联系。好,谢谢您的配合!请问您还有什么需要帮助的吗?……您先休息,我会经常来看您。"

安置孕妇,喷手
记录数值,健康指导

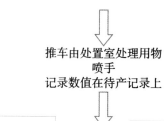

推车由处置室处理用物
喷手
记录数值在待产记录上

对老师的评价表示感谢！ 举手 "操作完毕，请老师指教。"

【评分标准】

科室_____ 姓名_____ 得分_____ 评委签名_____ 日期_____

项　目	操作内容	标准分值	扣分原因	扣　分
操作准备（10分）	1. 护士准备：护士衣、帽、鞋、头发整洁，淡妆，洗手，戴口罩	5	● 一项不达标扣1分	
	2. 用物准备 （1）治疗车上层：胎心监测仪或者胎心听筒、耦合剂、记录单、弯盘（一块干纱布、一块湿纱布）、皮肤清洁砂纸、屏风、电擦板（必要时）； （2）治疗车下层：弯盘； （3）屏风（必要时）	5	● 少一样扣0.5分，最多扣3分 ● 物品乱摆扣1分	
评估孕妇（10分）	1. 评估孕妇皮肤有无破溃、疤痕，是否清洁 2. 评估孕妇的自理能力、合作程度及耐受力 3. 评估孕妇孕周及胎方位、胎动情况	6	● 一项不达标扣1分	
	4. 自然全面的解释听胎心的目的及注意事项	4	● 一项不达标扣1分	
操作要点（65分）	1. 自我介绍，洗/喷手，戴口罩，举手 2. 将用物携至床旁，核对床头牌 3. 解释	10	● 缺一项扣1分	
	4. 评估 5. 四步触诊法判断胎心音位置 （1）第一步：检查者面向孕妇，两手置于子宫底部，摸清宫底高度，判断宫底胎儿部分； （2）第二步：检查者面向孕妇，两手置于腹部左右侧，交臂向下按压，仔细分辨胎背及胎儿四肢位置（平坦面为胎背，凹凸面为四肢）； （3）第三步：检查者右手拇指与其余四指分开，置于耻骨联合上方握住胎先露部，进一步查清胎先露部位； （4）第四步：检查者面对孕妇足端，两手分别置于先露部两侧，向骨盆入口方向深按，核对入盆程度	20		
	胎心监测仪　6. 将耦合剂涂于胎心音明显位置上，均匀涂抹 7. 打开开关 8. 将监测仪探头置于涂耦合剂的位置 9. 轻轻下压，紧贴皮肤，听取胎心1分钟 10. 关闭开关 11. 帮助孕妇擦拭皮肤	15	● 位置不对扣2分 ● 耦合剂过多、过少、涂抹不均匀各扣1分	

项 目	操作内容	标准分值	扣分原因	扣 分
听筒	12. 听筒置胎心音明显处 13. 轻轻下压，紧贴皮肤，听取胎心1分钟	15	● 听诊位置不正确不得分 ● 听诊未满1分钟不得分 ● 动作粗暴扣2分	
	14. 安置孕妇（擦拭皮肤，整理用物） 15. 健康教育 16. 喷手 17. 记录数值	10	● 动作粗暴扣2分 ● 未予健康教育扣3分 ● 一项不达标扣1分	
	18. 推车由处置室处理用物 19. 喷手 20. 记录待产记录	10	● 一项不达标扣1分 ● 记录错误或者未记录扣2分	
终末处理（5分）	1. 垃圾分类正确 2. 监护仪用含氯消毒液擦拭 3. 充电备用	5	● 垃圾分类不正确扣3分 ● 其他一项不合格扣1分	
总体评价（10分）	1. 操作熟练，动作一次到位（动作轻柔） 2. 病人床单元整齐 3. 交流恰当，健康指导充分	10		

【注意事项】

1. 环境安静。

2. 听到胎心音,与子宫杂音、腹主动脉音、胎动音及脐带杂音相鉴别。

3. 孕妇轻松配合。

4. 如胎心音<120次/分或>160次/分,需立即触诊孕妇脉搏作对比鉴别,必要时吸氧,改变孕妇体位,进行胎心监护,通知医生。

五十六、婴儿抚触技术

【用物准备】

治疗车(或多功能护理车)：抚触油、尿不湿、湿纸巾、指甲剪、清洁衣物、大浴巾。

【环境准备】

关闭门窗，调节室温26~28℃，避免强光、噪音，轻柔而有节奏的音乐背景。

【操作流程】

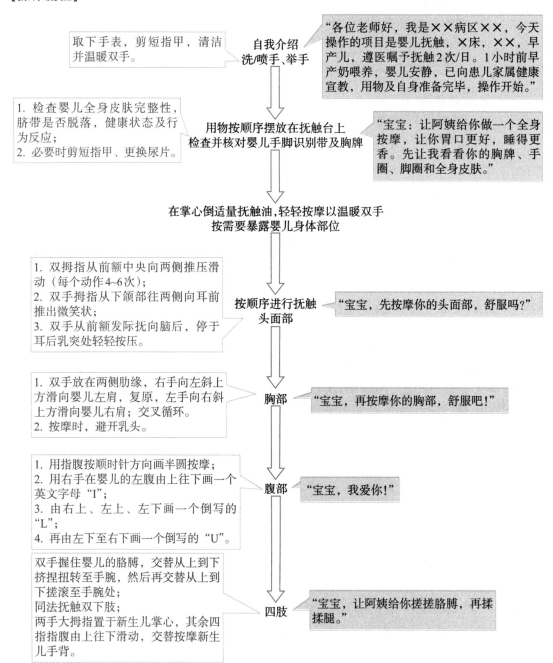

取下手表，剪短指甲，清洁并温暖双手。

自我介绍
洗/喷手、举手

"各位老师好，我是××病区××，今天操作的项目是婴儿抚触，×床，××，早产儿，遵医嘱予抚触2次/日。1小时前早产奶喂养，婴儿安静，已向患儿家属健康宣教，用物及自身准备完毕，操作开始。"

1. 检查婴儿全身皮肤完整性，脐带是否脱落，健康状态及行为反应；
2. 必要时剪短指甲、更换尿片。

用物按顺序摆放在抚触台上
检查并核对婴儿手脚识别带及胸牌

"宝宝：让阿姨给你做一个全身按摩，让你胃口更好，睡得更香。先让我看看你的胸牌、手圈、脚圈和全身皮肤。"

在掌心倒适量抚触油,轻轻按摩以温暖双手
按需要暴露婴儿身体部位

1. 双拇指从前额中央向两侧推压滑动（每个动作4~6次）；
2. 双手拇指从下颌部往两侧向耳前推出微笑状；
3. 双手从前额发际抚向脑后，停于耳后乳突处轻轻按压。

按顺序进行抚触
头面部

"宝宝，先按摩你的头面部，舒服吗?"

1. 双手放在两侧肋缘，右手向左斜上方滑向婴儿左肩，复原，左手向右斜上方滑向婴儿右肩；交叉循环。
2. 按摩时，避开乳头。

胸部

"宝宝，再按摩你的胸部，舒服吧!"

1. 用指腹按顺时针方向画半圆按摩；
2. 用右手在婴儿的左腹由上往下画一个英文字母"I"；
3. 由右上、左上、左下画一个倒写的"L"；
4. 再由左下至右下画一个倒写的"U"。

腹部

"宝宝，我爱你!"

双手握住婴儿的胳膊，交替从上到下挤捏扭转至手腕，然后再交替从上到下搓滚至手腕处；
同法抚触双下肢；
两手大拇指置于新生儿掌心，其余四指指腹由上往下滑动，交替按摩新生儿手背。

四肢

"宝宝，让阿姨给你搓搓胳膊，再揉揉腿。"

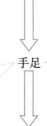

1. 用两拇指指腹从婴儿脚跟处掌面向脚趾推进，并在确保不受伤的前提下捏拉脚趾各关节；
2. 同法抚触手部。

手足

"宝宝，张开你的小手，让阿姨给你按摩。"

将婴儿俯卧位，双手臂向上，头偏向一侧

背部

1. 双手掌平放于婴儿脊柱两侧，由中央向两侧推压滑动，并从背部上段开始移往臀部再回肩部；
2. 然后用指尖从颈部向底部迁回轻轻按摩脊柱两侧肌肉。
3. 大小鱼际顺时针按摩新生儿臀部。

"宝宝，来，让我们翻个身，按摩按摩背部。"

检查全身各部位

兜尿不湿，穿/衣服

"宝宝，抚触做完了，舒服吧！来，穿上衣服。"

安置婴儿、开窗通风

清理用物并记录

对老师的评价、指点表示感谢！

洗手，举手

"操作完毕，请老师指教。"

【评分标准】

科室_____　姓名_____　得分_____　评委签名_____　日期_____

项　目	操作内容	标准分值	扣分原因	扣　分
操作准备（10分）	1. 护士准备：衣、帽、鞋、头发整洁，淡妆，取下手表，剪短指甲，清洁并温暖双手，戴口罩	5	● 一项不合格扣1分	
	2. 用物准备：抚触油、尿不湿、湿纸巾、指甲剪、清洁衣物、大浴巾	3	● 少一样扣1分，最多扣3分 ● 物品摆放乱扣1分	
	3. 环境准备：关闭门窗，环境温度预热至26℃~28℃；避免强光、噪音，选择轻柔而有节奏的背景音乐	2	● 环境未预热扣2分	
评估患儿（10分）	1. 核对床头牌；自然、全面地解释目的及注意事项，取得患儿及家长配合	5	● 沟通生硬扣2分 ● 其余一项不合格扣1分	
	2. 检查全身皮肤完整性，脐带是否脱落，健康状态及行为反应；必要时剪短指甲，更换尿片	5	● 脐部未检查扣2分 ● 其余缺一项扣1分	
操作要点（70分）	1. 用物按顺序摆放在抚触台上 2. 将患儿放至抚触台，核对床号、姓名 3. 在掌心倒适量抚触油，轻轻按摩以温暖双手 4. 按需要暴露婴儿身体部位	5	● 沟通生硬扣2分	
	【头面部】 5. 双拇指从前额中央向两侧推压滑动（每个动作4~6次） 6. 双手拇指从下颌部往两侧向耳前推出微笑状 7. 双手从前额发际抚向脑后，并停于耳后乳突处轻轻按压	10	● 手法错误扣3分 ● 顺序错误扣1分	
	【胸部】 8. 双手放在两侧肋缘，右手向左斜上方滑向宝宝左肩，复原，左手向右斜上方滑向宝宝右肩 9. 交叉循环（避开乳头）	10	● 手法错误扣3分 ● 顺序错误扣1分	
	【腹部】 10. 用指腹按顺时针方向画半圆按摩 11. 用右手在婴儿的左腹由上往下画一个英文字母"I" 12. 然后由右上、左上、左下画一个倒写的"L" 13. 再由左下至右下画一个倒写的"U" 14. 用关爱的语调向患儿说"我爱你"	15	● 手法错误扣3分 ● 顺序错误扣1分	
	【四肢手足】 15. 双手握住婴儿的胳膊，交替从上到下挤捏扭转至手腕	10	● 手法错误扣3分 ● 顺序错误扣1分	

项　目	操作内容	标准分值	扣分原因	扣　分
	16. 然后再交替从上到下搓滚至手腕处 17. 两手大拇指置于新生儿掌心，其余四指指腹由上往下滑动交替按摩新生儿手背。 18. 同法抚触双下肢 19. 用两拇指指腹从婴儿脚跟处掌面向脚趾推进，并在确保不受伤的前提下捏拉脚趾各关节 20. 同法抚触手部			
	【背部】 21. 将婴儿俯卧位，双手臂向上，头偏向一侧 22. 双手手掌平放于脊柱两侧，由中央向两侧推压滑动，并从背部上段开始移往臀部再回肩部 23. 用指腹从颈部向底部迂回轻轻按摩脊柱两侧肌肉 24. 大小鱼际顺时针按摩新生儿臀部	10	● 手法错误扣3分 ● 顺序错误扣1分	
	25. 检查全身各部位 26. 兜尿不湿，穿衣服 27. 安置患儿 28. 开窗通风；清理用物 29. 记录	10	● 未检查扣2分 ● 皮肤受损扣3分 ● 尿不湿松紧不当扣2分	
终末处理（5分）	处置区域合适，垃圾分类正确，洗手	5	● 垃圾分类不正确扣3分 ● 其他一项不合格扣1分	
总体评价（5分）	1. 操作熟练，动作力度适中 2. 操作达到预期目的 3. 有家长在场时，告知家长抚触的意义、方法及注意事项	5		

【注意事项】

1. 注意保暖，有明显体温不稳病史的婴儿应在暖箱或暖床中进行。

2. 婴儿充分休息后进行抚触，不宜太饱或太饿，最好在餐后半小时进行。

3. 新生儿抚触时间可稍短些，力度应轻柔些；有神经后遗症者时间可长一点，手法可重一点，尤其有瘫痪的肢体可多做。新生儿每次约10分钟，婴儿每次约20分钟。

4. 动作轻柔，有一定力度，手指不离开婴儿；切勿将抚触油直接倒在婴儿皮肤上或接触眼睛。

5. 抚触时应密切观察婴儿反应并及时调整抚触方式和力度；若出现哭闹、肌张力增高、神经质、兴奋性增加、肤色变化或呕吐等，应根据情况停止该部位或完全停止抚触。

6. 婴儿显得疲累、烦躁或脐带未脱落、皮肤破溃、发热、黄疸、腹泻等身体不适和预防接种48小时以内不宜抚触；不要强迫病儿保持固定姿势。

五十七、早产儿暖箱的应用

【用物准备】

已消毒的暖箱(性能完好)、灭菌注射用水、干湿温度计、遮光布、尿不湿。

【操作流程】

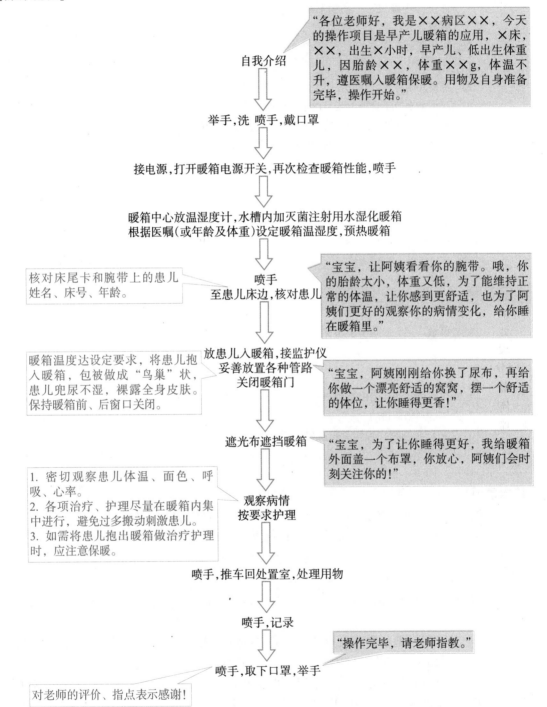

自我介绍

"各位老师好,我是××病区××,今天的操作项目是早产儿暖箱的应用,×床,××,出生×小时,早产儿、低出生体重儿,因胎龄××,体重××g,体温不升,遵医嘱入暖箱保暖。用物及自身准备完毕,操作开始。"

举手,洗 喷手,戴口罩

接电源,打开暖箱电源开关,再次检查暖箱性能,喷手

暖箱中心放温湿度计,水槽内加灭菌注射用水湿化暖箱
根据医嘱(或年龄及体重)设定暖箱温湿度,预热暖箱

核对床尾卡和腕带上的患儿姓名、床号、年龄。

喷手
至患儿床边,核对患儿

"宝宝,让阿姨看看你的腕带。哦,你的胎龄太小,体重又低,为了能维持正常的体温,让你感到更舒适,也为了阿姨们更好的观察你的病情变化,给你睡在暖箱里。"

暖箱温度达设定要求,将患儿抱入暖箱,包被做成"鸟巢"状,患儿兜尿不湿,裸露全身皮肤。保持暖箱前、后窗口关闭。

放患儿入暖箱,接监护仪
妥善放置各种管路
关闭暖箱门

"宝宝,阿姨刚刚给你换了尿布,再给你做一个漂亮舒适的窝窝,摆一个舒适的体位,让你睡得更香!"

遮光布遮挡暖箱

"宝宝,为了让你睡得更好,我给暖箱外面盖一个布罩,你放心,阿姨们会时刻关注你的!"

1. 密切观察患儿体温、面色、呼吸、心率。
2. 各项治疗、护理尽量在暖箱内集中进行,避免过多搬动刺激患儿。
3. 如需将患儿抱出暖箱做治疗护理时,应注意保暖。

观察病情
按要求护理

喷手,推车回处置室,处理用物

喷手,记录

"操作完毕,请老师指教。"

喷手,取下口罩,举手

对老师的评价、指点表示感谢!

【评分标准】

科室_____ 姓名_____ 得分_____ 评委签名_____ 日期_____

项　目	操作内容	标准分值	扣分原因	扣　分
操作准备 （10分）	1. 护士准备：护士衣、帽、鞋、头发整洁，淡妆，洗手（必要时修剪指甲）	3	● 一项不合格扣1分	
	2. 用物准备：已消毒的暖箱、灭菌注射用水、干湿温度计、遮光布、尿不湿	5	● 少一样扣1分，最多扣3分 ● 物品乱摆扣1分	
	3. 环境准备：关闭门窗，调节室温于24℃～26℃，暖箱湿度保持在55%～65%，避免阳光直射，避开热源及冷空气对流处	2	● 一项不符合扣1分	
评估患儿 （10分）	1. 评估患儿体温、体重、病情；告知家长应用暖箱治疗的必要性	5	● 缺一项扣2分	
	2. 核对患儿腕带上的床号、姓名、性别、年龄	5	● 缺一项扣1分	
操作要点 （60分）	1. 患儿入箱前暖箱消毒备用，检查电源电压是否相符，暖箱仪表显示是否正常	15	● 未检查仪表扣5分	
	2. 水槽中加灭菌注射用水到规定的水位线，保持暖箱湿度在55%～65% 3. 根据医嘱（患儿年龄及体重）设定暖箱温度，预热暖箱；控制患儿体温在36.5℃～37.5℃ 4. 盖遮光布，记录入箱时间	15	● 一项不符合扣3～5分	
	5. 患儿入暖箱中，包被做成"鸟巢"状 6. 患儿兜尿不湿，裸露全身皮肤 7. 及时关闭暖箱门 8. 每次接触患儿前后必须消毒双手	10	● 一项不合格扣2分	
	9. 各项治疗、护理尽量在暖箱内集中进行，避免过多搬动刺激患儿 10. 如需将患儿抱出暖箱做治疗护理时，应注意保暖 11. 观察患儿的面色、呼吸、心率、体温等 12. 观察箱温 13. 做好各项记录	20	● 一项不合格扣3～5分	
终末处理 （5分）	遮光布遮挡光线，脱下的婴儿服放置治疗车下层	5	● 无遮光布扣2分 ● 婴儿服处置不合理扣2分	

项　目	操作内容	标准分值	扣分原因	扣　分
总体评价（10分）	1. 动作轻巧、熟练、准确，步骤正确 2. 消毒隔离观念强 3. 沟通有效，体现人文关怀 4. 患儿未发生意外	10	● 一处不符合要求扣1~2分 ● 患儿发生意外扣5分	
提问（5分）	目的、注意事项、观察要点	5		

【注意事项】

1. 目的：为患儿提供适宜的温度和湿度环境，保持体温稳定。提高早产儿的成活率。

2. 患儿入箱前备好暖箱，检查各项仪表显示是否正常。

3. 根据患儿体重胎龄设定暖箱温度（一般体重在1501~2000 g者，暖箱温度在30℃~32℃；体重在1001~1500 g者，暖箱温度在32℃~34℃；体重＜1000 g者，暖箱温度宜在34℃~36℃。监测患儿体温在36.5℃~37.5℃；保持暖箱湿度在55%~65%），见表1-1。

4. 预防交叉感染。每日清洁暖箱，更换无菌注射用水。长期使用暖箱的患儿，每周更换一次暖箱并进行彻底消毒。使用过程中定期进行细菌学监测。

5. 各项治疗、护理尽量在暖箱内集中进行，避免过多搬动刺激患儿，如须将患儿抱出暖箱做治疗护理时，应注意保暖。

6. 密切观察患儿生命体征变化，注意面色、呼吸、心率、体温等，做好记录。密切观察箱温和使用情况，严格交接班，发现问题及时妥善处理。暖箱应避免阳光直射，冬季避开热源及冷空气对流处。

7. 使用中注意观察暖箱各仪表显示是否正常，出现报警要及时查找原因并予处理，必要时切断电源，请专业人员进行维修。在使用中严格执行操作规程，以保证安全。

表1-1　不同出生体重早产儿适中温箱温度

出生体重（kg）	温箱温度			
	35℃	34℃	33℃	32℃
1.0~	初生10天	10天~	3周~	5周
1.5~	—	初生10天	10天~	4周
2.0~	—	初生2天	2天~	3周

288

五十八、光照疗法

【用物准备】

1. 照光用物:已消毒的、性能完好的蓝光床;灭菌注射用水、温湿度计、蓝光眼罩、遮光布、经皮胆红素测量仪。

2. 生活护理用物:婴儿尿不湿及衣服、大毛巾、浴巾、水温计、磅秤、浴盆、沐浴露、指甲剪、棉签、弯盘、口腔脐部护理用物($2\%NaCO_3$)等。

【操作流程】

关闭门窗，调节室温至24℃~26℃，暖箱湿度保持在55%~65%，避免阳光直射，避开热源及冷空气对流处。

自我介绍
环境准备

"各位老师好，我是××病区××，今天的操作项目是光照疗法，×床，××，因全身皮肤黏膜黄染进行性加重3天，拟"高胆红素血症"入院，经皮胆红素：××mg/dl，遵医嘱予双面蓝光照射12小时。用物及自身准备完毕，操作开始。"

举手,洗 喷手,戴口罩

水槽内加灭菌注射用水
打开电源开关，再次检查
干湿温度计放于蓝光床内
设定温湿度,预热蓝光床

"××宝宝的家长，请给我看一下您家宝宝的腕带，我是管床护士××。您家宝宝是足月产，由于经皮胆红素值超出正常生理范围，遵医嘱予蓝光照射。蓝光照射可以使血液中脂溶性胆红素转化为水溶性，随汗液、尿液排出体外。是治疗黄疸的有效手段。"

根据年龄及体重（医嘱）调节蓝光床的温湿度。

核对床位卡和腕带上的患儿姓名、床号、年龄。

至患儿床边,核对患儿
给家长解释蓝光照射的目的

"宝宝，为了防止你受到伤害，阿姨要给你剪指甲、戴眼罩、兜尿布，你要乖乖的哦。"

检查并清洁患儿皮肤,修剪指甲,戴蓝光眼罩

遮盖会阴,裸露全身皮肤,测体温、体重、经皮胆红素数值并记录

将患儿放入预热好的蓝光床中,接监护仪
遮光布遮挡

1. 精神反应;
2. 生命体征变化;
3. 大小便的色泽及量;
4. 黄疸进展程度;
5. 有无腹泻、皮疹。

根据医嘱打开单面或双面蓝光灯开关
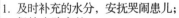
记录患儿入箱时间

1. 及时补充的水分，安抚哭闹患儿;
2. 保持皮肤完整;
3. 及时清理口鼻分泌物，保持反射板清洁;单面蓝光照射者，翻身每2小时1次。

密切观察病情
做好生活护理
测量体温每4小时1次

"宝宝，你吐了一身，让阿姨先给你擦个澡，将暖箱反射板擦干净了再睡，来，咱们再喝点水。现在是不是舒服多了？"

喷手,记录,推车回处置室处理用物

1. 患儿洗澡，检查全身皮肤；
2. 测量并记录经皮胆红素值。

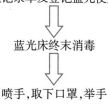

患儿出蓝光床
关闭电源
记录护理记录单及登记蓝光使用登记本

"宝宝，你现在可以出暖箱了，阿姨先给你洗个澡，来，咱们再测个经皮胆红素，看看蓝光治疗效果。太好了，经皮胆红素已降到××mg/dl了，来，再喝点奶吧。"

蓝光床终末消毒

喷手,取下口罩,举手

"操作完毕，请老师指教"。

对老师的评价、指点表示感谢！

科室_____ 姓名_____ 得分_____ 评委签名_____ 日期_____

项　目	操作内容	标准分值	扣分原因	扣　分
操作准备（10分）	1. 护士准备：护士衣、帽、鞋、头发整洁，淡妆，洗手（必要时修剪指甲）	3	● 一项不合格扣1分	
	2. 照光用物： 已消毒的、性能完好的蓝光床；灭菌注射用水、温湿度计、眼罩、遮光布、经皮胆红素测量仪 3. 生活护理用物： 婴儿尿不湿及衣服、大毛巾、浴巾、水温计、磅秤、浴盆、沐浴露、指甲剪、棉签、弯盘、口腔脐部护理用物（2%NaHCO₃）等	5	● 少一样扣0.5分，最多扣3分 ● 物品乱摆扣1分	
	4. 环境准备：关闭门窗，调节室温至24℃~26℃，暖箱湿度保持在55%~65%，避免阳光直射，避开热源及冷空气对流处	2	● 一项不符合扣1分	
评估患儿（10分）	1. 患儿皮肤颜色、经皮胆红素值、病情；告知家长使用蓝光治疗的必要性	5	● 缺一项扣1分	
	2. 核对患儿腕带上的床号、姓名、性别、年龄	5	● 缺一项扣1分	
操作要点（60分）	1. 检查电源电压是否相符，开机，检查光疗箱各项仪表显示是否正常 2. 水槽中加灭菌注射用水到规定的水位线 3. 根据医嘱（患儿年龄及体重）设定温度、湿度，预热 4. 盖遮光布，记录入箱时间	15	● 一项不合格扣3~5分	
	5. 入箱前检查并清洁患儿皮肤，剪指甲 6. 戴眼罩，遮盖会阴，裸露全身皮肤 7. 测体温、体重、经皮胆红素数值并记录	15	● 一项不合格扣2~3分	
	8. 入箱后观察病情：患儿精神反应；生命体征变化；测体温每2~4小时1次；注意大小便的色泽及量的改变；注意黄疸进展程度 9. 入箱后生活护理：及时补充的水分；安抚哭闹患儿；保持皮肤完整；及时清理口鼻分泌物，保持反射板清洁；单面蓝光每2小时翻身1次	20	● 一项未做到扣2分	

项　目	操作内容	标准分值	扣分原因	扣　分
	10. 光照过程中出现烦躁、嗜睡、高热、皮疹、呕吐、拒奶、腹泻及脱水等症状时，及时与医师联系，妥善处理 11. 出蓝光床洗澡 12. 测定并记录经皮胆红素值 13. 记录出箱时间及灯管使用时间	10	● 发现异常情况未及时处理扣5分 ● 其他一项不合格扣1~2分	
终末处理 （5分）	脱下的婴儿服放置治疗车下层，垃圾分类正确	5	● 婴儿被服未按要求处理2分 ● 垃圾分类不正确扣2分	
总体评价 （10分）	1. 动作轻巧、熟练、准确，步骤正确 2. 消毒隔离观念强 3. 沟通有效，体现人文关怀 4. 患儿未发生意外	10	● 一处不符合要求扣1~2分 ● 患儿发生意外扣5分	
提问 （5分）	目的、注意事项、观察要点	5		

【注意事项】

1. 目的：应用光照疗法，治疗新生儿高胆红素血症，降低血清胆红素浓度。

2. 备好光疗箱，检查各项仪表是否正常。相对湿度保持在55%~65%，温度24℃~26℃，夏季保持在28℃。夏季为避免箱温过高，光疗箱最好放于空调病室内。

3. 患儿入箱前予裸露，清洁皮肤，剪指甲，戴眼罩，遮盖会阴，测体温、体重并记录。注意患儿洗浴后不要擦抹爽身粉，防止降低光疗效果。记录入箱时间及灯管开启时间。

4. 患儿入箱后，单面疗法每2小时翻身1次，2~4小时测体温一次，观察患儿精神反应、呼吸、脉搏、皮肤完整性，四肢张力有无变化及黄疸进展程度并记录。

5. 光照过程中患儿出现烦躁、嗜睡、高热、皮疹、呕吐、拒奶、腹泻及脱水等症状时，及时与医师联系，妥善处理。

6. 患儿出箱后洗澡。记录出箱时间及灯管使用时间。

7. 患儿光疗时，如体温高于37.8℃或者低于35℃，应暂时停止光疗。

8. 光疗不良反应有发热、腹泻、皮疹、维生素B_2缺乏、低血钙、贫血、青铜症等，注意监护。

9. 根据光源的性质及要求，更换灯管，荧光灯管使用300小时后光能量输出减弱20%，900小时后减弱35%，因此灯管使用1000小时必须更换。保持灯管及反射板的清洁，每日擦拭，防止灰尘影响光照强度。

五十九、新生儿脐部护理技术

【用物准备】

    1.浴台上：一次性大巾单、一次性愈脐贴。

    2.治疗盘内置：弯盘、脐带夹专用剪刀、指甲剪、棉签、纱布、75%酒精。

【操作流程】

1. 关闭门窗，调节室温于26~28℃，光线好。
2. 浴台上铺好一次性巾单。
→ 环境准备

取下手表、胸牌，必要时修剪指甲，穿洗澡衣或防水围裙。
→ 护士准备

自我介绍
洗手，戴口罩，举手

"各位老师好，我是爱婴病房护士×××，今天操作的项目是新生儿脐部护理。×床，××之（子或女），沐浴完毕，生命体征平稳，1小时内未喂奶。个人、环境、物品准备完毕，操作开始。"

按顺序摆好用物
检查患儿腕带，核对床号、姓名、性别、年龄、出生日期

在浴台上脱去新生儿衣服（打开尿不湿），测体重并记录
用一次性巾单包裹新生儿全身，暴露新生儿肚脐

1. 观察脐部颜色，有无红肿、硬结，有无异常气味。
2. 脐带残端是否干燥，有无渗血、渗液、肉芽生长，结痂是否脱落，有无脐疝的发生，有异常及时报告医生。
→ 打开脐带布
观察脐部

"宝宝，先让阿姨看看你的肚脐啊！"

1. 新生儿出生未满24小时：左手扶住脐带夹一端，右手用75%酒精先消毒脐带夹上端，后脐带夹下端，分别用两根棉签消毒两侧。
2. 新生儿出生满24小时下脐带夹：先如上法消毒后，用专用脐带夹剪刀轻轻剪开脐夹，取下脐夹，再用75%酒精沿脐轮顺时针方向消毒一圈。待干后，再更换愈脐贴并包裹。
3. 结痂脱落后：先将肚脐周围的液体擦干，用消毒的干棉签蘸干脐窝根部的液体；然后用75%酒精从脐带根部（尤其是凹槽部位）由内向外环形消毒，至周围皮肤一圈。不可来回涂擦，以免将周围皮肤上的细菌带入脐窝。
→ 消毒脐部

"宝宝，让阿姨帮你的肚脐消消毒，会有些凉，不要怕哟！"

293

观察新生儿在消毒时是否有明显不
适、大哭等抗拒表现。 ————— 观察新生儿的反应

保持脐部清洁干燥，尿布包裹避开脐
部，不宜过长过紧，避免摩擦脐轮和
尿湿污染脐部。 ————— 兜尿布
穿衣服
安置婴儿

"宝宝，脐带消毒好了，来，我们穿
上衣服哦！舒服吧?"

整理用物,喷手,记录

对老师的评价指点表示感谢。 ————— 洗手脱口罩,举手 ————— "操作完毕，请老师指教"。

【评分标准】

科室_____ 姓名_____ 得分_____ 评委签名_____ 日期_____

项目	操作内容	标准分值	扣分原因	扣分
操作准备 （10分）	1. 护士准备：护士衣、帽、鞋、头发整洁，淡妆，取下手表、胸牌，洗手（必要时修剪指甲），更换洗澡衣	3	● 一项不合格扣1分	
	2. 用物准备： （1）浴台上：大毛巾、清洁脐带布； （2）治疗盘内置：75%酒精、棉签、弯盘、脐带夹专用剪刀、指甲剪、纱布	5	● 少一样扣0.5分，最多扣3分 ● 物品乱摆扣1分	
	3. 环境准备：关闭门窗，调节室温于26℃~28℃，光线好；浴台上铺好一次性巾单	2	● 一项不符合扣1分	
评估患儿 （10分）	1. 新生儿生命体征平稳，1小时内未喂奶，刚沐浴完	5	● 缺一项扣1分	
	2. 核对新生儿胸牌、腕带上的床号、姓名、性别、年龄；在浴台上脱去新生儿衣服；用一次性巾单包裹新生儿全身（保留尿不湿）	5	● 缺一项扣1分	
操作要点 （60分）	1. 打开脐带布，观察脐部有无红肿、硬结，脐带残端是否干燥，有无出血、渗血、渗出液、肉芽生长，结痂是否脱落，有无脐疝	20	● 未检查不得分 ● 检查不全扣2分 ● 动作粗暴扣2分	
	2. 新生儿出生未满24小时：左手扶住脐带夹一端，右手用75%酒精先消毒脐带夹上端，后脐带夹下端，分别用两根棉签消毒两侧 3. 新生儿出生满24小时下脐带夹：先如上法消毒后，用专用脐带夹剪刀轻轻剪开脐夹，取下脐夹，再用75%酒精沿脐轮顺时针方向消毒一圈，待干后，再更换清洁愈脐贴并包裹 4. 结痂脱落后：先将肚脐周围的液体擦干，用消毒的干棉签蘸干脐窝根部的液体；然后用75%酒精从脐带根部（尤其的凹槽部位）由内向外环形消毒，至周围皮肤一圈；不可来回乱擦，以免将周围皮肤上的细菌带入脐窝	30	● 消毒部位不对或不会扣5分 ● 消毒顺序不对扣2分 ● 动作粗暴扣2分	
	5. 观察患儿在消毒时是否有明显不适、大哭等抗拒表现 6. 兜好尿不湿，穿好衣服，安置新生儿 7. 洗手，记录	10	● 未观察者不得分 ● 护理不全各扣2分	

项　目	操作内容	标准分值	扣分原因	扣　分
终末处理（5分）	1. 浴台面清洁无杂物 2. 垃圾分类正确 3. 洗手	10	● 台面不清洁扣1分 ● 垃圾分类不正确扣2分	
总体评价（10分）	1. 操作熟练，动作轻柔 2. 患儿脐部清洁 3. 未发生意外	10	● 脐部不清洁扣2分 ● 发生意外扣5分	

【注意事项】

1. 脐部护理时,应严密观察脐带有无特殊气味及脓性分泌物,发现异常及时报告医生。
2. 脐带未脱落前,勿强行剥落,结扎线如有脱落应重新结扎。
3. 脐带应每日护理一次,直至脱落。
4. 保持脐部的清洁和干燥,尿布不可覆盖脐部,以防尿液浸湿脐部。

六十、新生儿沐浴术

【用物准备】

1. 浴台上:婴儿尿不湿及衣服、一次性巾单、面巾、浴巾、水温计、台秤、沐浴露或肥皂。
2. 护理盘:棉签、弯盘、口腔脐部护理用物(银尔通、碘伏或酒精等)。
3. 浴池:浴盆、温水(夏季37℃~38℃,冬季38℃~39℃)或流动温水。

【操作流程】

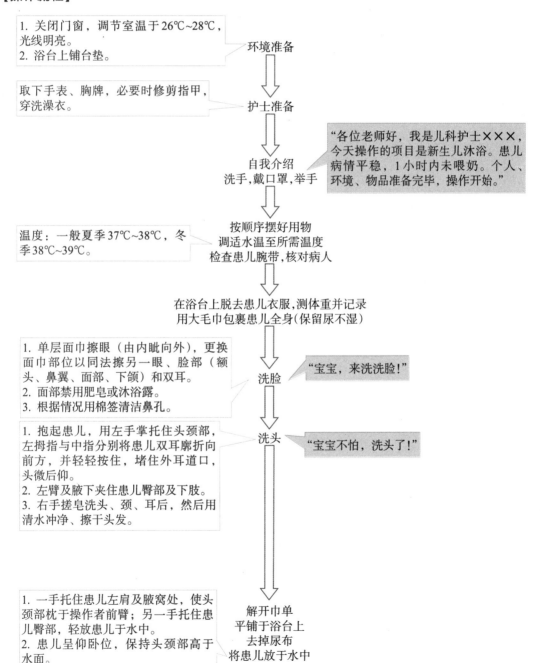

1. 关闭门窗，调节室温于26℃~28℃，光线明亮。
2. 浴台上铺台垫。

环境准备

取下手表、胸牌，必要时修剪指甲，穿洗澡衣。

护士准备

自我介绍
洗手,戴口罩,举手

"各位老师好，我是儿科护士×××，今天操作的项目是新生儿沐浴。患儿病情平稳，1小时内未喂奶。个人、环境、物品准备完毕，操作开始。"

温度：一般夏季37℃~38℃，冬季38℃~39℃。

按顺序摆好用物
调适水温至所需温度
检查患儿腕带,核对病人

在浴台上脱去患儿衣服,测体重并记录
用大毛巾包裹患儿全身(保留尿不湿)

1. 单层面巾擦眼（由内眦向外），更换面巾部位以同法擦另一眼、脸部（额头、鼻翼、面部、下颌）和双耳。
2. 面部禁用肥皂或沐浴露。
3. 根据情况用棉签清洁鼻孔。

洗脸

"宝宝，来洗洗脸!"

1. 抱起患儿，用左手掌托住头颈部，左拇指与中指分别将患儿双耳廓折向前方，并轻轻按住，堵住外耳道口，头微后仰。
2. 左臂及腋下夹住患儿臀部及下肢。
3. 右手搓皂洗头、颈、耳后，然后用清水冲净、擦干头发。

洗头

"宝宝不怕，洗头了!"

1. 一手托住患儿左肩及腋窝处，使头颈部枕于操作者前臂；另一手托住患儿臀部，轻放患儿于水中。
2. 患儿呈仰卧位，保持头颈部高于水面。

解开巾单
平铺于浴台上
去掉尿布
将患儿放于水中

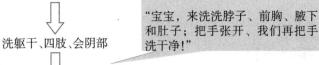

"宝宝，来洗洗脖子、前胸、腋下和肚子；把手张开、我们再把手洗干净!"

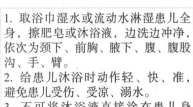

1. 取浴巾湿水或流动水淋湿患儿全身，擦肥皂或沐浴液，边洗边冲净，依次为颈下、前胸、腋下、腹、腹股沟、手、臂。

2. 给患儿沐浴时动作轻、快、准，避免患儿受伤、受凉、溺水。

3. 不可将沐浴液直接涂在患儿身上，应先在掌心打成泡沫，再擦于患儿身上。

4. 同时应密切观察患儿的面色、呼吸等，如有面色发绀、呼吸困难等，立即停止沐浴并给予紧急处理。

洗躯干、四肢、会阴部

⬇

"宝宝，来，咱们翻个身，把后背和小屁股洗洗干净!"

1. 将患儿转为俯卧位，依次洗后颈、背、腰、腿、脚、会阴及臀部。

2. 沐浴过程中应注意与患儿的交流。

洗背部、臀部

⬇

一手拎双脚,另一手托躯干和头将患儿抱出水中
放于大毛巾上,迅速包裹擦干水分

"宝宝，好，全身都洗干净了，让我们把身上擦擦干吧!"

⬇

检查患儿全身皮肤
按需给予口腔、皮肤、脐部、颈部护理

⬇

兜好尿不湿、穿好衣服、安置好患儿、再次核对患儿身份

⬇

整理用物、喷手、记录

⬇

对老师的评价、指点表示感谢!

洗手、脱口罩、举手

"操作完毕，请老师指教"。

【评分标准】

科室_____ 姓名_____ 得分_____ 评委签名_____ 日期_____

项　目	操作内容	标准分值	扣分原因	扣　分
操作准备（10分）	1. 护士准备：护士衣、帽、鞋、头发整洁，淡妆，取下手表、胸牌，洗手（必要时修剪指甲），更换洗澡衣	3	● 一项不合格扣1分	
	2. 用物准备： （1）浴台上：婴儿尿不湿及衣服、大毛巾、面巾、浴巾、水温计、磅秤、沐浴露或肥皂； （2）护理盘：棉签、弯盘、口腔脐部护理用物（银尔通、酒精等）； （3）浴池：浴盆、温水（夏季37℃~38℃，冬季38℃~39℃）或流动温水	5	● 少一样扣0.5分，最多扣3分 ● 物品乱摆扣1分 ● 水温不合适扣2分	
	3. 环境准备： （1）关闭门窗，调节室温于26℃~28℃； （2）采光好； （3）浴台上铺好台垫	2	● 一项不符合扣1分	
评估患儿（10分）	1. 患儿病情平稳，1小时内未喂奶	5	● 缺一项扣1分	
	2. 核对患儿腕带上的床号、姓名、性别、年龄 3. 在浴台上脱去患儿衣服，测体重并记录；用大毛巾包裹患儿全身（保留尿不湿）	5	● 缺一项扣1分	
操作要点（70分）	【洗脸】 1. 单层面巾擦眼（由内眦向外） 2. 更换面巾部位以同法擦另一眼、脸部（额头、鼻翼、面部、下颌）和双耳 3. 禁用肥皂或沐浴露 4. 根据情况用棉签清洁鼻孔	20	● 擦眼方向不对扣1分 ● 洗脸顺序不对扣2分 ● 用肥皂或沐浴露扣2分 ● 动作粗暴扣2分	
	【洗头】 5. 抱起患儿，用左手掌托住头颈部，左拇指与中指分别将新生儿双耳廓折向前方，并轻轻按住，堵住外耳道口 6. 左臂及腋下夹住新生儿臀部及下肢，将头移近盆边 7. 右手搓皂洗头、颈、耳后，然后用清水冲净、擦干头发	20	● 耳朵进水扣2分 ● 未冲净扣2分 ● 未擦干头发扣2分 ● 动作粗暴扣2分	
	【洗躯干、四肢及会阴部】 8. 一手握住患儿左肩及腋窝处，使头颈部枕于操作者前臂；另一手托住患儿臀部，轻放患儿于水中（或托板上）			

项　　目	操作内容	标准分值	扣分原因	扣　分
	9. 使患儿处于仰卧位,保持头颈部高于水面 10. 取浴巾湿水或流动水淋湿患儿全身,擦肥皂,边洗边冲净,依次为颈下、前胸、腋下、腹、手、臂 11. 再将患儿转为俯卧位,依次洗后颈、背、腰、腿、脚、会阴及臀部 12. 将新生儿抱起放于大毛巾上,迅速包裹擦干水分	20	● 患儿溺水不得分 ● 顺序不对扣5分 ● 未冲净扣2分 ● 未擦干水分扣2分 ● 动作粗暴扣2分	
	【检查及护理】 13. 检查患儿全身皮肤 14. 按需进行口腔、皮肤、脐部、颈部护理 15. 兜好尿不湿、穿好衣服、安置新生儿 16. 洗手、记录	10	● 未检查不得分 ● 检查、护理不合格扣2分	
终末处理 (5分)	1. 沐浴台面清洁无杂物 2. 浴池无污水 3. 垃圾分类正确 4. 洗手	5	● 台面不清洁扣1分 ● 浴池有污水扣1分 ● 垃圾分类不正确扣2分	
总体评价 (5分)	1. 操作熟练,动作轻柔 2. 患儿全身清洁,未发生意外 3. 交流充分	5		

【注意事项】

1. 沐浴时注意保暖,室温控制在26℃~28℃,夏天需暂时关掉冷气。

2. 沐浴不宜太饱或太饿,最好在餐后1小时进行。

3. 禁用肥皂或沐浴露清洗面部;沐浴时不可将肥皂或沐浴液直接涂在患儿身上,应先在手掌心打成泡沫,再擦于患儿身上。

4. 沐浴过程中应注意与患儿的交流,动作轻、快、准,避免患儿受伤、受凉、溺水。

5. 沐浴顺序要求:自上而下、从左到右、从前到后。

6. 沐浴时应密切观察患儿的面色、呼吸等,如有面色发绀、呼吸困难等,立即停止沐浴并给予紧急处理。

7. 有静脉留置针、PICC导管的患儿应注意保护,避免敷料进水。